高等医学院校基础医学实验教学改革系列教材

机能实验学教程

主　编　罗怀青　何月光

副主编　董　俊　罗官莉　鲍美华

　　　　韩　丽　夏　妍

主　审　秦晓群

编　者（以姓名汉语拼音为序）

　　　　鲍美华　卞艳慧　程良慧　戴爱萍　邓雪英

　　　　董　俊　龚　琳　韩　丽　何月光　胡　弼

　　　　黄晓珊　蒋彭成　娄　峥　罗官莉　罗怀青

　　　　米文生　彭　岚　秦晓群　邱会利　谭　珊

　　　　唐　亮　王　利　王　燕　夏　妍　徐　倩

　　　　杨　纲

秘　书　董　俊

北京大学医学出版社

JINENG SHIYANXUE JIAOCHENG

图书在版编目（CIP）数据

机能实验学教程 / 罗怀青, 何月光主编. —北京：
北京大学医学出版社, 2015.8
ISBN 978-7-5659-1180-4

Ⅰ.①机… Ⅱ.①罗… ②何… Ⅲ.①实验医学—教材
Ⅳ.①R-33

中国版本图书馆CIP数据核字(2015)第176954号

机能实验学教程

主　　编：罗怀青　何月光
出版发行：北京大学医学出版社
地　　址：（100191）北京市海淀区学院路 38 号　北京大学医学部院内
电　　话：发行部 010-82802230；图书邮购 010-82802495
网　　址：http://www.pumpress.com.cn
E－mail：booksale@bjmu.edu.cn
印　　刷：莱芜市圣龙印务有限责任公司
经　　销：新华书店
责任编辑：宋小妹　　责任校对：金彤文　　责任印制：李　啸
开　　本：787mm×1092mm　1/16　印张：21　字数：537 千字
版　　次：2015 年 8 月第 1 版　2015 年 8 月第 1 次印刷
书　　号：ISBN 978-7-5659-1180-4
定　　价：45.00 元

序

随着我国医学教育改革的不断深入，医学教育的目标已向培养高素质、强能力、具有创新精神的综合型人才的目标转变。医学实验教学是医学人才培养的重要环节，国内各高校对实验教学内容、教学方法和手段、管理体制等进行了大量的改革和探索。教育部在全国开展医学院校专业认证评估，把实验教学改革再次推向新的高度。

在医学教育认证标准中（WFME 和 IIME），课程整合是其中一项重要的观察指标，实验课程融合和教学改革是其中的重要部分。为加强学生动手能力培养，强化学生创新思维训练，有效开展实验课程的融合，促进医学人才质量的提高，适应医学专业认证评估的需要，长沙医学院开展了基础医学实验教学改革的探索，并组织编写了本系列教材。

本系列教材的编写，综合了"本科医学教育国际标准"和"全球医学教育最低基本要求"两个国际医学教育标准，更加注重学生能力培养的个性化教学需求，注重创新思维和创新精神的培养，注重基础与基础、基础与临床的知识融合及知识运用能力的培养。

首先，对基础医学课程实验教学内容进行优化整合，形成形态学实验、机能学实验、生物化学与分子生物学实验、病原生物免疫学实验、化学实验等实验教学。

其次，实验项目按照"基础性实验""综合性实验""设计创新性实验"三大模块编写，精简了基础性实验和重复的实验项目，增加了"三性"实验项目，联系后续课程内容及临床，重点突出知识点的横向与纵向联系。

同时，融合最新的科研成果，将其转化为不同课程之间的综合性、创新性实验项目，有助于全面提升医学专业人才培养质量。

本次出版的基础医学实验教学改革系列教材是长沙医学院教育教学改革成果的重要组成部分，我们期盼着这些成果能够成为医学人才培养质量迈上新台阶的标志。

欢迎兄弟院校专家学者雅正指导！

何彬生

2014年6月15日

前　言

　　机能实验学是长沙医学院进行基础医学教学改革后开设的一门新型实验课，是由"三理"（生理学、病理生理学、药理学）实验课有机融合形成的一门独立、完整、系统的课程。

　　为了更好地培养学生的动手能力，强化学生创新思维训练，促进医学人才质量的提高，我们组织编写了《机能实验学教程》。本教材具有以下特点：①保持了原有机能学科实验特征（实验以活体或组织器官为研究对象，研究机体各种生理活动及其规律、病理生理改变、药物与机体的相互作用及规律），同时结合实际，尽量在同一动物身上观察生理现象、病理生理改变，以及药物对这些改变的治疗作用，让学生从正常、异常以及如何从异常回到正常的系统分析中得到综合能力的提升；②在保留一些经典的基础性实验的基础上，较大幅度地增加了综合性、设计性、创新性实验，着力培养学生的创新思维和探索精神，紧密联系临床及后续课程；③将近几年来我校科研及教改成果转化为实验内容科学地编写入教材，使教材具有新颖性。

　　本教材适合临床医学、口腔医学、预防医学、护理学、中医学、医学影像学、医学检验学等各专业本科、专科学生使用，也可作为教师及医务人员的参考书。

　　本教材编写工作得到了长沙医学院、中南大学湘雅医学院、南华大学等参编单位各级领导的大力支持及各位编者的鼎力协助，在此表示最诚挚的谢意。

　　由于编者水平有限，加之编写时间仓促，书中难免存在错误和不妥之处，恳请老师和同学们提出修改意见，以便再版时进一步完善。

罗怀青

2015 年 7 月

目　录

第一篇　基础知识

第二篇　基础性实验

第三篇 综合性实验

第四篇　设计创新性实验

第五篇 机能虚拟仿真实验

第六篇 病例讨论

第一篇

基 础 知 识

第一章 绪 言

第一节 机能实验学概述

在高等医学院校教学改革的推动下，将原来的生理学、药理学和病理生理学实验有机融合而成为机能实验学。机能实验学是以动物机能实验为手段，探讨生命机体的正常情况下及疾病状态下或药物干预下的生理功能、代谢变化及其发生、发展规律的一门课程。其内容包括实验动物学、医学仪器与器械学、医学科研设计、药剂与处方、病理讨论、虚拟实验等，是医学教学中重要的一门实践基础课和技能培训课程。

机能实验学的首要任务是通过学习该课程，使学生掌握医学机能学的基本知识，培养学生实验动手操作能力和科学的思维方法。该学科的基本知识涵盖了生理学、药理学、病理生理学三门课程，实验技术包括了动物各种手术操作、仪器设备操作、溶液及药物的配置和使用等。

机能实验学的另一个重要任务是通过学习该课程，在老师的指导和引导下，学生自主进行实验设计和探索创新，大力培养学生创新思维、创新精神。学生自行设计实验方案，查阅相关文献资料，开展探索性的实验操作，收集和处理相关数据，进行研究总结，写出科研论文。通过这种以学生为主体的教学方法，培养了学生独立思维、实践创新、综合分析和解决问题的能力。

要学好机能实验学这门课程，应具有以下要求：①具有计算机基本知识、信息学和统计学的基本知识；②具有严谨务实的学习态度，学习中做到课前预习，课后复习总结，课中尤其要注重实验技术的操作训练；③注重培养知识技能综合运用能力，不仅用"大机能"观念跨出原"三理"学科的知识、概念的限制，更要向形态、细胞生物学等领域延伸和对接，以临床应用为引导，培养学生创新思维、创新精神和综合技能；④严格遵守实验室的规章制度和注重动物伦理学知识。

（长沙医学院　罗怀青）

第二节　动物实验伦理及其制度化

一、动物实验伦理的基本要求

（一）遵守 3R 原则

实验动物 3R 原则是指：减少（reduction）、替代（replacement）、优化（refinement）。

减少（reduction）是指实验过程中，尽可能减少次数与所用的量，同时保证数据信息的数量与精确度。研究人员在进行实验前，可以选用适合的动物品种、品系，优化实验设计，规范实验操作等方面减少动物使用量。

替代（replacement）是指使用其他方法而不用动物进行的实验，或是使用没有知觉的实验材料代替神志清醒的活的脊椎动物进行实验的一种科学方法，包括低级动物代替高级动物、小动物代替大动物；用组织学实验代替整体动物实验；用分子生物学方法替代动物实验；人工合成材料替代动物实验；利用数学及计算机模拟动物各种生理反应替代动物实验；用物理、化学和信息技术方法代替实验动物的使用。

优化（refinement）是指通过改进条件，善待动物，提高动物福利，尽量减少非人道程序的影响范围和程度。避免或减轻给动物造成的与实验目的无关的疼痛和紧张不安的科学方法。

（二）保护实验动物福利

保护实验动物福利是指在实验过程中要善待实验动物，采取有效措施使实验动物免遭不必要的伤害、饥渴、惊恐、折磨、疼痛，保证动物能够实现自然行为，受到良好的管理与照料，为其提供清洁、舒适的生活环境，提供充足的食物、饮水。人道的实验技术室是保护实验动物福利的主要手段之一。绝对不能虐待实验动物，要严格遵守我国科技部发布的《关于善待实验动物的指导性意见》。

（三）确保动物实验的科学性

动物实验的科学性是动物实验伦理最基本的要求。它包括实验设计方案的科学性和实验目的的科学性。动物实验是为了人类的利益而做出的某种程度的牺牲，因此，我们开展动物实验时，必需事先设计好实验方案和科学的实验目的，协调好科学利益、人类利益和动物福利之间的关系，确保动物实验的科学性。

二、动物实验伦理的制度化

当今，我国先后颁布和实施了《实验动物管理条例》《实验动物许可证管理办法》《实验动物质量管理办法》《关于善待实验动物的指导性意见》，各省也陆续出台了相关实施细则。动物实验伦理制度主要包括实验动物伦理审查制度和实验动物许可制度。

（一）实验动物伦理审查制度

动物生产单位和使用单位都应成立实验动物伦理委员会。其职责是负责本单位实验动物福利伦理及动物实验安全的审查、监督和管理工作。审查和监督本单位各种实验动物的研究、饲养、繁殖、生产、经营和运输过程，动物实验的设计、实施过程是否符合实验动物福利伦理原则，是否采取有效措施保护实验人员的安全。

实验动物伦理委员会审查依据的基本原则如下。①动物保护原则：审查动物实验必要性，对实验目的、预期利益和造成动物的伤害、死亡进行综合评估。禁止无意义滥养、滥用、滥杀实验动物。②动物福利原则：保证实验动物生存时享有最基本的权利，享有免受饥渴，生活舒适自由，享有良好的饲养和标准化的生活环境，各类实验动物管理要符合该类实验动物的操作技术规程。③伦理原则：应充分考虑动物的利益，善待动物，防止或减少动物的应激、痛苦和伤害，尊重动物生命，制止针对动物的野蛮行为、采取痛苦最少的方法处置动物；动物实验方法和目的符合人类的道德伦理标准和国际惯例。④动物实验安全原则：动物实验要保证从业人员的安全，不会影响其他实验的过程及结果；实验室工作人员所处理的实验对象含有致病的微生物及其毒素时，通过实验室的特殊设计和建设符合实验要求，使用个体防护装置，严格执行实验动物室的管理程序和标准化操作细则等方面采取综合措施，确保实验室工作人员的安全，并确保周围环境不受其污染。⑤综合性科学评估原则：包括公正性、必要性、利益平衡。公正性是指审查工作应该保持独立、公正、科学、民主、透明、不泄密，不受政治、商业和自身利益的影响；必要性是指各类实验动物的应用必须有充分的理由为前提；利益平衡是指社会公认的道德伦理价值观，兼顾动物和人类利益。

（二）实验动物许可制度

2001年我国科技部和原卫生部等七部委颁布了《实验动物许可证管理办法》（2002年1月1日起实施），建立了实验动物许可制度。实验动物许可证包括实验动物生产许可证和实验动物使用许可证。生产许可制度适用于从事实验动物及相关产品保种、繁育、生产、供应、运输及相关商业性经营的组织和个人。使用许可证适用于使用实验动物及相关产品进行科学研究和实验的组织和个人。

申请实验动物生产许可证的组织和个人，必须具备下列条件：实验动物种子来源于国家实验动物保种中心或国家认可的种源单位，遗传背景清楚，质量符合现行的国家标准；具有保证实验动物及相关产品质量的饲养、繁育、生产环境设施及检测手段；使用的实验动物饲料、垫料及饮水等符合国家标准及相关要求；具有保证正常生产和保证动物质量的专业技术人员、熟练技术工人及检测人员；具有健全有效的质量管理制度；生产的实验动物质量符合国家标准；法律、法规规定的其他条件。

申请实验动物使用许可证的组织和个人，必须具备下列条件：使用的实验动物及相关产品必须来自有实验动物生产许可证的单位，质量合格；实验动物饲育环境及设施符合国家标准；使用的实验动物饲料、垫料及饮水等符合国家标准及相关要求；有经过专业培训的实验动物饲养和动物实验人员；具有健全有效的管理制度；法律、法规规定的其他条件。

（长沙医学院 罗怀青）

第三节　实验报告的写作要求

在机能实验学学习过程中，实验报告书写是非常重要的一个环节。它既可有利于每次实验的总结，又可培养学生综合分析数据的能力。因此，实验过程中必须认真记录数据，并对之进行处理和分析，绝不能抄袭他人数据，最后进行总结，形成实验报告。

目前，实验报告的写作格式有多种，各学校根据自身情况进行规定要求，但基本内容应包括以下项目。

1.实验题目。

2.实验目的　目的尽可能简洁、清楚。

3.实验对象　种属、性别、体重、毛色、数量。

4.实验方法　包括设备连接、观察指标、操作步骤等。只需简要写出重点内容，不应抄写实验指导。

5.实验结果　包括实验所得的原始资料（如血压、呼吸曲线、神经放电波形、心电图、生化指标等），动物的反应状态，实验现象的描述，实验数据的处理等。根据实验目的将原始数据系统化、条理化并进行统计学分析（注意：教学实验往往因样本太小，难以做统计学分析）。实验结果必须包括对照资料。对于实验结果的表述，一般有三种方式：

（1）文字叙述　用文字将观察到的，与实验目的有关的现象客观地加以描述。描述时需要有时间概念和顺序，注意系统性和条理性。

（2）表格　用表格或坐标图能较方便、直观地反映观察内容，有利于相互对比。每一图表应说明一定的中心问题，应有标题和计量单位。规范的表格为三线表，有时可增加或减少辅助横线，但不能添加竖线。

（3）坐标图　实验中描述的血压、呼吸等可用曲线图表示；也可取其不同的时相点，用直线图表示。

在优秀的实验报告或学术论文中，常三者配合使用，以求得到最佳效果。需要注意的是，对图、表和曲线图，不必再对结果进行详细的文字描述，以免重复，但可以用文字对其要点和规律作概括性的描述。

6.讨论　紧紧围绕实验结果进行分析，分析要有依据，并在分析结果的基础上推断出合理的结论。讨论的基本思路是以实验结果为论据，论证实验目的。用相关的理论知识对所学得到的实验进行科学的解释和分析。

7.结论　实验结论是从实验结果中归纳出的概括性的判断，是本次实验结果所能验证的。本次实验未能验证的内容不要写入结论中。不能罗列结果或者重复讨论内容。小结必须精炼。

（长沙医学院　罗怀青）

第四节　实验室规则及要求

机能学实验室是开展实验教学的重要场所。在教学过程中，教师要认真指导学生进行实验操作；学生应具有严谨的学习态度与相互协作的团队精神。学生进入实验室必须严格遵守各项规章制度和仪器设备使用的操作规程，这是确保实验成功的有效保障。

一、课前规则与要求

1. 熟悉机能学实验室各项管理规定，遵守本实验室各项规章制度。

2. 课前预习实验指导，了解实验的目的、实验原理、操作步骤、注意事项等。估测实验操作中可能出现的意外，并及时想出对策。

3. 开展设计创新性实验时，要认真写出设计方案。

二、课中规则与要求

1. 按时进入实验室，不得迟到、早退或无故缺席。进入实验室必须穿工作服。

2. 养成良好的学习与工作作风，保持实验室安静。实验时应严肃认真，不得高声喧哗，不得进行与实验无关的活动。严禁在电脑上玩游戏。

3. 实验中，要严格按照仪器设备的操作规程进行，仔细、耐心地观察实验中出现的现象，及时记录实验结果。整个实验过程，实验条件应始终保持一致，如有变动，需加文字说明。应独立分析实验结果，认真完成实验报告，不得抄袭他人结果。

4. 实验过程中要善待动物，严禁无麻醉情况下开展各种手术操作。养成节约的好习惯，尽可能减少动物的用量。不得随意浪费动物标本、器材、药品与试剂。能重复利用的物品如纱布、缝合针、试管、导管、针头等应洗净再用。

5. 实验小组间不得挪用或调换实验器械。公用物品用毕即刻放回原处。仪器损坏或失灵，应请老师修理或调换。

三、课后规则与要求

1. 实验结束后，应及时切断设备电源。将本组仪器设备、手术器械等进行清理、归还。如有损失应立即报告指导老师。

2. 按照要求妥善处理好实验后的动物与标本，且放到指定的位置。动物的皮毛、组织器官等不得倒入水槽，应统一放置在指定位置。对于具有强腐蚀性的药品和试剂应按照要求倒入试剂缸。

3. 认真分析数据，查阅资料，书写报告，按时将报告交给带教老师批阅。

4. 将实验桌、椅收拾干净，摆放整齐。值日生将实验室卫生打扫干净，关好门、窗、水、电，经带教老师检查验收后方可离开。

（长沙医学院 罗怀青）

第二章 机能实验学的基本装备

第一节 常用实验仪器

一、BL-410 / BL-420 生物机能实验系统

（一）概述

1. 生物机能实验系统简介　BL-410 生物机能实验系统（以下简称为 BL-410 系统）是由成都泰盟科技有限公司研制的、配置在微计算机上的 4 通道生物信号采集、放大、显示、记录与处理系统。该实验由 IBM 兼容机、BL410 生物信号采集、放大硬卡与 BL-NewCentury 生物信号显示与处理软件所组成。其软件以中文 XP 操作系统为平台，全中文图形化操作界面，数据与电脑共享，操作方便。BL-410 的硬件全部内置于计算机机箱内。

BL-420 生物机能实验系统（以下简称 BL-420 系统）是建立在 BL-410 基础上的生物机能实验系统。它具有 BL-410 的全部功能和相同的操作界面，与 BL-410 不同的是外置硬件机箱，以 USB 接口与计算机相连，放大器性能和抗光电干扰性能增强等。下面以 BL-410 为例进行介绍。

2. 生物机能实验系统特点

（1）硬件　具有性能优良的生物信号采集、放大器。

（2）软件　具有好的、直观图形化的用户操作界面，同时进行 4 通道的信号采集，能够进行强大的数据处理，以及自身网络控制功能。

该系统适用于生理、药理、毒理、病理生理学等实验。基本原理是：将原始的生物机能信号通过滤波、放大等处理，然后将信号数字化后通过实验系统软件进行实时处理，可以显示采集的生物信号波形，同时对生物信号进行存贮，根据命令对数据进行指定的处理和分析，比如平滑滤波、微积分、频谱分析等，对于已存贮的实验数据，可以将其调出进行观察和分析，打印实验波形和分析数据。

（二）BL-NewCentury 软件的启动

1. 开机。

2. 在电脑桌面，鼠标左键双击 BL-410 启动该软件。

（三）硬件介绍

BL-410/BL-420 系统采用内置式即信号采集、放大硬卡安装在机箱内，接口面板固定安装在微机前面的 5 光驱位置上，接口面板通过其背面的电缆线与 BL-410 硬卡上的信号输入插座相连接。图 2-1 为接口面板示意图。

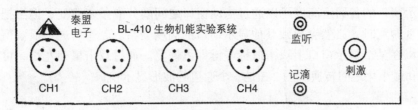

图 2-1　BL-410 系统的接口面示意图
CH1～CH4：生物信号输入接口　监听、记滴、刺激：为输出接口

（四）软件介绍

1. 主界面　BL-410/BL-420 主界面的上方依次为标题条、菜单条、工具条、时间显示区；中间是 4 个通道的显示窗口；下面是数据滚动条及反演按钮区、状态条。主界面左端是标尺调节区，上方是刺激器调节区，其下方则是 Mark 标记区；界面右端是分时复用区，分时复用区有 4 个切换按钮切换以下 4 个分区，分别是控制参数调节区、显示参数调节区、通用信息显示区和专用信息显示区。分时复用区的下方是特殊实验标记选择区，如图 2-2。

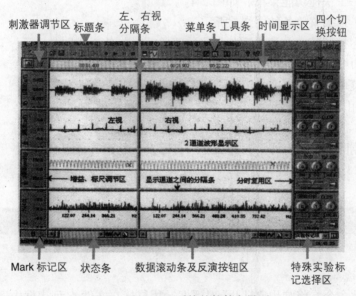

图 2-2　BL-410 系统的软件主界面

2. 生物信号波形显示窗口　在生物信号波形显示窗口的左端有一左、右视窗分隔条，鼠标左键点击中后可以向右移动，把窗口分隔为左、右两视窗。左、右视窗大小并不固定，当我们把左、右视窗分隔条移动到最左边或最右边，那么其中一个视窗消失，另一个视窗变为最大，此时，它具有单视显示系统的全部优点；其次，如果左、右视窗同时出现，在实时实验过程中，在右视窗可以观察即时出现的波形，而在左视窗可以观察过去时间的已记录波形。这样，在不暂停或停止实验的情况下，我们可以观察本次实验中任何时段的波形；在数据反演时，可以利用左、右视窗比较不同时段或不同实验条件下的波形。

波形显示窗口的各通道高度可以通过拖动窗口之间的分隔条来改变，但当把其中一个显示窗口的高度调宽时，必然会导致其他显示窗口的高度变窄。若想将通道显示窗口恢复到初始大小，可以在某个显示窗口上双击鼠标左键即可恢复。通过双击鼠标左键，可以使这个窗口在最大化和最小化之间转换。图 2-3 是一个通道的波形显示窗口。

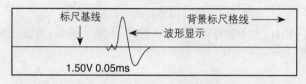

图 2-3　BL-NewCentury 软件生物信号显示窗口

标尺基线：生物信号的参考点。可以在界面左边的标尺调节区中，通过鼠标左键的拖动来改变位置。

信号扫描线：显示采集到的生物信号波形或经处理后的波形。

在通道显示窗口单击鼠标右键，将会结束所有正在进行的选择操作和测量操作，弹出一个快捷功能菜单，如图 2-4。

3. 菜单说明　顶级菜单条如图 2-5 所示。

总原则：当你打开某一个菜单后，如有一菜单项以灰色浮雕方式显示，则表示这些菜单命令在当前的状态下不能使用。

下面就常用菜单项做详细的介绍。

（1）文件　用鼠标单击该项时，"文件"下拉式菜单将被弹出。文件菜单中包含有打开、另存为、打开配置、保存配置、打开上一次实验配置、高效记录方式、删除文件、打印、打印预览、打印设置、定制打印对话框、最近文件和退出 13 个命令。

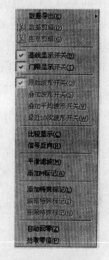

图 2-4　快捷菜单

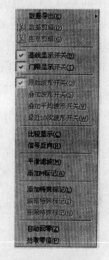

文件（F）　设置（S）　输入信号（I）　实验项目（M）　数据处理（P）　工具（T）　网络（N）　窗口（W）　帮助（H）

图 2-5　顶级菜单条

打开：选择此命令，将弹出"打开"对话框，用鼠标在文件名列表框中选择一个文件名，然后按"打开"按钮，即可打开反演数据文件并启动反演。

打印：选择该命令，会弹出"预制打印"对话框。由用户根据实验需要进行选择，凡是在通道号前面打一个小钩，即认为该通道需要被打印，您可以通过鼠标单击选择需要打印的通道。打印位置只有在 50% 打印比例时有效。"通用数据打印"参数项，将在每一个通道下面打印出从该通道测量出的通用数据：最大值、最小值及平均值。

最近文件：最近文件是指您最近一段时间反演过的数据文件，它们的名字被列在"文件"菜单的下面。

（2）设置　用鼠标单击该项时，"设置"下拉式菜单将被弹出。设置菜单中包括工具条、状态栏、实验标题、实验人员、实验相关数据、记滴时间、光标类型、通用标记时间显示开关、特殊标记时间显示开关、设置记录时间、显示方式、显示方向、显示方向指示和定标 14 个菜单选项，其中工具条、显示方向和定标三个菜单选项还有二级子菜单。

工具条子菜单内包含了 3 个命令，用于打开和关闭 BL-NewCentury 软件的标准工具条。

标准工具条：是一个开头命令，用于打开和关闭 BL-NewCentury 软件中的图形剪辑工具条。图形剪辑工具条占据图形剪辑窗口的右边，包含 12 个与图形剪辑相关的命令按钮，它们分别是：打开、存贮、打印、打印预览、复制、粘贴、撤消、刷新、选择、擦除、写字和退出。当您刚进入图形剪辑窗口的时候，在所选择的图形剪辑页任意位置单击鼠标左键，图形剪辑工具条上的命令按钮才可以使用。

实时测量时间间隔：有 1～5s 可选。

通用标记时间显示开头是一个开关命令，当该菜单命令项的前边有一个小钩，表示被选中，此时在您添加的通用标记旁边将显示添加这个通用标记时刻的绝对时间；若未被选中，则在您添加的通用标记旁边不显示时间信息。

特殊标记时间显示开关：是一个开关命令，其功能同上。

实验人员：该命令用于输入实验人员的名字和实验组号。

实验相关数据：可以通过该命令来设置本实验所使用动物的相关数据。

显示方向：选择该项将改变信号的显示方向。

扫描显示方式：指整个波形并不移动，每次只刷新需要改变的一部分波形，可以减少波形移动带来的显示抖动感觉。

（3）输入信号　鼠标单击顶级菜单条上的"输入信号"菜单项时，"输入信号"下拉式菜单将被弹出，有 1 通道、2 通道、3 通道、4 通道，4 个菜单项，每一个菜单项有一个输入信号选择子菜单。可以根据实验观察要求在指定的通道里选择所需的信号类型。

（4）实验项目　该项目下包含有 8 个具体的实验模块，每个实验模块均自动设置好该实验所需的各项参数，包括信号采集通道、采样率、增益、时间常数、滤波以及刺激器参数等，并且将自动启动数据采样，使实验者直接进入到实验状态。当完成实验后，根据不同的实验模块，打印出的实验报告包括有不同的实验数据。

（5）数据处理菜单　包括微分，积分，频率直方图，序列密度直方图，非序列密度直方图，频谱分析，记滴趋势图，计算直线回归方程，计算药物的 PA2、PD2、PD2'（P），计算药效参数 LD50、ED50，计算半衰期，两点测量，区间测量，细胞放电数测量，心肌细胞动作电位测量等命令。通过该菜单里的不同命令可以对采集到的生物信号进行所需要的数据处理。

两点测量：该命令用于测量任意通道中，某段波形的最大值、最小值、平均值、峰值、两点之间的时间差、信号的变化速率及变化率，这些信息均显示在通用信息显示区中。

两点测量的具体操作步骤如下：①选择该命令，此时将暂停波形扫描。②在您要测量波形段的起点位置单击鼠标左键以确定第一位置。此时，会有一根红色的直线出现，其一端固定在您刚才确定的第一点上，另一端随着鼠标的移动而移动，它用来确定两点测量中的第二点位置。③当您确定了第二点位置后，单击鼠标左键，该红色直线固定，完成本次两点测量。④重复步骤②、③，对不同通道内的不同波形段进行两点测量。⑤在任何通道中按下鼠标右键都将结束本次两点测量。

区间测量：该命令用于测量任意通道波形中选择波形段的时间差、频率、最大值、最小值、平均值、峰峰值、面积、最大上升速度（dmax/dt）及最大下降速度（dmin/dt）等参数，测量的结果显示在通用信息显示区中。

区间测量的具体操作步骤如下：①选择该命令，此时将暂停波形扫描。②将鼠标移动到需要进行区间测量的波形段的起点位置，单击鼠标左键进行确定，此时将出现一条垂直线，它代表选择的区间测量起点。③当移动鼠标时，另一条垂直直线出现，并且随着鼠标的左右移动而移动，这条直线用来确定区间测量的终点。当这条直线移动时，在通道显示窗口的上角将动态地显示两条垂直直线之间的时间差，单击鼠标左键确定终点。④此时，在两条垂直直线区间内将出现一条水平直线，该直线用来确定频率计数的基线，该水平直线所在位置的值将显示在通道的右上角，按下鼠标左键 确定该基线的位置，完成本次区间测量。⑤在任何通道中按下鼠标右键都将结束本次区间测量。

区间测量的结果数据将被自动保存为 Excel 的数据格式及普通的文本格式，默认在当前目录的"data"子目录下。

（6）工具　该菜单集成了 Windows 操作系统中的工具软件，如记事本、画图、Windows 资源管理器、计算器等。选择工具菜单上的某一个命令，将直接从 BL-NewCentury 软件中启动选择的 Windows 应用程序。

（7）网络　不同的配置（学生机或教师机），其有效的命令是不一样的。对学生机有效的命令是：连接、发送消息、设置地址 3 个命令；而对教师机有效的命令包括：发送消息、请求信息、请求数据、停止数据和网络关机 5 个命令。通过这个网络控制菜单，可以方便老师和学生之间的文字信息的交流，同时教师对实验进行实时监视。

（8）窗口　包括有参数设置窗口、XY 输入窗口、图形剪辑窗口、层叠、平铺、排列图标和正在使用窗口 7 个命令。"参数设置窗口"命令可以在实验过程中改变某些有自选参数设置的实验模块的初始参数设置。不同的实验模块其每次弹出的对话框不固定，是针对选定实验模块。

（9）帮助　在帮助菜单里的"帮助主题"，是 BL-410 生物机能实验系统的详细使用说明书。

4. 工具条说明　工具条把一些常用的命令以图形形式直接呈现给使用者。工具条上的每一个图形按钮被称为工具按钮，对应一条命令，当工具条按钮以雕刻效果的图形方式显示时，表明该工具条按钮不可使用，如图 2-6 所示。

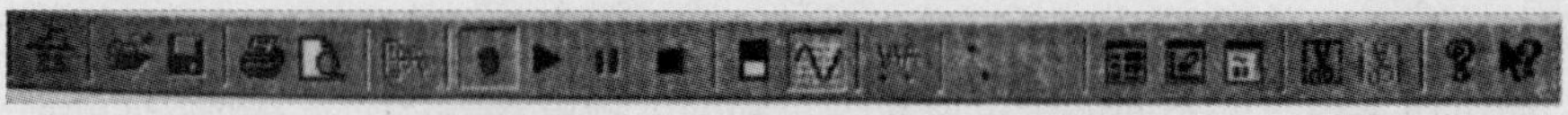

图 2-6　工具条

菜单命令里没有的工具条按钮：

该工具条按钮代表"零速采样"命令。用于实现 BL-410 系统中的零速采样功能。所谓零速采样，是指在扫描速度为零的情况下，仍然进行数据采样，并且将最新采样的数据显示在显示窗口的数据出现端，此时，我们可以观察到最新数据的变化规律，但是整个波形并不向前移动。零速采样功能适用于变化非常缓慢的生物信号。

该工具条按钮代表"实时数据记录"命令。有按下和弹起两种状态。当红色实心圆标记处于按下状态时，说明系统现在正处于记录状态，否则系统则处于观察状态。

该工具条按钮代表"开始实验"命令。

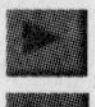

该工具条按钮代表"暂停实验"命令。

■ 该工具条按钮代表"停止实验"命令。

▥ 该工具条按钮代表"添加标记"命令。

在实时实验过程中，当您单击该命令，将在波形显示窗口顶部添加一"通用实验"标记，其形状为向下的箭头，箭头前面是该标记的数值编号。

▧ 该工具条按钮代表"进入图形剪辑窗口"命令。

注意：当刚进入图形剪辑窗口的时候，图形剪辑工具条上的命令按钮处于灰色状态，表示不能使用，只有在图形剪辑页的任意位置单击鼠标左键选择了图形剪辑页后，图形剪辑工具条上的命令按钮才可以使用。

▨ 该工具条按钮代表"进入数据剪辑窗口"命令。该命令可将选择的一段或多段反演实验波形的原始数据按 BL-410 的数据格式提取出来，并存入到指定名字的 BL-410 格式文件中。

5. 时间显示窗口说明 时间显示窗口用于显示记录波形的时间。格式为：分：秒：毫秒。

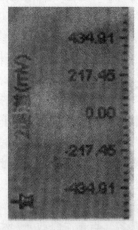

时间显示窗口还具有区域选择的功能。有两种区域选择方法：一是在某个通道显示窗口中选择这个通道中的某一块区域；二是在时间显示窗口中选择所有通道同一时间段的一块区域。方法是：首先在选择区域的起始位置按下鼠标左键，其次在按住鼠标左键不放的情况下，向右拖动鼠标以选择选择区域的结束位置，这时所有通道被选择区域均以反色显示。

6. 标尺调节区 每一个通道的左边有一个标尺调节区，用于调节标尺零点的位置以及选择标尺单位等功能。在将鼠标光标移动到标尺单位显示区时，按下鼠标右键，将会弹出一个标尺选择快捷菜单。可以根据需要进行选择，如图 2-7 所示。

图 2-7 标尺选择快捷菜单

7. 分时复用区说明 在该区域内包含有四个不同的分时复用区域（如图 2-8），从左到右依次为：控制参数调节区、显示参数调节区、通用信息显示区和专用信息显示区，它们通过分时复用区顶部的切换按钮进行切换。

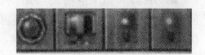

图 2-8 分时复用区

控制参数调节区：每一个通道有一个用来调节该通道的控制参数，参见图 2-9。

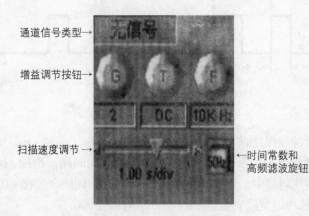

通道信号类型→
增益调节按钮→
扫描速度调节→
←时间常数和高频滤波旋钮

图 2-9 控制参数调节区

中间的三个调节按钮使用方法：单击鼠标左键将向逆时针转，而单击鼠标右键则向顺时针转。

扫描速度调节器的功能是改变通道显示波形的扫描速度，如果想改变其中一个通道的扫描速度，只需将鼠标指示器指在该通道的扫描速度调节器的绿色向下三角形上，按下鼠标左键，然后用鼠标左右拖动这个绿色的三角形即可。向右移动，扫描速度将增大，反之则减小；另外，如果在绿色三角形的右边单击鼠标左键，扫描速度将增加一档，反之则减小一档。

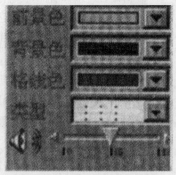

图 2-10　显示参数调节区

显示参数调节区用来调节每个显示通道的显示参数以及硬卡中该通道的监听器音量（图 2-10）。在神经放电实验中，若选择了 1 通道以外的通道进行实验，则必须选择相应通道的监听音量调节选择按钮。

注意：系统不支持修改默认的颜色，以免打印时发生错误。

通用信息显示区用来显示每个通道的数据测量的结果。

专用信息显示区用来显示某些实验模块专用的数据测量结果。

8. 特殊实验标记选择区　特殊实验标记选择区位于屏幕的右下角。特殊实验标记选择区中包含一个特殊实验标记选择列表和一个打开特殊实验标记编辑框按钮。

特殊标记选择区是一个选择特殊实验标记的下拉列表。可以选择列出的实验模块中所有预先设定的特殊标记。此外可以通过"打开特殊实验标记编辑对话框"，从而在打开的对话框中编辑里面没有设置但是需要的标记。例如要添加一组新的实验标记，步骤如下：点击"打开特殊实验标记编辑框"按钮，在实验标记编辑对话框中按"添加"按钮，然后在编辑区输入组名，点击"修改"。然后在实验标记列表框中，双击"新实验标记"，输入标记，点击新建按钮可以在一个组内设置多个标记。最后按"确定"即可完成。

9. 滚动条和反演功能按钮　在该区域中，通过对滚动条的拖动来选择实验数据中不同时间段的波形进行观察。在最右端有一个数据查找菜单，在反演状态下可以据此来快速查找所需的数据段。

10. 刺激设置　具体刺激器参数（图 2-11）介绍如下：

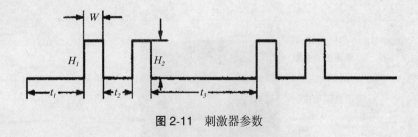

图 2-11　刺激器参数

t_1（延时）：刺激脉冲发出之前的初始延时。范围：0~6s。单位：ms。

t_2（波间隔）：双刺激或串刺激中两个脉冲波之间的时间间隔。范围：0~6s。单位：ms。

t_3（延时2）：在连续刺激中，连续刺激脉冲之间的时间间隔。范围：0~6s。单位：ms。

W（波宽）：刺激脉冲的宽度。范围：0~200s。单位：ms。

H_1（强度1）：单刺激、串刺激中的刺激脉冲强度，或双刺激中的一个刺激脉冲的强度。

H_2（强度 2）：双刺激中第二个刺激脉冲的强度。

（五）应用举例

要观察动物的呼吸、血压变化，并在实验结束后将波形剪贴处理。

1.双击桌面 BL-410 生物机能实验系统的快捷图标，进入系统。

2.在"输入信号"菜单中"通道 1"里选择子菜单中的"张力"。

3.在"输入信号"菜单中"通道 2"里选择子菜单中的"血压"。

4.鼠标左键点击工具条上的"开始"命令按钮。

5.结束实验时，鼠标左键点击工具条上的"停止"按钮。在弹出的对话框中另起好文件名，明确保存路径，然后确定。

6.反演数据时，鼠标左键点击工具条上的"打开"按钮，然后在对话框中查找文件，打开。

7.鼠标左键点击工具条上的"开始"命令按钮，开始反演。

8.选用工具条上的"图形剪辑"，剪辑理想的变化曲线。在自动出现的图形剪辑窗口中，编辑图形。点击窗口右边的图形编辑工具条"退出"，可退到文件的反演状态，重复进行图形剪辑工作。

9.保存编辑好的图形文件后，可依次退出实验系统。

二、RM6240 多道生理信号采集处理系统

（一）概述

RM6240 生理信号采集处理系统是综合应用最新多媒体计算机技术，先进的电子技术和数字信号处理技术，基于现代医学机能实验的要求，总结长期医学实验教学的经验研制而成的最新产品。系统功能更强大、灵活，集生物信号采集、放大、显示、记录与分析为一体，是传统医学实验系统（由放大器、记录仪、刺激器和示波器组成）的换代产品。该系统采用真正的外置式结构，既适用于笔记本计算机，也适用于台式计算机。与计算机接口目前有 EPP 并口机型及 PCI 高速机型，计算机的配套方便灵活。系统的放大器、A/D 卡等采用独立电源供电，抗干扰能力强，信噪比高，刺激器采用了光耦合全隔离系统、心电图（ECG）具有国际标准的 12 种导联模式（RM6240C）。仪器选配件从微电极放大器到各种电极、换能器、屏蔽设施应有尽有。RM6240 生理信号采集处理系统分为 RM6240B 型和 RM6240C 型。

（二）RM6240 系统的面板结构及其接线图

见图 2-12、图 2-13。

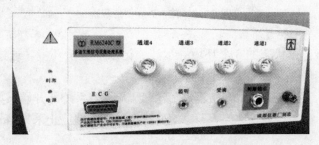

图 2-12　RM6240 系统面板（前面板）
注：前面板以 RM6240C 型为例。

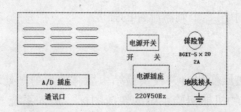

图 2-13　RM6240 系统面板（后面板）

（三）RM6240 系统的启动

1. 打开 RM6240 仪器后面板的电源开关。
2. 开机（计算机）。
3. 在计算机屏幕上找到 RM6240 系统图标，用鼠标左键击该图标，即进入该系统。
4. RM6240 系统的图形界面菜单上点击实验（M），选择相关实验内容进入实验。

（四）RM6240 系统的退出

1. 用鼠标点击关闭当前窗口。
2. 关闭计算机。
3. 关闭 RM6240 仪器后面板的电源开关。

（五）RM6240 系统的图形界面与系统状态

1. RM6240 系统的图形界面如图 2-14。

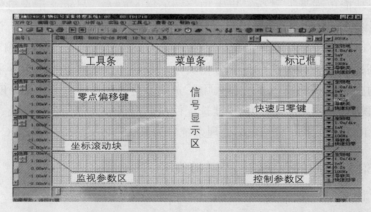

图 2-14　RM6240 图形界面

2. RM6240 系统工作状态的 3 个环境：示波、记录和分析环境。通过移动鼠标至功能键所在位置，然后稍作停留即可显示功能键的功能。

示波环境：在示波环境点击"开始示波"键（图标 ▶）系统即开始采集信号，并把采集到的信号波形实时显示出来，点击"停止"（图标 ■）键系统即停止采集信号。在示波环境可以调节各种实验参数。

记录环境：点击"记录"键（图标 ◉）系统即开始在显示波形的同时将采集到的信号实时

存储到硬盘。在记录状态如点击暂停键（图标 ⅠⅠ ）则暂停记录，再次点击暂停键，则系统在原记录文件基础上继续记录。

分析环境：从记录状态停止记录或打开一个已记录存盘的文件，系统即进入分析状态。在分析状态系统可对记录的波形进行各种测量、分析、编辑和打印。

（六）常用软件简介

1.标记框（图 2-15）

（1）查询方式（图 2-16） 在记录文件中打标记后，通过选择不同的查询方式，可迅速找到标记所在位置，点击"查询"按键即会弹出与之相对应的对话框。

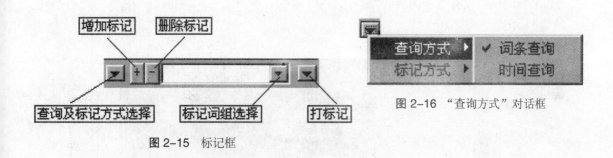

图 2-15　标记框

图 2-16　"查询方式"对话框

词条查询：弹出"标记查询"对话框（图 2-17）。在"下拉条"中选择已打词条标记，如"B"，点"确定"退出，则系统将自动搜索到该词条，并将其显示到当前界面。此时可使用"分析"菜单条中的"标记前移（快捷键：Alt+ ← ）"以"B"为起始点依次向前搜索已打标记，此处即为"A"；反之"标记后移（快捷键：Alt+ → ）"则向后搜索，即"C"。

时间查询：弹出"时间查询"对话框（图 2-18）。输入查询时间（所记录波形的长度时间），输入的时间应小于记录总时间。

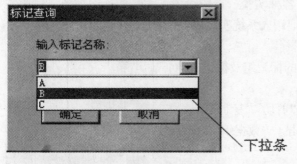

图 2-17　"标记查询"对话框

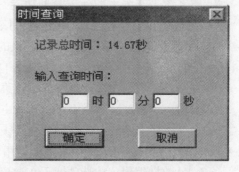

图 2-18　"时间查询"对话框

（2）标记方式 选择不同的标记方式，在记录或暂停状态可按相应的方式用鼠标右键或标记框中的"打标记"按键打标记，但分析状态只能以"词条标记"方式用鼠标右键打标（图 2-19）。

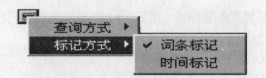

图 2-19　"标记方式"对话框

词条标记：以标记框中"标记词组选择"栏里的词条为标记进行打标。

时间标记：以当前记录时间（起始记录时间为 0 秒）为标记进行打标。

在记录状态加入标记，只需点击"打标记"即可在每个通道波形上同时记录下所加标记名称，或用鼠标右键在各个通道的任意位置加入标记（在记录状态，还可通过双击鼠标左键激活或取消记时功能）。在分析状态下，再次用鼠标右键点击标记的红色小箭头即可取消该标记。

如果标记框内没有所需内容，可点击"＋"添加；或点击"－"删除。

（3）标记组（图 2-20）

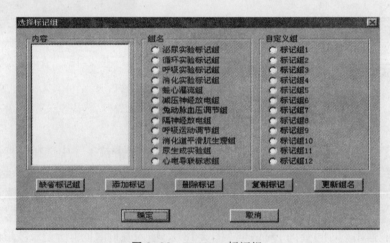

图 2-20　RM6240 标记组

本系统带有强大的标记管理功能，针对各种实验，系统设置了大量的标记词条。根据实验需要选择相应的标记组，系统就将该组标记调入系统实验界面的标记框内供实验使用。

"缺省标记组"用于恢复各标记组的内容。

"自定义组"用于用户自行定义各自所需的标记组及标记。

注意：标记组在实验菜单的下拉菜单中。

2. 编辑（图 2-21）　"编辑菜单"主要有"剪切""复制""粘贴"三种命令。在本系统中，这些命令必须在点击了"数据编辑"命令（或"工具栏"中相应图标）后才能使用。

（1）数据编辑　此选项便于在通道中直接对波形（数据）进行拷贝、剪切和粘贴。选取此项指令后，按住鼠标左键并拖动鼠标即可选取任意范围需要编辑的波形（选中的波形背景颜色为黑色），此时，可通过以下命令对波形进行处理，以便保存和打印。

注意：数据编辑改变了所采集的原始数据位置，如仅需剪贴

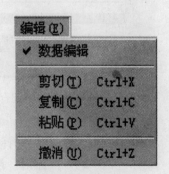

图 2-21　编辑框

和编辑图形，可用鼠标捕捉功能将图形复制到"Word"或波形图板中编辑。

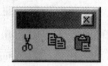

工具栏按钮：$\boxed{I}$ 退出该命令时可用 Esc 键。

选择该功能（或点击工具栏按钮）后回弹出如图 2-22 所示：从左到右 3 个图标依次是剪切、复制、粘贴。

图 2-22 "工具栏按钮"对话框

（2）撤消 用于恢复上一步"数据编辑"工作。

注意：该功能只能撤销一个步骤，即上一步操作。

（七）应用举例

1. 压力实验

（1）将压力换能器固定于支架上并将输入线连接在 RM6240 系统通道一输入孔内。如图 2-23。

（2）开 RM6240 系统后面板上的电源开关。

（3）打开计算机。

（4）双击桌面上的"RM6240 生物信号采集处系统"图标，进入实验界面。

（5）在菜单栏中点击"实验（M）"，在下拉菜单中选中相关实验。如"兔的动脉血压调节"此时第一通道开始示波。

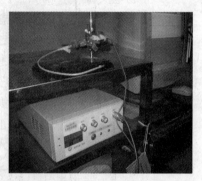

图 2-23 压力实验连接图

（6）制参数区（即右边区）调整参数。根据实验要求调整参数。详见实验参数表。（注：血压实验压力单位常用毫米汞柱。）

（7）调整基线。点击菜单栏中的"工具（L）"，在下拉菜单中选中"零点偏移"，左边出现零点键。调节此键，使基线与零位相吻合。

（8）接通实验目标，点击记录键$\boxed{\bullet}$，进行实验。

（9）在标记框中打标记，观察实验。如需暂停，按暂停键$\boxed{II}$。

（10）实验完后，按停止示波键，然后按$\boxed{\bullet}$键保存文件。

（11）打开实验文件，用分析工具进行分析实验。详见分析介绍。

（12）先关闭当前窗口，再关闭计算机，然后关闭 RM6240 系统。

2. 张力实验

（1）将张力换能器、刺激电极、平头夹固定于支架上，并接好连线。张力换能器输入线接通道一，刺激线接刺激输入孔。如图 2-24。

（2）打开 RM6240 系统后面板上的电源开关。

（3）打开计算机。

（4）双击桌面上的"RM6240 生物信号采集处系统"图标，进入实验界面。

（5）在菜单栏中点击"实验（M）"，在下拉菜单中选中相关实验。此时第一通道开始示波。下面出现刺激器界面。

（6）整基线。点击菜栏中的"工具（L）"，在下拉菜单中选中"零点偏移"，左边出现零点键。调节此键，使基线与零位相吻合。

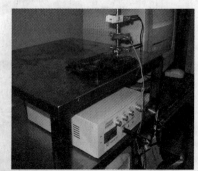

图 2-24 张力实验连接图

（7）制参数区（即右边区）调整参数。根据实验要求调整参数。详见实验参数表。注：测张力的灵敏度常用 25mV。

（8）在刺激器界面上选择该实验要求的功能。点击“高级”出现“刺激参数设置”图，可设置实验要求的参数。在左边点击“选择”将出现菜单，在菜单中选择显示刺激强度或频率。

（9）连接实验标本，点击记录键 进行实验。如需暂停，按暂停键，实验完后，按停止示波键，然后按键保存文件。

（10）打开实验文件，用分析工具进行分析实验。详见分析介绍。

（11）关闭当前窗口，再关闭计算机，然后关闭 RM6240 系统。

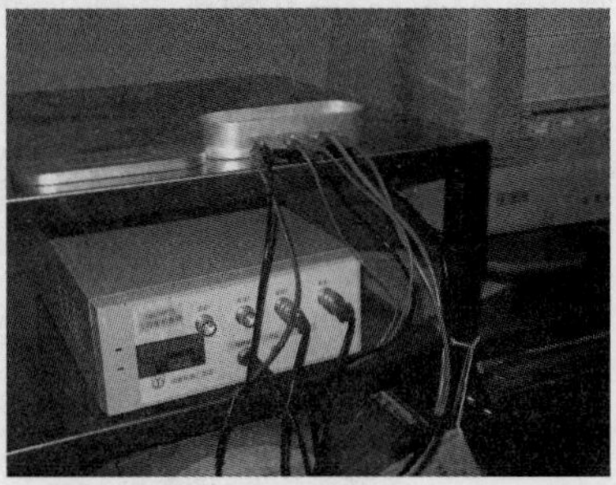

图 2–25 生物电实验连接图

3. 生物电实验

（1）将标本放在神经屏蔽盒内，把神经屏蔽盒、生物电输入电缆、刺激器输出电缆连接于仪器（图 2-25）。

S_1S_2：刺激电极。建议 S_1 接刺激器输出正端（红）；S_2 接刺激器输出负端（黑）；⊥接放大器地线端，即生物电输入电缆地线（黑）；R_1 接放大器负输入端，即生物电输入电缆负端（绿）；R_2 接放大器正输入端，即生物电输入电缆正端（红）；R_3 接放大器负输入端，即生物电输入电缆负端（绿）；R_4 接放大器正输入端，即生物电输入电缆正端（红）。在本仪器预设置的实验包内，R_1、R_2 接仪器通道 1，R_3、R_4 接仪器通道 2；通道 1、2 的地线均连接⊥。

（2）打开 RM6240 系统后面板上的电源开关。

（3）打开计算机。

（4）击桌面上的“RM6240 生物信号采集处系统”图标，进入实验界面。

（5）在菜单栏中点击“实验（M）”，在下拉菜单中选中相关实验。此时第一通道开始示波。下面出现刺激器界面。

（6）激界面中选择“同步触发”，然后点击“自动”键，则出现相关图形。根据实验需要，调整相关参数。点击“停止”键，再点击“记录当前波”键。

（7）为“神经干兴奋传导速度的测定”实验，则点击“传导速度测量”键，在弹出的对话框中，输入 r_1 和 r_2 极性相同的两电极之间的距离（2cm），选择“自动测量”，点击“确定”键，系统即在“测量信息栏”将自动测量的有关信息显示出来。然后按键保存文

（8）实验完闭，先关闭当前窗口，再关闭计算机，然后关闭 RM6240 系统。

（八）常用附件图

如图 2-26 至图 2-33 所示。

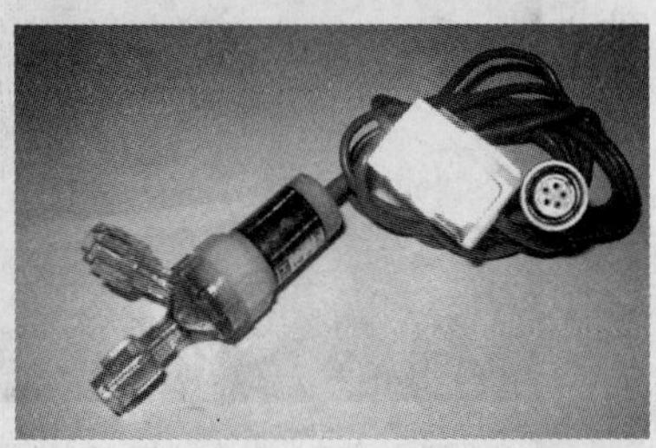

图 2–26 压力换能器

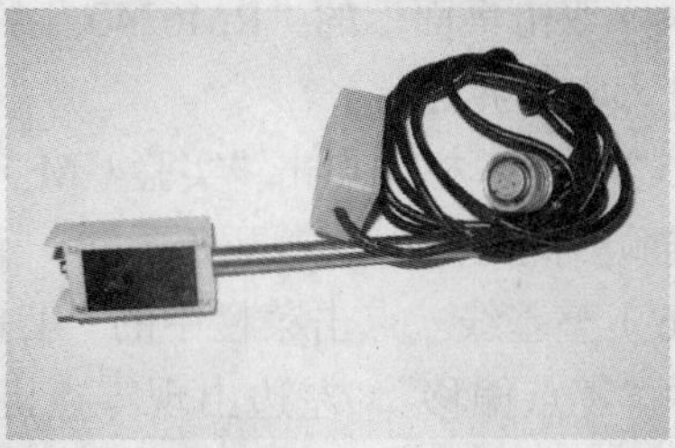

图 2–27 张力换能器

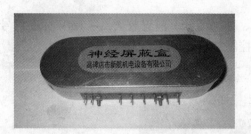

图 2-28　神经屏蔽盒

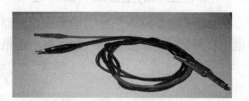

图 2-29　刺激电极

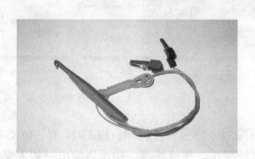

图 2-30　保护电极

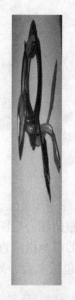

图 2-31　电缆线

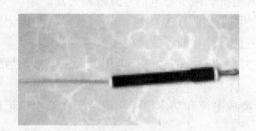

图 2-32　计滴器

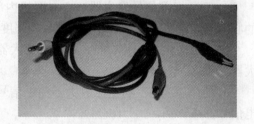

图 2-33　受滴器线

三、心 电 图 机

心电图机是用来描记心肌细胞电活动变化的仪器。心电图机描记出来的图形就是心电图。心电图记录心脏活动产生的生物电变化，在临床上常用于辅助诊断心血管疾病。在实验生理科学的多种动物实验中，心电图也被广泛应用。下面将介绍心电图机的主要结构、导联组合和基本原理，以及心电图机的使用方法及常见故障的处理等。

（一）心电图机的主要结构及原理

心电图机（图 2-34）主要由电源供给电路、输入部分、前置放大器、1mV 标准信号发生器、电压放大器、功率放大器、记录器、走纸控制装置等构成。

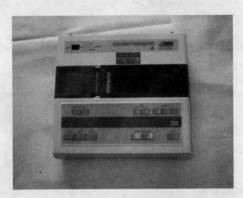

图 2-34 心电图机的正面观

1. 电源供给电路　有交流、直流、交直流两用电路三种。例如，ECG-11 型、ECG-6511 型心电图机属于交直两用心电图机。220V 市电经变压、整流滤波、稳压后输出，如无交流电则自动切换到机内的电池供给直流电源。

2. 输入部分　包括电极、导联线、导联选择键、高频滤波，其功能是把心电信号传到放大器。

3. 前置放大器　主要功能是提高电路的输入阻抗，减少心电信号衰减和失真。

4. 1mV 标准信号发生器　心电图机内部产生的标准 1mV 幅度信号的装置，与描记出来的心电图形相比较，以测量心电信号的强度。一般设计在前置放大器中。

5. 电压放大器　其功能为将前置放大器放大后的心电信号进行电压放大，以推动后级放大器工作。

6. 功率放大器　将电压放大器的电信号转换成电流和功率信号使记录器在纸上描记出心电信号。

7. 记录器　将电信号转换成机械运动。

8. 走纸控制装置　使记录纸按要求随时间做匀速运动，走纸速度一般为 25mm/s 和 50mm/s 两种，ECG-11C、ECG-6511 型心电还设有 5mm/s，用于长时间的观察。

9. 心电图机的原理　心电图机通过电极从体表获得微弱的电信号，经电压放大，再经功率放大后传送到记录器，驱动描记马达偏转，使描笔在记录纸上上下移动，幅度与输入的电信号呈线性比例。同时，走纸控制装置驱使记录纸按一定的速度做匀速运动。走纸的速度可以换算成时间。此时描笔在记录纸上描记出来的便是心脏搏动的实时电信号曲线图——心电图。

（二）心电图机的导联组合

1. 心电图机的导联　心电图机一般有 12 种导联，即标准肢体导联 Ⅰ、Ⅱ、Ⅲ，单极导联 AVR、aVL、AVF，单极胸导联 V_1、V_2、V_3、V_4、V_5、V_6。各导联组合如图 2-35 所示：

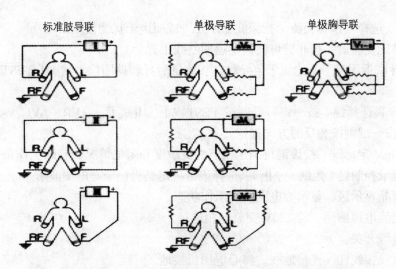

标准肢导联　　　单极导联　　　单极胸导联

图 2-35　心电图机电极连接及安装

2. 基本原理　心电图机相当于一个电流计，必须有两个电极连在被检的部位构成导联来完成电路，才有电流通过。心电图的记录方法属于细胞外记录法。它测出的是已兴奋部位与未兴奋部位两点之间的电位差。

常用的标准肢体导联（Ⅰ、Ⅱ、Ⅲ导联）记录的是两点平均电压差产生的电流，不代表某一肢体的电压变化，而是两点电压之差，故属双极导联。

单极胸导联是将右上肢、左上肢和左下肢三点联在一起并各加 500Ω 的电阻，使电压变化为零，称为中心点端，作为无关电极。另一探查电极放在心前区的胸壁上，如 $V_1 \sim V_6$ 导联分别将电极放在胸前壁第 4~5 肋间从右到左的 6 个位置上，分别反映右心室壁外和左心室壁外的电压变化。

加压单极肢体导联，即在描记某一肢体的单极导联的心电图时，将该肢体的单极导联与中心电端的联系中断，记录得到该肢体的加压单极肢体导联心电图。

（三）心电图机的使用

各种类型的心电图机的使用方法大同小异，下面以 ECG-11C 型心电图机为例，介绍其使用方法，常见故障及处理。

1. ECG-11C 型心电图几个部分的名称及功能

（1）供电模式选择开关　OPR——工作；STBY——充电。在不使用交流电源工作时，开关置充电状态。

（2）交流指标　LINE——指示灯亮时表示该状态。

（3）直流指标　BATTERY——指示灯亮时表示该状态。

（4）充电指标　CHARGE——指示灯亮时表示该状态。

（5）基线位置调节器　调节描笔的基线。

（6）自动换导键　选择自动或手动换导功能。

（7）灵敏度选择　有 5mm/mV、10mm/mV、20mm/mV，其中 10mm/mV 为标准灵敏度。

（8）走纸速度选择　有 5mm/s、25mm/s、50mm/s，其中 25mm/s 为标准速度，5mm/s 用于长时间的观察。

（9）滤波选择　选择交流干扰滤波（HUA）或肌肉干扰滤波（EXG）。

（10）描记复位键　按此键可使描笔返回基线位置。

（11）导联返回键　不论属于何导联，按该键后导联返回检测状态（TEST），同时走纸停止。

（12）导联选择键　按→键，导联按 TEST、Ⅰ、Ⅱ、Ⅲ、AVR、AVL、AVF、V$_1$～V$_6$ 的顺序描记；按←键则按相反的方向描记。

（13）1mV 定标键　按该键可确定仪器的灵敏度和阻尼情况，判断工作是否正常。

（14）记录控制键（走纸 / 停止）：选择该键决定是否记录心电图波形。

（15）液晶显示区　显示心电图机的工作状态。

（16）交流电源插座　与 220V 交流电相连接。

（17）电源开关。

（18）地线接线柱　连接地线，将心电图机接地。

（19）外接输入插口　可输入和描记脉搏、心音等外接信号。

（20）示波器插口　将心电信号输出到示波器或其他仪器。

（21）导联线插座　连接导联线。

（22）记录纸盒盖按钮　按下此按钮便可开盒盖取放纸。

（23）电池盒盖　松开螺钉，卸下盖子便可安装电池。

2. 使用前准备

（1）连接好地线　连上地线插口，不可利用水管或其他管道作为地线。

（2）安装好电池和记录线。

（3）连接电源线　为减少干扰，应按交流电源　→　心电图机　→　被检测者顺序连接。

3. 安装电极　安装电极时务必使电源开关处于关闭状态，被检测对象不同有不同的检测方法。

（1）人体心电图的电极安装

1）四肢电极连接：先用乙醇溶液擦洗安装电极部位的皮肤，涂上生理氯化钠溶液或导电膏，按下列顺序安装电极：右手——红色电极；左手——黄色电极；左脚——绿色电极；右脚——黑色电极（即左右左、黄红绿）。

2）胸部电极连接：用乙醇溶液擦洗安装电极部位的皮肤，涂上生理氯化钠溶液或导电膏，导电膏涂层要相分开。胸电极不要相互接触。

V$_1$：胸骨右缘第 4 肋间。V$_2$：胸骨左缘第 4 肋间。V$_3$：V$_2$ 与 V$_4$ 之间。V$_4$：第 5 肋间锁骨中线上。V$_5$：左腋前线与 V$_4$ 同一水平。V$_6$：左腋中线与 V$_4$ 同一水平。

电极安装完毕，可进行心电图机的操作。

（2）动物心电图的电极安装　在体动物心电图的描记，常用针头电极，即把电极连接在注射针头上，针头与电极焊接好，以免干扰。记录心电图使针头刺入皮下，不能插到肌肉，否则易造成干扰。插入针头前最好用生理氯化钠溶液涂擦电极，电极安放的位置与人体电极安放基本相同。影响动物心电图的图形记录除了电极安装、地线接地、电源等因素外、使用的麻醉药物、麻醉深浅、固定体位、季节温度、呼吸、疾病等也是影响动物心电图图形的关键因素。因此，描记动物心电图要保证动物前后状态的一致。如麻醉药物、麻醉深度、固定体位、室温等要保持一致，以便于比较试验结果。

4. 心电图机的使用程序

（1）记录前工作状态检查

1）打开电源开关，此时液晶屏显示"MANUAL：Ⅱ　TEST 10 25"。

2）按导联选择键从Ⅰ——V₆检查有无导联脱落。

3）导联置"TEST"，按"记录 / 停止"键，置记录状态，走纸后按"1mV"键，描记1mV方波，同时观察笔温及方波的幅度，如不适合，调节笔温、阻尼、灵敏度电位器。

（2）手动操作程序　按导联选择键⊟，选择Ⅰ导联，描笔按心电信号摆动。按走纸键，描记Ⅰ导联心电图，达到合适长度时，按 1mV 定标，描记定标波形，按导联选择键⊟，选择所需描记的导联图形，重复以上操作即可完成各导联的心电图的记录。

（3）自动操作程序　当心电图处于"暂停"工作状态，液晶屏右上角显示⫿符号，按自动换导联键即可自动换导联工作方式的选择。

1）按"自动换导联模式键"此时液晶屏显示如右图表明当自动换导联模式为"AUTO-1"（胸导联只做 V₁、V₃、V₅），每一导联图形自动记录4秒。需要改变自动记录时间可按→键，有 T：[3]、T：[2]、T：[7]、T：[6]、T：[5]、T：[4] 供选择。分别表示记录时间为：3s、2s、7s、6s、5s、4s。

```
AUTO-1：       T：[4] Ⅱ
[ Ⅰ ⅡⅢ aVRFL V135]
```

2）按⊟键可改变自动换导联模式，液晶屏显示如右图。进入自动模式"AUTO-2"即标准 12 导联组，再按⊟键可返回"AUTO-1"简化导联组。

```
AUTO-2：       T：[4] Ⅱ
[ Ⅰ ⅡⅢ aVRFL V₁ ~ V₆]
```

3）自动换导联模式及时间间隔设定后，按"记录 / 停止"键，仪器即从现有导联开始自动换导联工作。如当前处于"TEST"则将自动转换至"Ⅰ"导联开始描记。并在每个导联后自动进行定标。

5.心电图机常见故障及排除

（1）有交流干扰，发现后检查

1）心电图机是否可靠接地？

2）电极与导联是否正确连接？

3）电极与皮肤是否用乙醇溶液或生理氯化钠溶液擦洗？

4）被检者是否碰到墙或带有玻璃、宝石类的首饰？

5）附近是否有较大设备在工作？

如果仍不能清除干扰时，请使用交流干扰滤波器，但描记出的波形会畸变。

（2）有肌电干扰，发现后检查

1）房间是否舒适？

2）被检查者是否紧张？

3）床位是否狭小？

无法清除肌电干扰时，请使用肌电滤波器，但描记出的波形会失真。

（3）基线不稳，发现后检查

1）电极安装稳定与否？

2）导联线与电极线连接是否正确？

3）皮肤与电极是否清洁？

4）身体是否移动？

5）呼吸是否平稳？

（4）描笔和走纸都工作，但无法描记　调节笔温电位器及描笔螺钉。

6.心电图机用后处理

（1）将供电模式开关置于充电状态，关闭电源。

（2）轻轻取下导联电源线，注意不要抓住电缆部分用力拉。

（3）清洁机器，擦净附件，盖上防尘罩。

四、HX-200 动物呼吸机的使用方法

　　电动呼吸机是机能实验中必需的设备之一，这种设备常用于电生理实验以及在实验中抢救出现呼吸功能障碍的动物和开胸实验。机能实验用的电动呼吸机应满足以下要求：①呼吸频率在较大的范围内可以调节；②呼气和吸气比在一定范围内可以调节；③潮气量在较大的范围内可以调节；④噪声小，不会给实验带来干扰；⑤对实验动物无损害。

（一）HX-200 动物呼吸机的特点

　　1.可精确调节潮气量，随时显示当前调节的潮气量。

　　2.可随时改变工作参数，按启动按钮可重新设置参数即可生效。

　　3.使用数字旋转编码器调节潮气量与呼吸频率，编码器无上下限制，顺时针旋转增大调节值，反之，减小调节值。

（二）性能指标

　　1.潮气量 1～200ml 可调节。

　　2.呼吸比 1～5：1～5（呼吸值均可在 1～5 之间调节，共有 25 种）。

　　3.呼吸频率 1～200次/分，可调节。

（三）呼吸机前面板的几个部分

　　见图 2-36。

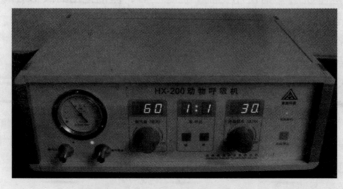

图 2-36　HX-200 动物呼吸机前面板

（四）系统初始化

呼吸机开机后，系统将进行初始化操作，持续 10s 左右，此时系统将进行自检操作，窗口中的 8 个数码管全亮。

系统自检完成后，系统设置实验的初始参数值潮气量 60ml，呼吸比 1∶1，呼吸频率 30 次 / 分。可以改变呼吸机的工作参数（表 2-1）。

表 2-1 实验动物的生理参数

	兔	小白鼠	大白鼠	豚鼠
呼吸频率（次 / 分）	36～60	84～230	66～50	69～04
通气量（ml）	1070	24	73	160

（五）呼吸机各参数的调节方法

1. 潮气量的调节　通过调节潮气量旋钮来改变潮气量的大小，顺时针旋转增大潮气量，反之，减小潮气量（此按钮按下去为 10 进位，也称粗调）。

2. 呼吸比的调节　按下"呼吸比"下面相应的按钮即可单独对呼吸比进行调节，每按一下相应的按钮其值增加 1，呼和吸的调节均可在 1～5 之间。

3. 呼吸频率的调节　其方法与潮气量的调节方法相同。

4. 启动 / 停止调节　启动 / 停止按钮在系统启动或停止状态之间进行切换，当调节工作参数时，系统将暂时停止运行（调节潮气量除外），但调节好参数后，再按启动按钮将按新设置的参数工作。

5. 在使用数字旋钮编码器时，顺时针为增大值，反之，则减小。但调节值超过范围，数码管显示灯将出现闪烁现象，必须重新调节参数。

五、Hss-1 恒温浴槽的使用方法

（一）组成

1. 前面板设置　如图 2-37、图 2-38 所示。①电源开关；②加热指示灯；③温度调节旋钮；④设定与实际温度调节摇杆；⑤调节温度与实际温度显示窗；⑥电源指示灯；⑦水浴锅。

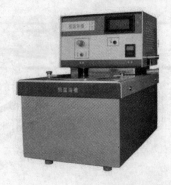

图 2-37 恒温浴槽整体图

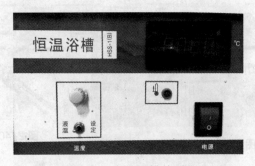

图 2-38 恒温浴槽前面图

2.参数　品牌：成仪。型号：HSS-1。开口尺寸：202 mm×162mm。控温范围：室温10~00℃。温度波动度：±0.03℃。加工定制：否。

（二）恒温平滑肌槽温度的使用方法

1. 打开电源开关加热指示灯亮（此前需检查恒温浴槽内胆里面是否有足够多的水，水盖住内胆内的出水口才能使水循环工作启动达到恒温的效果。）

2. 温度设定：将调解温度的摇杆调至设定方向，然后旋转温度调节旋钮，将温度调到实验所需温度（其中顺时针旋转是将温度调高，逆时针则是将温度调低），调好温度之后将设定与实际温度调节摇杆拨向液温标志一侧，则当前显示的是恒温浴槽实际水温。

3. 预热：设定好实验温度后系统进入预加热状态，等水温加热到设定温度之后开始实验。

4. 标本放置：将标本放置在恒温槽内固定好，开始实验观察需要观察的项目。

5. 实验完毕后先将恒温槽内的药品倒掉，然后按"后开先关"顺序关闭所有电源。

6. 做好恒温浴槽卫生工作，以便下次实验使用。

（长沙医学院　蒋彭成）

第二节　常用实验器械

实验室器械繁多，使用器械时要按正规操作，严格做到按用途使用相应的器械，不能滥用，用完后必须将污水迹擦洗干净，必要时涂上防锈油。

下面介绍机能实验室常用的手术器械。

一、组织镊

1. 眼科镊又称虹膜镊（图2-39）　有弯、直两种，用以夹持和分离精细血管神经组织。

2. 无齿镊（图2-40）　对组织损伤小。用于夹持较脆弱的组织，如血管、神经、黏膜等。

3. 有齿镊（图2-41）　尖端有齿，夹持组织不易滑脱，但损伤较大。用于夹持较坚韧的组织，如皮肤、筋膜等。

※　持镊法：持拿时应以右手拇指对示指和中指（图2-42）。

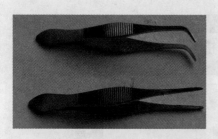
图2-39　眼科镊（弯、直）

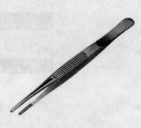
图2-40　无齿镊

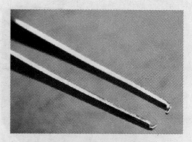
图2-41　有齿镊

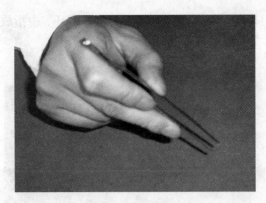

图 2-42 持镊法

二、手术剪

1.普通剪，即粗剪（图 2-43） 用来剪去动物的毛发，剪开皮肤以及蛙头、脊柱、骨骼等粗硬组织。

2.手术剪 有弯、直两种，各有大小、长短不同的规格，分为圆头和尖头。圆头为组织剪（图 2-44），适用于分开剥离和剪开、剪断组织；尖头为线剪（图 2-45），用于剪线、引流物、敷料等。

3.眼科剪，又称虹膜剪（图 2-46）：有弯、直两种，用于剪开精细组织，如输尿管、血管、心包膜、脑膜、神经鞘膜等。

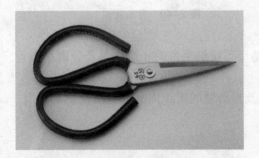

图 2-43 粗剪

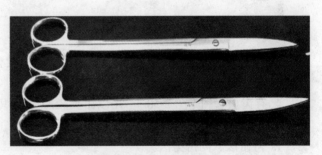

图 2-44 线剪（直、弯）

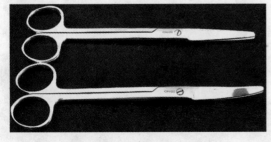

图 2-45 组织剪（直、弯）

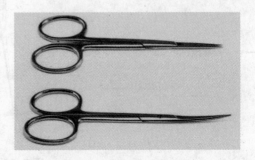

图 2-46 眼科剪（直、弯）

※ 持剪法:(图2-47)以拇指和环指分别插入剪柄的两环,中指放在环指环的前外方柄上,示指轻压在剪柄和剪刀片交界处的轴节处。

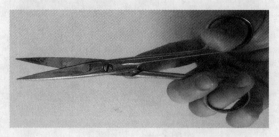

图 2-47 持剪法

三、血管钳

血管钳,又称止血钳,有弯、直及大、中、小、蚊式等型号。

1. 直血管钳(图2-48) 用于钳夹浅层组织出血点或协助拔针,分离皮下组织和肌肉等。

2. 弯血管钳(图2-49) 用于钳夹深部组织或体腔内的出血点及血管。

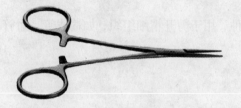

图 2-48 直血管钳

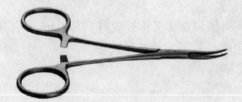

图 2-49 弯血管钳

3. 蚊式血管钳 体形较小,用于脏器、颜面及整形等精细手术的止血,以及分离小血管及神经周围的结缔组织,切勿钳夹大块组织。

4. 有齿血管钳(图2-50) 用以钳夹较厚的组织及易滑脱的组织内的血管出血,如肌肉、肠壁等,但不能用于皮下止血。

※ 持钳法:同持剪法。

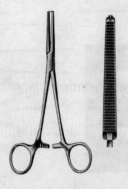

图 2-50 有齿血管钳

四、海绵钳

海绵钳，也称卵圆钳、持物钳（图2-51）。分为有齿纹、无齿纹两种，有齿纹的主要用于夹持、传递已消毒的器械、缝线、缝针、敷料、引流管等。也用于钳夹蘸有消毒液的纱布，以消毒手术野的皮肤，或用于手术野深处拭血。无齿纹的用于夹持脏器，协助暴露。

五、咬骨钳及颅骨钻

咬骨钳（图2-52）用于打开颅腔和骨髓腔时咬切骨质，便于暴露深部组织；颅骨钻用于开颅钻孔。

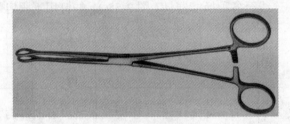

图 2-51　海绵钳

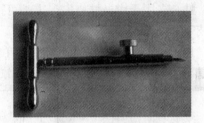

图 2-52　颅骨钻

六、刀柄及刀片

1. 刀柄（图2-53上）　常用的有3号、4号、7号三种，机能实验室常用4号刀柄，前端稍宽，两侧各有一槽缝，用于固定20～23号刀片。其次是3号刀柄，前端略窄，用于固定10、11、12、15号刀片。

2. 刀片（图2-53下）　有尖、圆、弯刃之分，使用时将其安装在刀上，供切开皮肤和脏器使用。

七、锌铜弓

由铜条和锌条组成两臂，用锡将两者一端焊接而成，锌和铜构成一个原电池（图2-54上）。用于对神经肌肉标本施加刺激，以检查其兴奋性。

八、动脉夹

有直、弯两种，用于夹持动脉，阻断动脉血流（图2-54下）。

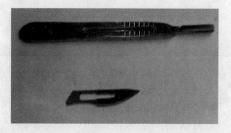

图 2-53 刀柄（上）、刀片（下）

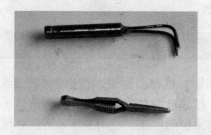

图 2-54 锌铜弓（上）、动脉夹（下）

九、蛙心夹及蛙钉

蛙心夹用于钳夹蛙心尖，末端可接一连线至各种换能器具（图 2-55）。蛙钉用于固定蛙的四肢于蛙板上（图 2-56）。

十、蛙板

蛙板为一约 $20 \times 10 cm^2$ 的木板，中央为 $10 \times 7 cm^2$ 的玻璃板，以便在固定、解剖蛙类，分离神经或肌肉标本时，免受损害（图 2-57）。

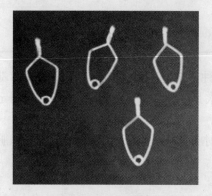

图 2-55 蛙心夹

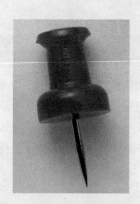

图 2-56 蛙钉

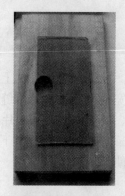

图 2-57 蛙板

十一、金属探针（图 2-58）

用于破坏蛙和蟾蜍的脑和脊髓。

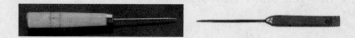

图 2-58 金属探针

十二、玻璃分针

用于钝性分离神经、血管、肌肉等组织（图 2-59）。

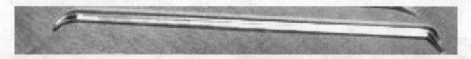

图 2-59 玻璃分针

十三、动脉插管（图 2-60）

动脉插管（图 2-60）可用金属、玻璃及塑料等不同材料制成，机能实验室常用塑料管自行拉制而成。

十四、气管插管

急性动物实验时插入气管，以保证呼吸道通畅或连接马利氏气鼓（图 2-61）。

十五、蛙心插管

蛙心插管（图 2-62）为玻璃制品，插管时血管不易破，又因其容积较大，血液一般不易凝固。

十六、三通管

可随意将三个通道中的任何两个通道口相通，另一个不通；也可使三个通道同时都通或都不通（图 2-63）。

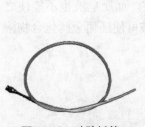 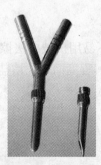 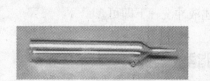 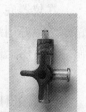

图 2-60 动脉插管　　　图 2-61 气管插管　　　图 2-62 蛙心插管　　　图 2-63 三通管

十七、玛利氏气鼓

玛利氏气鼓（图 2-64）为气体压力传导装置，用于记录呼吸变化。在记录动物呼吸时还需要橡皮管、橡胶薄膜以及气管插管（图 2-65）。

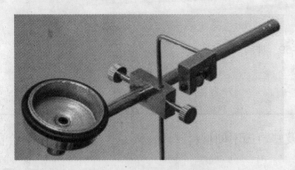

图 2-64　玛利氏气鼓

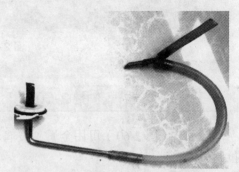

图 2-65　玛利氏气鼓连接示意图

附：玻璃仪器的洗涤方法

洗涤仪器所用的方法决定于仪器究竟被何物所污染。因而，洗涤方法根据不同的污染物而有不同的种类。

一、一般污物的洗涤

首先总是用刷子、肥皂水作为洗涤的准备步骤，一般来说，这种方法主要是机械去污，可以去掉一些油脂。肥皂水的制作：用热水或开水将黑肥皂（粗制品）溶解成饱和溶液，用时倒出一定量于热水中备用，用肥皂水刷洗后，再用自来水冲洗，不少于 3 遍。然后用蒸馏水冲洗 3 遍。如果这样可使仪器内部均匀沾水，而不出现水珠，表明仪器已清洗干净。

二、沉淀污物的洗涤

在仪器底上的沉淀物，特别是小仪器，往往不易用机械方法擦去。而肥皂液也不能使之溶解，最好用浓盐酸（粗制）浸渍，时间依沉淀溶解程度而定，浓盐酸可使任何金属化合物溶解。然后用上述液冲洗一下即可。

三、油脂类污物

可用丙酮乙醚灌入使之溶解，然后再倒出，最好用温热的 2% 氢氧化钠溶液灌入仪器，浸泡 10 ~ 5min，使油脂皂化，然后用水冲洗数次，再用 0.5% ~ 1.0% 稀盐酸冲洗，最后用自来水冲洗。

四、铬酸盐硫酸混合液的洗涤

这是实验室最常用的一种。

1. 配法 浓硫酸（粗制）85 份加饱和重铬酸钾 15 份。首先将饱和重铬酸钾溶液配好，然后取重铬酸钾 15 份置磁缸中，磁缸放在有水的水槽内，再把 85 份的硫酸逐渐地不断搅拌地加入饱和重铬酸钾溶液中，这种溶液的腐蚀性极强，一定注意安全，最好准备有相当数量的碳酸氢钠溶液，一旦发生事故，迅速用其中和。

2. 用法 如有过多的水必须倒净，才可放入其中，然后用玻璃棒将器皿夹出，用自来水冲洗，最后用少量的蒸馏水冲洗；对于定量瓶、滴定管等可以将洗涤液注入浸泡，然后再用自来水冲洗。

3. 注意事项

（1）所用的各种洗涤液都可以重复使用多次。

（2）洗涤液失效后，不可直接倒入水槽内，最好倒入泥土中。

五、玻璃器皿的清洗要求和检查方法

1. 如果洗完后，仍然有小水珠附在管壁上面，这表示仪器沾污了一层油脂薄膜，必须重洗。

2. 洗好的仪器，使用时必须是干燥的，只能把它放入烤箱内烤干，千万不可用抹布去擦。

3. 做酸碱滴定时，所有的仪器洗涤后，再用适当的指示剂测定。如果滴定后，加一滴酚酞，仍是红色就说明内面还有酸的成分，必须重洗。

（长沙医学院 蒋彭成）

第三节 常用实验药品、溶液与试剂

一、常用实验药品

（一）常用麻醉药

麻醉药是指能使整个机体或机体局部暂时、可逆性失去知觉及痛觉的药物。根据其作用范围可分为全身麻醉药及局部麻醉药，全身麻醉药由浅入深抑制大脑皮质，使动物机体呼吸平稳，全身肌肉松弛，痛觉消失等。局部麻醉对神经的膜电位起稳定作用或降低膜对钠离子的通透性，阻断神经冲动的传导，起局部麻醉作用。

1. 乙醚（Diethyl ether） 也称依打，是一种无色透明液体，有特殊刺激性气味，极易挥发。在空气的作用下能氧化成过氧化物、醛和乙酸，暴露于光线下能促进其氧化。易燃、低毒。在机能实验教学中主要用于对小鼠的吸入麻醉，是一种最方便最快捷的麻醉方式，使用时要求将乙醚瓶置于空气流通处，实验室门窗开放，防止实验操作者吸入造成头晕等不适症状。

2. 戊巴比妥钠（Pentobarbital Sodium） 是巴比妥类一种镇静催眠药，主要对中枢神经系统有广泛抑制作用，随用量增加而产生镇静、催眠和抗惊厥效应，大剂量时则产生麻醉作用。在机能实验教学中主要用于对小鼠的注射麻醉，常用溶度为 0.4%。

3. 乌拉坦（Urethane） 也称为氨基甲酸乙酯，类似于乙酰胆碱的方式与胆碱酯酶结合，发生酯键断裂，形成氨甲酰化胆碱酯酶。由于形成的氨甲酰化胆碱酯酶水解速率比乙酰化胆碱酯酶慢，较长时间占有了酶，遂使其暂时失去了水解乙酰胆碱的活性。乌拉坦通过抑制乙酰胆碱酯酶的活性，造成乙酰胆碱的积累，影响了实验动物正常的神经传导而起麻醉作用。在机能实验教学中主要用于对家兔麻醉，常用浓度为 25%。

4. 普鲁卡因（Procaine） 无刺激性的快速局部麻醉药，毒性小。本药属短效酯类局麻药，亲脂性低，对黏膜的穿透力弱。注射给药后 1~3min 起效，可维持 30~45min。

5. 利多卡因（Lidocaine） 临床常用的局部麻醉药。适用于心肌梗死、洋地黄中毒、外科手术等所致的室性期前收缩、室性心动过速和心室颤动。

（二）常用危险药品

关于危险药品的管理和贮存。危险品必须由熟悉危险品业务的专人保管，并且危险品要分隔存放在保险柜内，存放剧毒药品的专柜要双人双锁保管。危险药品库内要配备必要防护设备。做好通风排气，严禁烟火，对储存的危险品应定期检查，发现不安全因素要采取措施，及时处理。学生在使用危险品时，教师应详细指导。使用后剩余的危险品，应立即送还，并妥善保管。对废液、残物，要认真按国家有关要求处理好。如发现危险品特别是剧毒品被盗，要立即报告校领导，并通知当地公安部门查处。

1. 乳酸 为无色液体，无气味，具有吸湿性。在医药方面广泛用作防腐剂、载体剂、助溶剂、药物制剂、pH 调节剂等。

2. 甲酸 俗名蚁酸，是最简单的羧酸，无色而有刺激性气味的液体。甲酸是基本有机化工原料之一，广泛用于农药、皮革、染料、医药和橡胶等工业。甲酸在浓硫酸的催化作用下分解为 CO 和 H_2O。

3. 氯仿 又叫三氯甲烷，是一种无色透明液体，有特殊气味，易挥发。低毒，有麻醉性。有致癌可能性。在光照下遇空气逐渐被氧化生成剧毒的光气，故需保存在密封的棕色瓶中。

4. 浓硫酸 一种具有高腐蚀性的强矿物酸，同时具有脱水性、强氧化性、强腐蚀性、难挥发性、酸性、稳定性、吸水性等。浓硫酸具有很强的腐蚀性，若实验时不小心溅到皮肤或衣服上，应立即用大量清水冲洗，尽量减少浓硫酸在皮肤上停留的时间（切记不可用布擦，因为浓硫酸有强脱水性，接触皮肤后会使之炭化，用布会擦就会擦掉皮肤组织），然后涂上 3%~5% 碳酸氢钠溶液（切不可用氢氧化钠等强碱）。严重的应立即送往医院。若实验时滴落在桌面上，则用布擦干即可。

5. 浓盐酸 氯化氢（HCl）气体的水溶液。盐酸为无色液体，在空气中产生白雾（由于盐酸有强挥发性，与水蒸汽结合形成小液滴），有刺鼻气味，浓盐酸在空气中极易挥发，且对皮肤和衣物有强烈的腐蚀性。

二、常用生理盐溶液

生理盐溶液又称生理溶液，其理化性质（包括电解质成分、渗透压、温度、缓冲力、酸碱度等）与细胞外液（体液）相近似，能保持内环境的相对稳定，故用于离体组织或器官实验时，可以较长时间地维持标本的"正常"功能活动。机能实验中常用的生理盐溶液有数种，其成分和用途各异（表 2-2）。

生理盐溶液应在使用时临时配制，不易久置。为了配制方便，最好事先将各成分分别配成一定浓度的基础溶液（表 2-3），到使用时按表 2-3 所载份量基础溶液于量筒内，加蒸馏水至所需刻度即可。

配制时注意事项：配制溶液前应当烘干药物，然后精确称量。先将氯化钙以外的基础溶液混合、稀释，再将氯化钙基础溶液单独稀释（按配制液总量的 5%），一边搅拌一边缓慢加入，否则将产生乳白色钙盐沉淀而失效。葡萄糖应在临时应用时加入，因为葡萄糖溶液不能久置。

表 2-2 常用生理盐溶液的成分

名称	适用种类	氯化钠	氯化钾	氯化钙	碳酸氢钠	磷酸二氢钠	氯化镁	葡萄糖
林格液	两栖类	6.50	0.14	0.12	0.20	0.01	—	2.00（可不加）
台氏液	哺乳类	8.00	0.20	0.20	1.00	0.05	0.10	1.00
乐氏液	哺乳类	9.00	0.42	0.24	0.1~0.3	—	—	1.0~2.5
生理氯化钠溶液	两栖类	6.50	—	—	—	—	—	—
	哺乳类	9.00	—	—	—	—	—	—

注：单位为克（g），最后均加蒸馏水至 1000ml。

表 2-3 常用基础溶液的成分及浓度

名称	成分	氯化钠	氯化钾	氯化钙	碳酸氢钠	磷酸二氢钠	氯化镁	葡萄糖
母液浓度（g/100ml）		20.0	10.0	10.0	5.0	1.0	5.0	—
每升生理盐溶液所需的母液量（ml）	林格液	32.5	1.4	1.2	4.0	1.0	—	2.0（可不加）
	台氏液	40.0	2.0	2.0	20.0	5.0	2.0	1.0
	乐氏液	45.0	4.2	2.4	2.0	—	—	1.0~2.5

注：最后均加蒸馏水至 1000ml。

三、常用试剂

1. 按百分比浓度（%）配制的试剂　常用试剂有 0.65% 氯化钠溶液、0.9% 氯化钠溶液、2% 氯化钙溶液、1% 氯化钾溶液、5% 碳酸氢钠溶液、3% 乳酸溶液等。如配制 0.9% 氯化钠溶液，将 0.9g 固体氯化钠加蒸馏水至 100ml。

2. 按比浓度（g/ml）配制的试剂　常用试剂有 1：10 000 肾上腺素溶液、1：10 000 去甲肾上腺素溶液、1：10 000 乙酰胆碱溶液等。如配制 1：10 000 去甲肾上腺素溶液，取 1mg/ml 注射剂 1 支加蒸馏水至 10ml 即成。配制的溶液总量（X）可用比例式求出：1：10 000=0.001：X，可得 X=10ml，依此类推。

3. 按当量（Eq）浓度配制的试剂　常用的试剂有 1Eq 氢氧化钠溶液、1Eq 盐酸溶液等。如配制 1Eq 氢氧化钠溶液，需先计算氢氧化钠的当量。按照公式碱的当量＝碱的相对分子质量 / 碱分子中所含 OH 数，氢氧化钠的当量 =40/1=40，即 40g 氢氧化钠等于 1Eq。将 40g 氢氧化钠固体加蒸馏水至 1000mL 即成。酸、盐的当量计算公式如下：

$$酸的当量 = \frac{酸的相对分子质量}{酸分子中可被金属原子置换的氢原子数}$$

$$盐的当量 = \frac{盐的相分子质量}{盐分子中可被金属原子数 \times 金属的价数}$$

4. 按摩尔浓度（mol/L）配制　摩尔浓度即是以 1L 溶液中所含溶质的摩尔数表示浓度。根据摩尔数＝物质质量 / 摩尔质量，80g 氢氧化钠的摩尔数为 80/40=2mol，所以 80g 氢氧化钠加蒸馏水至 1000ml，即为 2mol/L 的氢氧化钠溶液。

百分比浓度换算成摩尔浓度的关系：

$$每升溶液中溶质的摩尔数 = \frac{1000 \times 相对密度}{摩尔质量}$$

5. 抗凝剂（肝素）　用压力换能器记录动物血压时，在动脉插管应注满 0.5% 肝素溶液，以防止插管内血液凝固。实验动物做全身抗凝时，一般用量为：大白鼠 2.5 ~ 3.0mg/200 ~ 300g；兔 10mg/kg；狗 5 ~ 10mg/kg。肝素也可用国际单位计量，1mg=100IU。肝素应遮光、低温保存。保存时间太长，已近过期或已过期的肝素，应增加 1 ~ 3 倍的用量。

（长沙医学院　程良慧）

第三章　机能实验学常用实验动物

实验动物是根据生物医学和药学研究的需要，有目的、有计划地进行科学育种、繁殖和饲养的动物。高品质的实验动物是指通过遗传学和微生物学的控制，培育出来的个体，它具有较好的遗传均一性，对外来刺激有较强的敏感性，有较好的重复性和反应的一致性。实验动物对生物医学的贡献极大，可进行整体、离体及器官和组织的实验。实验动物的选用首先应注意选择实验动物的种类及品系，其次是实验动物的个体状态等。以下介绍实验动物的一般知识。

第一节　实验动物的种类

所有哺乳动物甚至整个动物界的生命活动，特别是一些最基本的生命活动过程都有一定的共性，这是可以采用动物进行医学实验的依据；但另一方面，不同种属的动物，在解剖生理特征以及对相同刺激或观察因素的反应上又存在着不同特点或个性。因此，熟悉和掌握实验动物的种属差异及特点，选择合适种类的实验动物进行有关实验研究，对于动物实验顺利进行及取得准确而有价值的结果至关重要。

（一）青蛙、蟾蜍

青蛙、蟾蜍均属于两栖纲无尾目，青蛙属蛙科，蟾蜍属蟾蜍科（图3-1）。中华蟾蜍是我国大陆分布最广的品种之一。蟾蜍耐受性强，其心脏在离体情况下仍可有节奏的搏动很久，可用于蛙心起搏点、蛙心灌流及心功能不全等实验。蛙舌与肠系膜是观察炎症和微循环的良好部位。蛙类坐骨神经、腓肠肌是观察兴奋性、兴奋过程、对刺激的应答规律、神经干动作电位及骨骼肌收缩特点的良好标本。此外，青蛙和蟾蜍还可用于肾功能不全等方面的实验。

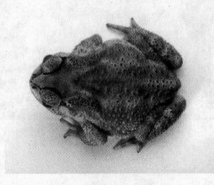

图 3-1　蟾蜍

（二）小白鼠

小鼠属于哺乳纲，啮齿目，鼠科（图3-2）。品种最多，实验常用的昆明种小鼠皮毛呈白色，眼睛

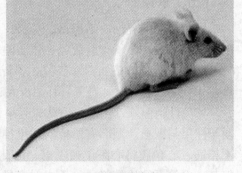

图 3-2　小白鼠

呈红色，是小鼠的白化（albino）品种。其繁殖周期短（一年产 6～10 胎）、产仔多（每胎产仔 8～15 个）、生长快，饲料消耗少，价格低廉、温顺易捉，操作方便，又能复制出多种疾病模型，是医学实验中用途最广泛和最常用的动物。广泛应用于药理、毒理、缺氧、肿瘤等研究。

（三）大白鼠

大白鼠属鼠科（图 3-3）。性情不像小白鼠温顺，受惊时表现凶恶，易咬人。雄性大白鼠间常发生殴斗和咬伤。具有小白鼠的许多优点，故在医学实验中的用量仅次于小白鼠。常用品名为 Sparague-Dawley（SD）大白鼠和 Wistar 大白鼠。广泛用于循环系统实验、胃肠分泌、胃排空、水肿、炎症、休克、心功能不全、黄疸、肾功能不全等实验。

（四）豚鼠

豚鼠又名天竺鼠、荷兰猪（图 3-4）。原产于欧洲中部，属于哺乳纲，啮齿目，豚鼠科。性情温顺，胆小，不咬人也不抓人。豚鼠可分为短毛、长毛和刚毛 3 种。短毛种豚鼠的毛色光亮而紧贴身，生长迅速，抵抗力强。其余两种对疾病非常敏感。豚鼠对组胺敏感，并易致敏，常用于抗过敏药如平喘药和抗组胺药的实验。又因它对结核杆菌敏感，故也可用于抗结核病药物的治疗研究。豚鼠也常用做离体心脏实验、钾离子代谢障碍、酸碱平衡紊乱等研究。其血清可为免疫学实验提供补体。

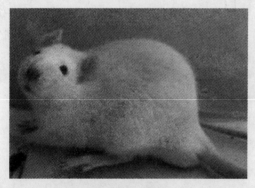

图 3-3 大白鼠

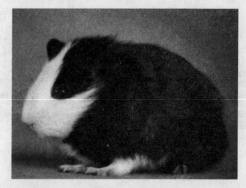

图 3-4 豚鼠

（五）家兔

家兔属于哺乳纲，啮齿目，兔科，为草食哺乳动物（图 3-5）。家兔品种很多，在实验室中常用以下几种。①青紫蓝兔：体质健壮，适应性强，易于饲养，生长较快。②中国本地兔（白家兔）：抵抗力不如青紫蓝兔。③新西兰白兔：是近年来引进的大型优良品种，成熟兔体重在 4～5.5kg。④大耳白兔：耳朵长大，血管清晰，皮肤白色，但抵抗力较差。

家兔性情温顺、怯懦、惊疑、胆小，喜安静、清洁、干燥的环境。家兔耳朵上血管清晰，便于注射与取血。颈部有单独的减压神经分支。胸部的中央纵隔将胸腔一分为二，左右两侧不相通，心包膜将心脏单独隔出，因此做心脏手术时，可以避免气胸，不必人工辅助呼吸。但其心血管系统比较脆弱，手术时容易发生反射性衰竭，故手术要求轻巧。家兔的消化系统与人比，差异较大，缺乏咳嗽和呕吐反射，故不宜于这类问题的研究。

家兔是实验生理科学最常用的动物。可用于血压、呼吸、体温、尿量等指标测定。用于钾代谢障碍、酸碱平衡紊乱、水肿、炎症、缺氧、发热、弥散性血管内凝血（DIC）、休克及心功能不全等试验。

（六）猫

猫属哺乳纲、食肉目、猫科（图3-6）。猫的大脑、小脑比较发达，对去大脑实验和其他外科手术耐受力较强，其循环系统发达，血压比较稳定，较大鼠、家兔等小动物更易接近于人体，且与人基本一致。呼吸道黏膜对气体或蒸气反应很敏感，对呕吐反应灵敏；对吗啡类药物的反应与一般动物相反，犬、兔、大鼠等主要表现为中枢抑制，而猫则表现为中枢兴奋。主要用于神经科学、生理学、毒理学的研究，还可造多种疾病模型，供相关疾病的研究。

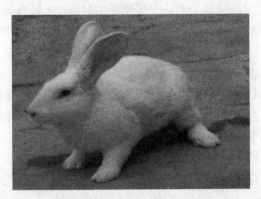

图3-5　家兔

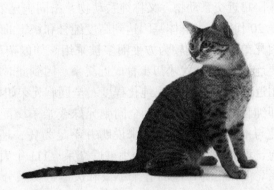

图3-6　猫

（七）狗

狗属哺乳纲、食肉目、犬科动物（图3-7）。具有喜近人，嗅、视、听觉极佳的特点。其消化系统、循环系统、神经系统均发达，且与人类极为相似，故可用于这些系统的实验研究。在机能实验中用于部分脊髓传导试验、条件反射、大脑皮质功能定位和制作胃瘘、肠瘘、消化腺瘘等动物模型以进行药物试验，也可用于酸碱平衡紊乱、失血性休克、DIC等疾病模型的复制。在实验外科学、基础医学研究、行为学、药理、毒理学研究及某些疾病研究方面也广泛应用。

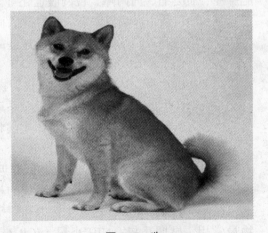

图3-7　狗

（长沙医学院　王　利）

第二节　实验动物的品系与特点

由于遗传变异和自然选择的作用，即使是同一种属的动物也有着不同品系的差别，经过杂交，不同个体之间在基因型上千差万别，表现型上也参差不齐。这种离散倾向有利于动物群体对外部环境变化的生存适应，但却不利于医学实验和科研的进行。不同实验室用同种动物进行同一类型实验，有时结果却不同，这往往是由于所用动物品系不同所致，因此实验动物品系不同就难以保证实验结果的科学性。20 世纪 20 年代开始培育近交系动物，根据遗传学特性和微生物感染情况，实验动物可分为多种不同品系。

（一）按遗传学特征分类

1. 近交系动物　又称纯系动物，指同胞兄弟姐妹或亲子（子女与年青的父母）之间连续交配 20 代以上，群体基因达到高度纯合和稳定的动物群。人们曾经习惯用"纯种"称呼近交系。因兄弟姐妹交配较为方便而多被采用。如以杂种亲本作为基代开始采用上述近交方式，至少要连续繁殖 20 代才初步育成近交系。因到此时基本接近纯化，品系内个体间差异很小。一般用近交系数（F）代表纯化程度，全同胞兄弟姐妹近交一代可使异质基因（杂合度）减少 19%，即纯化程度增加 19%。全同胞兄妹或亲子交配前 20 代纯合度的理论值可达 $F=98.6\%$。然而纯与不纯仅从近交系数来说明并不足为凭，还要用许多检测遗传纯度的方法加以鉴定。目前，世界上至少有 250 个小鼠近交系、111 个大鼠近交系、20 个家兔近交系和 14 个豚鼠近交系。使用最为广泛的五个小鼠和大鼠近交系分别是 C57BL 小鼠、C3H 小鼠、BALB/c 小鼠、DBA/2 小鼠、CBA 小鼠、F344 大鼠和 LeW 大鼠、BN 大鼠、SHR 大鼠、DA 大鼠。

2. 突变品系动物　在育种过程中，由于单个基因的突变或人工基因导入或通过多次回交"留种"，而建立一个同类突变品系。此类个体中具有同样遗传缺陷或病态。如侏儒、无毛、肥胖症、肌萎缩、白内障、视网膜退化等。现已培育成的自然具有某些疾病的突变品系有贫血鼠、肿瘤鼠、白血病鼠、糖尿病鼠、高血压鼠和裸鼠（无胸腺无毛），等等。近年来，已经成功培育出转基因和基因缺失动物。这些品系的动物大量应用于相应疾病的防治研究，具有重大的价值。

3. 杂交群动物　又称系统杂交一代动物，也称杂交一代动物，简称 F1 动物。系指由两个近交系杂交产生的子一代，它既有近交系动物的特点，又获得了杂交优势。杂交一代具有旺盛的生命力、繁殖率高、生长快、体质健壮、抗病力强、实验结果重复率高等优点。它与近交系动物有同样的实验效果。

4. 封闭群动物　又称远交群动物或非近交系动物。指在同一血缘品系内，不以近交方式，而进行随机交配繁衍，经 5 年以上育成的相对维持同一血缘关系的种群。这类动物在遗传学上存在一定的个体差异。因其生活力和繁殖力都比近交系强，而且价格便宜，因此封闭群动物最常用。昆明小鼠、NIH 小鼠、ICR 小鼠、LACA 小鼠、Wistar 大鼠、SD 大鼠、Dunkin Harley 豚鼠、新西兰白兔、青紫蓝兔和大耳白兔等都属封闭群动物。

5. 非纯系动物　即随意交配繁殖的杂种动物。杂种动物具有旺盛的生命力，适应性强、繁殖力高、生长快，易于饲养管理。但其个体差异大、反应性不规则、实验结果的重复性差。杂种动物比较经济，在教学实验中常用。

（二）按生物学特征分类

1. 无菌动物　无菌动物是指体表、体内（包括皮肤、皮毛和消化系统、呼吸系统、泌尿系统、血液系统、循环系统、脑内等）任何部位都检测不出微生物、寄生虫的实验动物。

这种动物系在无菌条件下剖宫产取出，又在无菌的、恒温、恒湿的条件下饲养，食品饮料等全部无菌。

2. 指定菌（已知菌）动物　指定菌动物是人工将一种或几种菌给予无菌动物，使之带有已知的这种细菌。

3. 无特殊病原体动物（specific pathogen free animal，SPF）　这种动物带有已知的非病原微生物。

以上3种动物在屏障系统内饲养，并且其体内携带的其他生命体是已知的，统称为悉生动物，又称知菌动物。因其繁殖饲养条件复杂，价格昂贵，故不适用于教学。但对某些生物医学研究具有极为重要的意义。

4. 带菌动物　即在一般自然环境中饲养的普通动物，其体表体内带有多种微生物，甚至带有病原微生物。因价格低廉，常用于教学实验。

目前，按我国的实际情况，将实验动物分为四级：一级为普通动物，二级为清洁动物，三级为无特定病原体动物，四级为无菌动物。

（长沙医学院　王　利）

第三节　实验动物的选择

由于各种动物具有不同的特点，用途各异，因此，须根据实验动物的特点及实验内容来选择符合要求的动物，以便进行相应的功能代谢的观察，或复制合适的疾病动物模型供进一步研究。如何选择合适的实验动物进行实验或复制疾病模型直接关系到实验的成败。

（一）种属的选择

不同种属动物的生理学特性不同，对于同一致病刺激物和病因的反应也不同。因此，在选用实验动物时，尽可能选择其结构、功能和代谢特点接近于人类的动物。例如动物对致敏物质的反应程度的强弱大致为：豚鼠＞家兔＞狗＞小白鼠＞猫＞青蛙。故过敏反应或变态反应的研究宜选用豚鼠。因家兔体温变化灵敏，故常用于发热、热源检定、解热药和过热的实验。狗、大白鼠、家兔常用于高血压、休克的研究。肿瘤研究则大量采用小白鼠和大白鼠。

（二）动物品系的选择

同一种动物的不同品系，对同一致病刺激物的反应不同。例如，津白Ⅱ号小鼠容易致癌，而津白Ⅰ号小鼠就不易致癌。

（三）实验动物的个体选择

同一品系的实验动物，对同一致病刺激物的反应存在着个体差异。

造成个体差异的原因与性别、年龄、生理状态和健康情况等有关。

1.性别 实验证明，不同性别对同一致病刺激物的反应也不同。例如，给大鼠麻醉剂时（戊巴比妥钠），雌性动物比雄性动物更为敏感。心脏再灌注综合征实验与氨基半乳糖实验性肝细胞性黄疸实验，雄性大白鼠比雌性大白鼠更稳定。

因此，在实验研究中，即使对性别无特殊要求时，在各组中仍宜选用雌雄各半。如已证明无性别影响时，亦可雌雄不拘。若已证明性别有影响，最好选用同一性别动物。雌雄性别间有不同征象，通常根据征象区分性别（表3-1）。

表3-1 哺乳类动物性别判定的征象

	雄性	雌性
体征	体大；躯干前部较发达	体小；躯干后部发达
性征	有明显的阴囊，生殖孔有性生殖器管突起	有明显的乳头，生殖孔无性器官突起
其他	肛门和外生殖器间距较大，小鼠的肛门与外生殖器之间长毛	肛门和外生殖器官间距较小，小鼠的肛门与外生殖器之间有一无毛小沟

蛙类的性别辨认方法：动物被捉住下肢提起时，雄性蛙类前肢作环抱状，雌性蛙类前肢呈伸直状；被夹住背部皮肤提起时，鸣叫者为雄性，不能鸣叫者为雌性。

2.年龄 年幼动物一般较成年动物敏感。应根据实验目的选用适龄动物。动物年龄可按体重大小来估计，成年动物体重见表3-2。急性实验选用成年动物。慢性实验最好选用年轻一些的动物。减少同一批实验动物的年龄差别，可以增加实验结果的正确性。

3.生理状态 动物的特殊生理状态，如妊娠、哺乳期肌体的反应性有很大变化。在个体选择时，应该予以考虑。

4.健康情况 实验证明，动物处于衰弱、饥饿、寒冷、炎热、疾病等情况下，实验结果很不稳定。健康情况不佳的动物，不能用作实验。

哺乳类动物健康情况通常从外部表征判定（表3-2）。

表3-2 健康哺乳类动物的外部表征

观察项目	健康表征
一般状态	发育良好，眼睛有神，爱活动，反应灵活，食欲良好，血管充盈
头部	姿势端正，眼结膜不充血，瞳孔清晰。眼、鼻、耳部均无分泌物流出。呼吸均匀，无啰音，无鼻翼扇动，不打喷嚏
毛发	毛发浓密有光泽，清洁柔软，紧贴身体，无脱毛，无蓬乱现象
皮肤	完整，无创伤、脓肿或其他病变
腹部	不膨大，肛门区清洁无稀便，无分泌物
外生殖器	无损伤，无结痂，无分泌物
爪趾	无溃疡，无结痂

第四节　常用实验动物生理、生化指标正常参考值

常用实验动物年龄与体重的关系，生理、生化指标正常参考值归纳为表3-3。

表 3-3　常用实验动物生理、生化指标正常参考值

指标	单位	兔	小鼠	大鼠	豚鼠	蛙
体重（成年）	kg	1.5～3	20～25（g）	180～250（g）	0.5～1.5	30（g）
体温（直肠）	℃	38.5～39.5	37.0～39.0	38.5～39.5	37.5～39.5	（变温动物）
心率	次/分	150～240	520～780	286～500	144～300	30～60
血压	mmHg	80～130	100～110	100～130	70～80	20～60
呼吸频率	次/分	38～60	84～230	66～114	69～104	
通气量	ml/min	1070	24	73	160	
总血量	占体重%	5.4	7	7	5.8	4.2～4.9
血红蛋白	g/L	80～150	100～190	120～175	130	72～105
红细胞	$\times 10^{12}$/L	4.5～7.0	7.7～12.5	7.2～9.6	5	0.38～0.64
白细胞	$\times 10^{9}$/L	6.0～13.0	4.0～12.0	5.0～25.0	8～10	2.41～39.1
血小板	$\times 10^{10}$/L	12.6～30	15.7～26	10～30	5.4～10	0.85～3.9
血清总蛋白	g/L	60～83	52～57	69～79	50～56	34.6～79
血清白蛋白	g/L	41～50	16～17	26～35	28～39	—
血清 K^+	mmol/L	2.7～5.1	7.5～7.7	3.8～5.4	6.5～8.7	
血清 Na^+	mmol/L	155～165	145～161	126～155	158	
血清 Cl^-	mmol/L	92～112	109～118	94～110	94～110	
血清 Ca^{2+}	mmol/L	5.6～8.0		31～52		—
尿量（24h）	L	0.18～0.44	—	—	0.05	
尿相对密度		1.010～1.015	—	—	1.030～1.033	1.0015

所谓正常参考值在不同书籍（包括教科书）中的数据并不完全一致，因此这些数据仅供参考。

（长沙医学院　王　利）

第四章　机能实验学的基本操作技术

第一节　实验动物捕捉、固定和编号方法

一、家兔

家兔属温驯动物，容易捕捉。其捉拿方法为：用一只手抓住其颈背近后颈处皮肤，轻轻将家兔提起，再用另一手托住其臀部，将其重心承托在掌上。切忌抓家兔时抓其耳朵或某一肢体。在捉拿时要谨防被家兔爪子抓伤（图4-1）。

将兔作仰卧位时，用一只手抓住颈部皮肤将兔翻转，另一手顺腹部抚摸至膝关节，再行固定。在机能学实验中，一般用兔台或兔盒固定家兔。

1. 兔台固定　在需要观察血压、呼吸和进行颈、胸、腹部手术时，应将家兔仰卧位固定在兔台上。方法是先取四根纤维绳，打四个蝴蝶结，将蝴蝶结扣在家兔四肢上，后肢系在踝关节以上，前肢系在腕关节以上，然后将兔仰卧位放在兔台上。先固定后肢，再将固定前肢纤维绳从背部交叉穿过，并且从对侧腋窝穿出以压住对侧前肢，此即家兔背位交叉固定法。最后用牙线扣住家兔门牙并固定在立柱上（图4-2）。

2. 兔盒固定　若只作头部操作，如耳缘静脉注射或取血，可将兔放在兔盒内，使头部伸出兔盒前壁凹形口，关上兔盒顶盖即可。

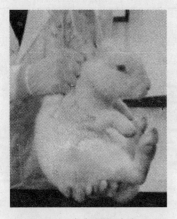

图4-1　家兔的捉拿方法

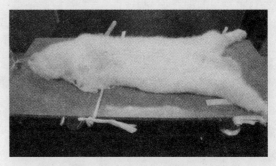

图4-2　家兔的固定方法

二、大白鼠

大白鼠性情猛烈，牙齿锋利，捕捉时要提防被其咬伤。从鼠笼捉拿时，可用海绵钳夹住其颈背皮毛或戴厚手套（不能夹其尾），捉住其尾巴，拿出置于实验台上，以左手握住其整个躯干进行操作。在数层厚布的保护下，左手将大白鼠按住，中指放在左前肢后，拇指置于右前肢后，将头部和上肢固定在手中，再用手掌和其余手指的力量将鼠身握住、右手进行操作（图 4-3）。若需做手术，则在麻醉后绑在固定板上。

三、小白鼠

小白鼠个头较小，性情较大白鼠温和，但也要提防被其咬伤。其捉拿方法为：取小白鼠一只，用右手轻提鼠尾，将其放置在鼠笼盖或其他粗糙台面上，小白鼠便会向前爬行，前肢抓住粗糙面。此时可将鼠尾向后轻拉，并且迅速用左手拇指、示指抓住其颈背部皮肤和两只耳朵，以防小鼠头部左右摆动咬伤操作者，然后将小白鼠躯干翻转置于左手大鱼际处，最后用环指及小指夹住其尾巴即可（图 4-4）。做某些实验，如小白鼠脊髓半横断时，也可先将小白鼠麻醉后，用蛙钉固定于蛙板上。

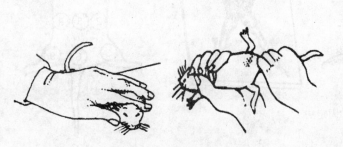

图 4-3　大白鼠的捉拿法

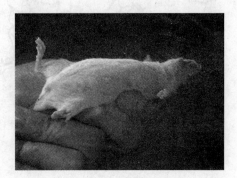

图 4-4　小白鼠的捉拿法

四、豚鼠

豚鼠性温和，捕捉方法和大白鼠类似。

五、狗

抓取时需用特制长柄狗头钳夹住其颈部，套上犬链，然后根据实验要求进行固定，方法有：

1. 绑狗嘴法　先将绳子由下而上绕过狗嘴，在嘴上部打一活结，再绕到嘴下部打结，最后绕到颈后打结固定，以避免绳子脱掉。

2. 固定法　急性实验时，将麻醉狗固定在手术台上，四肢绑上绳带。前肢的两条绳带在狗背后交叉，然后将对侧前肢压在绳带下面，再将绳带拉紧缚在手术台边缘的楔子上。两下肢绳带随下肢平行方向拉紧，缚于手术台边缘的楔子上。头部用狗头夹或绳带扎其上颌骨固定之。

六、蛙类

捉拿蛙方法如下：用左手将其握住，以中指和环指夹住其两条前腿，示指压头，拇指压背，用右手进行相关实验操作。需要特别强调的是，在捉拿蟾蜍时，需用布包住蟾蜍或戴手套捉拿，切勿触碰其两耳侧的毒腺，以防毒液射入眼中。做蛙类实验时，一般需用金属探针破坏其脑和脊髓，用蛙钉将其固定于蛙板上（图4-5）。

实验动物的编号：对狗、兔等大动物可用特制的铝质号码固定其项或耳上。小鼠等小动物可用3%～5%的黄色苦味酸溶液涂于毛上标号。可将小鼠背部分前肢、腰部、后肢的左、中、右部共9个区域，先左后右、从前往后依次编为1～9号（图4-6）。此外20%的硝酸银溶液呈咖啡色（涂上后需在日光下暴露10min），煤焦油乙醇溶液呈黑色，也可用于动物皮毛的染色。

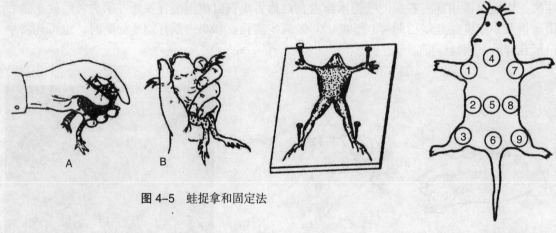

图4-5 蛙捉拿和固定法

图4-6 动物编号法

（长沙医学院 杨纲）

第二节 实验动物的给药途径和方法

动物给药的途径与方法可根据实验目的、动物种类和药物的剂型而定，常用的方法简介如下。

一、经口给药法

包括口服法、喂服法与灌胃法。在机能学实验中以自动口服给药和强制灌胃给药更常用，适用于小白鼠、大鼠、家兔和狗等动物。口服法是将药物放入饲料或溶入饮用水中让动物自行摄取，其缺点是剂量难以正确掌握。为保证剂量准确，最好应用灌胃法。动物灌胃前一般应禁食 4~8h。

（一）小鼠灌胃法

按前述捉拿法用左手抓住动物，使腹部朝上，右手持灌胃器（由 1~2ml 注射器连接磨钝的注射针头构成），先从鼠口角处插入口腔，以灌胃针管压其上腭，使口腔和食管成一直线后，再把针管沿上腭徐徐插入食管，在稍有抵抗感处（此位置相当于食管通过膈肌的部位），即可注入药液。如注射顺利，动物安静，呼吸无异常；如动物强烈挣扎不安，可能针头未进入胃内，必须拔出重插，以免误注入气管造成窒息死亡。一次投药量一般为 0.5ml 左右（图 4-7）。

（二）大鼠灌胃法

大白鼠灌胃法与小白鼠相似，但采用安装在 5~10ml 注射器上的金属灌胃器（长 6~8cm，直径 1.2cm，尖端为球状的金属灌胃管），有时灌胃需两人配合。

（三）家兔灌胃法

家兔灌胃需用导尿管配以一个木制的张口器。灌胃时需两人合作。一人坐好，将兔的躯体和下肢夹在两腿之间，左手紧握双耳，固定头部，右手抓住前肢。另一人将张口器横放于兔口中，并将兔舌压在张口器之下，再使导尿管通过张口器的小孔慢慢沿上腭插入食管 16~20cm。为避免误入气管，可将胃管的外端放于清水杯中，若有气泡从胃管口逸出，提示误入气管，应拔出再插，如无气泡逸出，表明导管在胃内，即可注入药液，然后再注入少量清水，将胃管内的药液冲入胃内，灌胃完毕后，先拔出导尿管，再取下张口器。灌胃量一般不超过 20ml（图 4-8）。

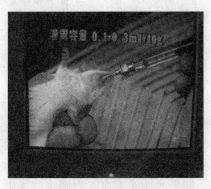

图 4-7 小白鼠灌胃

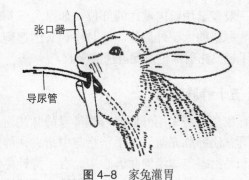

图 4-8 家兔灌胃

（四）狗灌胃法

与兔类似，先将张口器放在狗上下门牙之间固定，将胃管自张口器中央小孔插入食管约 20cm。同样将胃管的另一端插入水中排除误插后即可注药，最后注入少量清水将胃管中残余药液注入胃内。

（五）猫

1. 口服给药 适用于固体剂型的药物，将猫固定，扒开上下颚的齿列，启开猫嘴，用镊子夹住药物，放在舌根部，马上封合上下颚，即可咽下药物。无苦味可溶水的药物，可溶入水中，也可混入饲料中，任其自行摄入。

2.灌胃给药 将导管从猫鼻腔或口腔插入食管内给药。

二、注射给药法

（一）皮下注射

常用的注射部位有颈、背、腋下、侧腹或臀部等，常用部位是背部。注射时用左手提起皮肤，右手将针刺入皮下。若针头易于左右摆动，表明已刺入皮下即可注药。注意在拔针时应轻压进针部位，避免药液外漏。

（二）皮内注射

是指将药液注入皮肤的表皮和真皮之间。在注射部位剪毛、消毒，然后用左手拇指和示指将皮肤按紧，在两指中间用细针头刺入皮内注药，如注射正确，则注射处可出现一白色小皮丘。

（三）腹腔注射

用左手捕捉固定动物，右手将注射针头自左或右侧（避开膀胱）下腹部刺入皮下后，再穿过腹肌，缓缓注入药液，切勿刺入肝脏及肠腔（图4-9）。

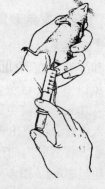

图4-9 小鼠腹腔注射

（四）肌内注射

一般多选用肌肉发达的部位，如家兔或狗的臀部、股部，大鼠、小鼠、豚鼠的大腿外侧缘。注时将针头迅速刺入肌肉，回抽若无回血，即可进行注射。注药后用手轻柔注射部位以促进药液吸收。

（五）静脉注射

1.家兔 可采用外侧或内侧耳缘静脉注射。注射时应先拔去注射部位的被毛，用手指轻弹兔耳，使静脉充盈，左手示指与中指夹住静脉的近心端，组织静脉回流而使血管充盈，用拇指和环指固定耳缘静脉远心端，右手持针尽量从远端刺入，进入血管后，左手示指与中指放松，移动左手拇指固定针头，缓缓将药液注入。如果成功注入血管内则推注无阻力，并可见血液被药液冲走。如注射皮下或静脉穿破，则感到推注阻力大，并可见耳壳肿胀，应重新注射。注射完毕，压住针眼，然后将针头抽出，并继续用手指或加棉球按压片刻，以防出血。兔耳血管分布及耳缘静脉注射如图4-10所示。

2.小鼠和大鼠 一般采用尾静脉注射，大鼠尾部角鳞较多，注射需先刮去，尾静脉有3根，两侧及背侧各1根（图4-11），左右两侧尾静脉较易固定，应优先选择。注射时先将动物固定在鼠筒或玻璃罩内，使鼠尾露出，在45～50℃热水中浸泡半分钟，或用二甲苯涂擦，使血管扩张，以左手示指压住鼠尾，拇指和中指（或环指）夹住尾巴末端，右手持注射器连4号细针头，从尾下1/4处进针（图4-11），如针已确在静脉内，则进药无阻，否则局部发白隆起，应拔出针头再移向前方静脉部位重新穿刺。

3.狗 对狗静脉注射多选择前肢内侧头静脉或后肢小隐静脉。应先剪去注射部位的被毛，用手压迫静脉近心端，使血管充盈，针自远心端刺入血管，固定针头，待有回血后，徐徐注入药液。

4.蛙 将蛙仰卧位固定，沿腹中线稍左剪开腹肌翻转，可见腹静脉紧贴腹壁肌肉下行，将针刺入即可。

（六）淋巴囊注射

蛙类皮下有数个淋巴囊，是蛙的给药常用途径，注时应从口腔底部刺入肌层，再进入胸皮下淋巴囊注药，抽针后药液不易流出（图4-12）。

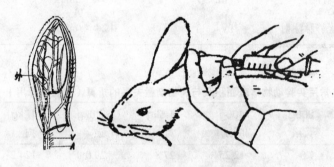

图4-10 家兔耳缘静脉注射

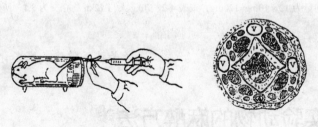

图4-11 小鼠尾静脉注射

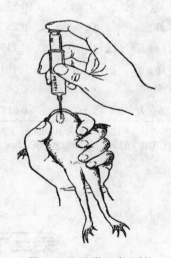

图4-12 蛙淋巴囊注射

三、给药剂量

同种药物不同给药途径的最大剂量不等同，人与动物之间用药剂量也存在很大差别。现将几种常用实验动物不同给药途径的最大剂量，实验动物与人之间的用药剂量换算归纳如下（表4-1、表4-2）。

表 4-1　几种实验动物常用给药途径和适宜给药剂量

动物	给药途径	缩 写	适宜给药剂量
小鼠	灌胃	i.g.	0.1～0.3ml/10g
	皮下注射	s.c./i.h.	0.05～0.2ml/10g
	肌内注射	i.m.	0.02～0.05ml/10g
	腹腔注射	i.p.	0.1～0.2ml/10g
	尾静脉注射	i.v.	0.1～0.2ml10g
大鼠	灌胃	i.g.	1.0～2.0ml/100g
	皮下注射	s.c./i.h.	0.5～1.0ml/100s
	肌内注射	i.m.	0.1～0.2ml/100g
	腹腔注射	i.p.	0.5～1.0ml/100g
家兔	灌胃	i.g.	5～20ml/kg
	皮下注射	s.c./i.h.	0.5～1.0ml/kg
	肌内注射	i.m.	0.5～1.0ml/kg
	腹腔注射	i.p.	1～5ml/kg
	耳缘静脉注射	i.v.	0.2～2.0ml/kg

表 4-2　常用实验动物体表面积及与药物剂量关系的折算（剂量换算用）

	20g 小鼠	200g 大鼠	400g 豚鼠	1.5kg 兔	2.0kg 猫	12kg 狗	70kg 人
20g 小白鼠	1.0	7.0	12.25	27.8	29.0	124.2	387.9
200g 大白鼠	0.14	1.0	1.74	3.9	4.2	17.8	56.0
400g 豚鼠	0.08	0.57	1.0	2.25	2.4	10.2	31.5
1.5kg 兔	0.04	0.25	0.44	1.0	1.08	4.5	14.2
2.0kg 猫	0.03	0.23	0.41	0.92	1.0	4.1	13.0
4.0kg 猴	0.016	0.11	0.19	0.42	0.45	1.9	6.1
12kg 狗	0.008	0.06	0.10	0.22	0.24	1.0	3.1
70kg 人	0.0026	0.018	0.031	0.07	0.076	0.32	1.0

换算方法：例如狗剂量为 10mg/kg，12kg 的狗总剂量为 12×10mg=120mg，查表 4-2，70kg 人与 12kg 狗相交为 3.1，所以人（70kg）的剂量 =120mg×3.1=372mg。

（长沙医学院　罗怀青）

第三节　实验动物的麻醉方法

在进行动物实验时为了减少痛苦，避免动物挣扎，使得实验操作顺利进行，需要对动物进行麻醉。麻醉药的种类繁多，作用原理不尽相同，应根据实验动物对象和实验要求来选择。

一、局部麻醉

局部麻醉用于表层手术，如颈部和股部手术。常用 2% 普鲁卡因溶液沿手术切口部位作浸润麻醉。注射时，循切口方向把针头全部插入皮下（不可插入肌肉），先回抽一下针筒芯，无血液回流时方可注入，以免将麻醉剂误注入血管。推注麻醉药时要边注射边将针头向外拉出。第二针可从前一针所浸润的末端开始，直至切口部位完全浸润为止。

二、全身麻醉

全身麻醉根据麻醉剂的类型可分为吸入麻醉和注射麻醉两类。

（一）吸入麻醉

常用的有乙醚，多用于大白鼠、小白鼠和豚鼠。将动物放在干燥器或倒扣的烧杯内，内置浸有乙醚的棉球或纱布团。待动物倒下后，即已麻醉。乙醚作用时间短，为维持麻醉可将浸有乙醚的棉球装入小瓶内，置于动物的口、鼻处以维持吸入乙醚。

注意：乙醚为易燃品，而且容易挥发于空气中，实验时要严禁明火。

（二）注射麻醉

常采用静脉注射或腹腔注射给药。静脉注射麻醉作用发生快，但容易发生麻醉过深，故注射前1/3量的速度可稍快，后2/3的速度一定要慢，并且边注射边观察动物的表现。腹腔注射操作简单，但作用生效慢，而且麻醉深度不易控制。注射麻醉剂有一定的浓度和剂量控制。不同麻醉药物，不同动物的常用给药剂量见表4-3。

表4-3　常用注射麻醉剂的用法和用量

药物	动物	给药途径	剂量（mg/kg）	常用浓度（g/L）	持续时间（h）
戊巴比妥钠	狗、兔、猫	i.v.	30	3.0	2～4
	大、小鼠	i.p.	40～50	3.0	2～4
	豚鼠	i.p.	40～50	2.0	2～4
硫喷妥钠	狗、猫	i.v.、i.p.	20～30	2.5～5.0	0.25～0.5
	兔、大鼠	i.v.、i.p.	30～50	2.5～5.0	0.25～0.5
乌拉坦	兔、猫	i.v.、i.p.	750～1000	20.0	2～4
	大、小鼠	i.p.	800～1000	20.0	2～4
	豚鼠	i.p.	1500	20.0	2～4
	蛙	i.l.	2000	20.0	2～4
氯醛糖	狗、兔	i.v.、i.p.	80～100	2.0	3～5
	大鼠、豚鼠	i.p.	50	2.0	3～5

i.v.：静脉注射。i.p.：腹腔注射。i.l.：淋巴囊注射。
注：以上几种麻醉剂的麻醉特点：
戊巴比妥钠：麻醉力强，易抑制呼吸。
硫喷妥钠：抑制呼吸较重，连续用药易蓄积。
乌拉坦：较安全，浅麻醉持久。
氯醛糖：用前需加热溶解，安全度大，浅麻醉持久。

三、麻醉效果

动物呼吸平稳深慢、四肢松弛无力、角膜反射消失、瞳孔缩小到原来的1/4、夹捏反射消失，即在呼吸与心跳存在时痛觉消失，表明麻醉适当。

四、麻醉时的注意事项

由于不同麻醉剂作用的时间长短不一，毒性大小差别很大，而且不同动物个体对麻醉剂的敏感性和耐受性不同，因此在麻醉过程中除了严格遵守用药一般原则（浓度、速度和剂量）外，还要密切注意动物的实时表现，以决定麻醉剂的实际用量。如果动物呼吸突然变深、变慢，角膜反射的灵敏度明显下降或消失，四肢肌肉和腹壁肌肉松弛，针头刺激或皮肤夹捏无明显疼痛反应，应立即停止给药。如果全身麻醉过深导致呼吸停止，应立即进行人工呼吸。可用手有节奏地压迫和放松胸廓，或推压腹腔脏器使膈肌上下移动，以保证肺通气。也可行气管切开并插入气管套管，连接人工呼吸机。同时，还可以注射苏醒剂，如咖啡因（1mg/kg）、尼可刹米（2～5mg/kg）或山梗菜碱（0.3～1mg/kg）。心搏停止时进行胸外按压，注射温热生理氯化钠溶液和肾上腺素。如果全身麻醉过浅导致动物苏醒，可临时补充麻醉剂，但每次补充剂量不宜超过计算总量的1/5。

（长沙医学院　罗怀青）

第四节　实验动物的采血方法

一、小鼠和大鼠

（一）尾尖取血

这种方法适用于采取少量血样，如红细胞计数、白细胞计数、血小板计数、白细胞分类计数等。先将鼠身固定或麻醉，使鼠尾血管充血，室温低时可用灯照射片刻或将鼠尾浸在45℃左右的温水中，再用75％的乙醇棉球涂擦鼠尾，待干后剪去尾尖，血即自尾尖流出。让血自然滴入试管或用吸管吸取。采血结束后以消毒的干棉球压迫止血。用此法采血一般小鼠每次采血0.1ml（约2滴），大鼠每次可采0.3～0.5ml血。每只鼠可采10次以上。

（二）眼眶后静脉丛取血

用左手抓住鼠的颈背部，拇指及中指抓头颈部皮肤，示指按于眼睛后使眼球轻度突出，眼眶后静脉丛淤血。右手取一特制的玻璃吸管或结核菌素注射器的钝针头（5号半针头，针尖磨成45°斜口），做血象检查时可用血细胞吸管，沿着眼眶内侧后壁刺入。穿刺时吸管应由眼内角向喉头方向前进4～5mm，轻轻转运再缩回，血液自然进入管内。在得到需要的血量后，抽出吸管或注射针头。按此法每次可从小鼠采血0.2～0.3ml，从大鼠每次可采血0.5ml。

（三）心脏取血

左手抓住鼠背部及颈部皮肤，右手持注射器，在心尖搏动最明显处刺入心室抽出血液，也可从上腹部刺入，穿过横膈膜刺入心室取血。动作宜轻巧，否则取血后动物可能死亡。

（四）断头取血

如在实验结束时取血，可剪去鼠头或剪断一侧颈总动脉，收集自颈部流出的血液。注意防止动物毛等杂物流入容器引起溶血。此法一次可采小鼠血 0.8～1.2ml，可采大鼠血 5～10ml。

（五）眶动脉和眶静脉取血

先使动物眼球突出充血后，以弯头眼科镊迅速钳取眼球，并将鼠倒置，头向下，眼眶内很快流出血液，让血液滴入采血管，直至不流为止。此法由于取血过程中动物未死，心脏不断搏动，因此取血量比断头法多，一般可取鼠体重 4%～5% 的血液量，是一种较好的取血方法，但取血后动物死亡，所以只宜一次使用。

（六）大血管取血

大、小鼠还可从颈动、静脉，股动、静脉和腋下动、静脉取血，在这些部位取血均需麻醉后固定动物，然后做动、静脉分离手术，使其暴露清楚后，用注射器沿大血管平行刺入（或直接用剪刀剪断大血管），抽取所需血量。剪断动脉时，要防止血液喷溅。此种操作难度较大。

二、家兔

（一）兔耳缘静脉取血

局部去毛，用电灯照射加热或用乙醇溶液、二甲苯棉球涂擦，使静脉扩张，再以矿物油（液体石蜡）涂擦耳缘，防止流出的血液凝固。用粗针头将静脉刺破或刀切小口后让血自然滴入已放抗凝剂的试管中。

（二）心脏取血

将动物仰卧固定，在左胸第 3～5 肋间减去被毛，用碘酊、75% 乙醇消毒皮肤。以左手拇指在胸骨一侧，示指及中指在胸骨另一侧固定心脏，在心尖搏动最明显处将针与胸壁垂直刺入胸腔，当持针手感到心脏搏动时，再稍刺入即入心脏，针头刺入心脏时，血可自动涌入注射器。如不顺利，可将针头稍微轴向转动或调节刺入的深度，但不可左右摆动太大，以免损伤心肌造成胸内大出血。按此法采血，每次可自家兔采血 20～25ml。

（三）耳中央动脉取血

将兔置于兔固定箱内，用左手固定兔耳，右手取注射器，在中央动脉的末端，沿着动脉平行地向心脏方向刺入动脉，即可见动脉血进入针筒。取血完毕后注意止血。此法一次取血可达 15ml。由于兔耳动脉容易发生痉挛性收缩，因此抽血前，必须让兔耳充分充血，当动脉扩张、未发生痉挛性收缩前立即抽血，如果等待时间过长，动脉经常会发生较长时间的痉挛性收缩。一般用6号针取血，不要太细。针刺部位从中央动脉末端开始。不要在近耳根部取血，因为耳根部软组织厚，血管位置略深，易刺透血管造成皮下出血。

（四）颈外静脉、颈总动脉取血

常用于实验中需要多次采血或同时进行手术观察其他项目的动物。动物麻醉固定后，做颈部手术分离出颈外静脉或颈总动脉，进行颈外静脉、颈总动脉插管取血。为保证能够多次顺利取血，颈外静脉的插管最好插入 10~15cm，到达右心房口，每次取血完毕，用 0.1% 肝素生理氯化钠溶液或生理氯化钠溶液充满插管，下一次取血时把插管内的生理氯化钠溶液排净后再取血。也可直接用注射针头向颈外静脉的头侧或颈总动脉的近心端刺入取血。

（五）股静脉及股动脉取血

首先分离出股静脉或股动脉，再进行插管取血，方法同颈外静脉、颈总动脉取血。也可以不分离血管，直接刺入取血。

三、豚鼠

（一）耳缘静脉切割取血

用刀片割破耳缘静脉，用 1% 肝素或 20% 枸橼酸钠溶液涂抹切口边缘，血可流出，用吸管吸血液或直接装入盛器。此法可采血 0.5ml。取血完毕，压迫止血。

（二）心脏取血

同兔心脏取血。也可在麻醉动物后开胸直接取血。成年豚鼠每周采用应不超过 10ml。

（三）背中足静脉取血

一人固定豚鼠将其左或右膝关节伸直，另一人找出背中足静脉后用乙醇消毒，左手拉住豚鼠趾端，右手拿注射针头刺入静脉，拔针后立即取血，可用吸管或白细胞吸管吸血。采血后，用纱布或脱脂棉压迫止血。若需反复取血，两后肢宜交替使用。

四、狗

（一）后肢小隐静脉或前肢皮下头静脉取血

后肢外侧小隐静脉在后肢胫部下 1/3 的外侧浅表的皮下。前肢内侧皮下头静脉在前肢上方背侧的正前位。抽血时先绑住狗嘴，由助手固定（可用狗钳）住头颈部不让其挣扎，另一手紧抓静脉上端使静脉充盈，也可以用一段胶管在上端结扎，阻断静脉血液汇流使静脉充盈，取血者用剪刀剪去拟取血部位的被毛（需要防止感染时先用碘酊、乙醇溶液消毒局部皮肤）后，用带有 8 号或 9 号针头的注射器，在血管上约 45° 刺入皮下，顺着血管轻轻向上，同时稍微用力回抽针栓，如成功刺入血管，血液流入注射器，抽取所需的血量后拔出针头，以干棉球压迫止血。取血的进针部位应从远端开始，如果一次取血失败，可继续向近心端选择进针部位。

（二）颈外静脉或颈总动脉取血

常用于实验中需要多次采血或同时进行手术观察其他项目的动物。动物麻醉固定后，做颈部手术分离出颈外静脉或颈总动脉，进行颈外静脉、颈总动脉插管取血。为保证能够多次顺利取血，颈外静脉的插管最好插入 10～15cm，达到右心房口，每次取血完毕，用肝素生理氯化钠溶液或生理氯化钠溶液充满插管，下一次取血时把插管内生理氯化钠溶液排净后再取血。也可直接用注射器针头向颈外静脉的头侧或颈总动脉的近心端刺入取血。

（三）股动脉或股静脉取血

首先分离出股动脉或股静脉再进行股静脉或股动脉插管取血或直接取血，方法同颈外静脉，颈总动脉取血，也可以不手术分离血管，直接穿刺取血。

（四）心脏穿刺取血

狗麻醉后，固定于手术台上，前肢在背后交叉固定，暴露胸部，在左胸第 3～5 肋间剪去皮毛，触摸心跳位置，取心跳最明显处用带有 6 号或 7 号针头的注射器，垂直刺入心脏，当针头顺利进入心脏时，可感觉针头在随心脏搏动，血可自动涌入注射器，如不顺利，可将针头稍微轴向转动或掉界刺入的深度，但不可左右摆动太大，以免损伤心肌或造成胸内大出血。

不同种类的实验动物的最大安全取血量及最小致死取血量（表 4-4）。

表 4-4 实验动物的取血量

动物种类	最大安全取血量（ml）	最小致死取血量（ml）
小鼠	0.1	0.3
大鼠	1	2
豚鼠	5	10
家兔	10	40
狗	50	300

（长沙医学院 夏 妍）

第五节 实验动物的常用手术方法

一、切开、止血和包扎

（一）切开

根据实验的需要，先确定手术部位及切口大小，剪去手术野动物的毛发，必要时可先进行皮肤的消毒。切开时先用左手撑平皮肤，并使皮肤紧绷，右手正确持手术刀，刀刃与皮肤垂直，手指控制刀刃，手腕适当用力，要求一次切开皮肤全层，切口要整齐笔直。切开皮肤后，要按照解剖层次钝性分离组织（不用刀切），并注意止血。

（二）止血

止血是手术操作中重要的环节，常用的止血方法如下：

1. 术前预防性止血 术前根据需要使用一些能提高血细胞凝集的药物，如 10% 氯化钙溶液、10% 氯化钠溶液或在局部麻醉时，于局部麻醉药中配以肾上腺素，收缩局部血管，减少出血。

2. 术中止血 ①压迫性止血，术中如有少量出血，一般先用纱布按压出血部位片刻，即可止血；若仍然不能止血，则需用钳夹止血。②钳夹止血，用止血钳垂直夹住出血点或血管断端停留一段时间后，取下止血钳；如果还不能止血，则需用结扎止血。③结扎止血（压迫止血、钳夹止血无效或出血量较大则需要结扎止血），出血的部位先用纱布压迫吸干后，看准出血点位置，用止血钳准确夹住出血的血管和出血点，不能夹太多组织；确认夹好后，用丝线结扎止血。结扎时，将结扎线绕过钳夹点下方，再把钳尖稍翘起。打第一个结时，边扎紧边松开止血钳，再打第二个结，两人配合操作较好。

（三）包扎

包扎止血法是指用绷带、三角巾、止血带等物品，直接敷在伤口或结扎某一部位的处理措施。根据实验的需要，选择包扎方法：

1. 加压包扎止血法 适用于小动脉、静脉及毛细血管出血。用消毒纱布垫敷于伤口后，再用棉团、纱布卷等折成垫子，置于出血部位的敷料外面，然后用三角巾或绷带紧紧包扎，以达到止血目的。

2. 止血带止血法 材料选用有弹性的橡皮管、橡皮带。上肢结扎于上肢体上 1/3 处。下肢结扎于大腿的中部。结扎时应先将伤肢抬高，伤口处垫上敷料或毛巾等软织物，将止血带适当拉长，绕肢体两周，在外侧打结固定。

二、组织的分离

切口切开后常需要进行分离，以充分暴露深层组织，找到所需的血管和神经。分离的方法有两种：

（一）锐性分离法

使用刀、剪直接切割，主要用于皮肤、黏膜及较韧的组织，如腹白线。能看清没有血管的皮下组织、筋膜亦可采用此法。

（二）钝性分离法

使用止血钳、刀柄、手指等进行分离。肌肉、神经、血管的分离都采用此方法。

1. 肌肉组织的分离 在肌肉与其他组织之间或肌肉与肌肉之间，顺其纤维的走行方向进行钝性分离。肌肉内含有丰富的小血管，若需切断，应用止血钳夹住两边，结扎后再切断。

2. 神经和血管的分离 神经和血管是比较脆弱的组织，因此在剥离的过程中要细心、认真和有耐心，动作要轻柔。剥离较小的神经、血管，可用蚊式止血钳或玻璃分针沿血管神经的走行方向进行分离，分离前检查玻璃分针是否完好，避免损伤血管、神经，以免影响实验结果。必要时可用眼科剪分离周围的结缔组织。若分离较大的神经、血管时，可用蚊式止血钳将神经或血管周围的结缔组织稍微分离成一个小破口，然后用大小适宜的止血钳插入，沿神经、血管走行方向逐渐扩大，使神经或血管从周围组织中游离出来。要注意血管旁有无分支，游离段的长度视具体实验而定。

三、颈部手术

颈部手术主要有气管、颈外静脉、颈总动脉插管术，迷走神经、减压神经、膈神经的分离术等。

（一）气管插管术

气管插管主要用于实验中动物的辅助呼吸以及呼吸的描记等。将动物麻醉仰卧固定后（家兔可先固定，后于颈部以 1% 的普鲁卡因局部麻醉），剪去颈部正中的毛，左手撑平皮肤，右手持手术刀作颈部正中皮肤切口，上起甲状软骨，下达胸骨上缘，也可直接用手术剪沿正中线剪开。皮肤切开后用组织钳将两侧皮肤夹住，充分暴露视野，钝性分离皮下组织，确认没有血管可以用手术剪剪开，顺着肌纤维分开颈部正中的胸骨舌骨肌，即可看到气管。用止血钳将气管与下方的软组织分开，穿线备用。用手术刀或手术剪在甲状软骨下 2cm 左右的位置，在气管软骨上横切一小口，再向头端剪一小切口，呈一倒 "T" 形切口，向胸端插入口径合适的气管插管。用已备好的线迅速结扎好气管插管，以免从切口处渗出的血液流入气管，造成窒息。如切开气管后发现气管腔内有黏液，要用干棉球吸干净后再插入气管插管。结扎好气管插管后，将结扎线在气管插管的侧管上打结固定，以免脱落。

（二）颈总动脉插管术

颈总动脉插管主要用于测量动脉血压或放血。颈总动脉位于气管两侧较深的位置。同气管插管的方法切开颈部正中皮肤，切口长度依实验项目需要而定。用组织钳将皮肤及组织夹开，左手抓住组织钳，示指从下面托起，使颈部气管旁组织外翻，在气管两侧用止血钳分开斜行的胸锁乳突肌，可见到血管神经鞘（内有颈总动脉、迷走神经、交感神经和减压神经）。呈粉红色、有搏动感的为颈总动脉。小心分离鞘膜，将颈总动脉分离出来（图 4-13），长度 3～4cm，下面穿两根 4 号丝线备用。备好充满 0.3%～0.5% 肝素生理氯化钠溶液的动脉套管（可用玻璃动脉套管，也可用白塑料管拉制而成的）。于远心端结扎血管，近心端丝线下方用动脉夹夹住血管，用手指或眼科镊柄部托起颈总动脉，以锋利的眼科剪约 45° 在动脉上方向心方向剪一小斜口，向心脏方向插入备好的动脉套管，结扎固定好插管的头端，并将结扎线固定于动脉套管的小突起处或塑料管上。确认插管结扎固定好，连接好描记装置后再松开动脉夹。

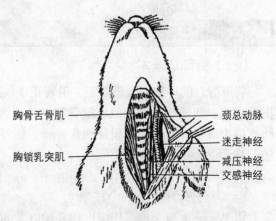

胸骨舌骨肌　　　　　　　　颈总动脉

胸锁乳突肌　　　　　　　　迷走神经
　　　　　　　　　　　　　减压神经
　　　　　　　　　　　　　交感神经

图 4-13　家兔颈部血管神经解剖示意图

（三）颈外静脉插管术

颈外静脉插管主要用于输液、取血、给药和测量中心静脉压。颈外静脉位于颈部两侧皮下（位置浅），胸锁乳突肌外缘。正中切开颈部皮肤后，用左手示指、中两指将皮肤托起，在皮下小心向外侧分离即可找到呈暗红色，粗大壁薄的颈外静脉（图4-14）。用钝性分离将周围组织分开，分离出颈外静脉3~4cm，下穿两根丝线，远心端结扎，用镊子或手指托起静脉，用眼科剪向心方向剪一斜口，

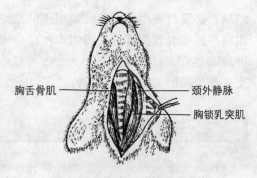

图4-14 家兔颈外静脉分离术

向心端插入备好的塑料管（采血管要事先充好0.3%~0.5%肝素生理氯化钠溶液，输血管要排净空气），如果观察中心静脉压则必须从右颈外静脉缓缓向内插入右心房口（兔5~6cm，狗10~15cm），连接中心静脉压观察装置，看见液面随着呼吸上下波动，则表示达到右心房口，用备好的丝线结扎固定。

（四）迷走神经、减压神经和膈神经的分离术

迷走神经的分离主要用于观察心血管活动的神经调节，减压神经、膈神经的分离目的在于观察神经放电。家兔迷走神经和减压神经位于颈部血管神经鞘内，以分离颈总动脉的方法找到血管神经鞘，小心分离鞘膜，可见有与颈总动脉伴行的最粗的一条神经，即迷走神经，以玻璃分针细心地分离出迷走神经，穿线备用，以备观察记录。家兔的血管神经鞘除了迷走神经、交感神经外，还有减压神经，减压神经是3根神经中最细的一条，位于迷走神经和交感神经之间，常与交感神经伴行，但位置常有变异。减压神经的分离方法和迷走神经分离方法一样，减压神经如果成功分离，再连上引导电极及记录装置后，可观察到先大后小的三角形群集放电波形，从监听器还可以听到开火车一样的声音。膈神经由第4、5颈神经腹支汇合而成，在颈部下1/5处与臂丛交叉进入胸腔，它不在颈部血管神经鞘内。在颈椎旁的肌肉上可见一细的垂直下行的膈神经，用玻璃分针在臂丛上方细心地分离出2cm左右，下穿两根用生理氯化钠溶液湿润的线，经引导电极可记录观察到放电波形，从监听器还可听到与呼吸运动节律相同的声音。

四、胸部手术

（一）胸部切开术

将麻醉后的动物仰卧位固定，沿着正中线从胸骨切迹到剑突与脐之间的中点，切开皮肤、皮下组织、浅筋膜、胸大肌、胸骨起点处的胸大肌筋膜及腹白线。切口下端要暴露腹膜外脂肪。沿中线切开胸大肌筋膜及胸骨骨膜，锯开或剪开胸骨，可以用骨蜡塞紧骨髓腔以封闭粗糙的胸骨边缘并防止出血。

（二）冠状动脉结扎术

以 Wistar 大鼠为例。用戊巴比妥钠以 45mg/kg 进行腹腔麻醉，静脉注入 2mg 肝素后开胸取出心脏，以 6.86kPa（70cmH_2O）压力在恒温恒压灌流装置上灌流。用 3×6 号医用缝针和

00 号医用缝线在冠状动脉前降支起始部（相当于左心耳处）穿越冠状动脉深处做一持续扎缝，打结拉紧该线即可以阻断冠状动脉。结扎后要解除结扎再灌流。在该缝线与待扎组织间隙填一直径约 1.5mm 的塑料丝，解除结扎时先拔出该塑料丝，再剪断结扎线。

五、腹部手术

（一）兔胆总管插管

沿剑突下正中切开长约 10cm 的切口，打开腹腔沿胃幽门端找到十二指肠，在十二指肠背面可见一黄绿色较粗的肌性管道，即胆总管。在十二指肠处小心分离胆总管（避免出血），在其下方穿两根线，先在胆总管至十二指肠入口处结扎，再在其上方剪一斜切口，朝胆囊方向插入细塑料管，立即可见绿色胆汁流入插管，然后结扎固定。

（二）兔十二指肠插管术

沿剑突下正中切开长约 10cm 的切口，打开腹腔沿胃幽门端找到十二指肠，用小圆合针做荷包缝合，从荷包中央剪一小口，将细塑料管插入十二指肠腔内约 5cm，收缩荷包缝合并打结，然后再用缝线在塑料管上打一结固定，以防滑脱，将肠管回纳于腹腔中，留塑料管一端于腹外，用三角缝合针全层缝合腹壁。

（三）兔输尿管插管术

输尿管插管主要用于观察尿液量和质的变化。将兔麻醉仰卧固定于手术台上，剪去中下腹部毛，由耻骨联合上缘向上行正中皮肤切口 4～5cm，再沿腹白线剪开腹壁和腹膜，找到膀胱，将膀胱外翻，在膀胱底部两侧找到灰白色条索状、质硬的输尿管，分开周围软组织，在左右两侧输尿管下各穿两根丝线，分别将近膀胱端结扎，使输尿管内尿液充盈。用眼科剪向肾方向在左侧结扎处稍上方剪一"V"形小斜切口，插入充满生理氯化钠溶液的塑料管，可见尿液从塑料管内流出，结扎固定好插管。右侧同样插管固定。最后将左右两根细塑料管合二为一套入一根稍粗的塑料导管，并使尿液从导管滴出至记滴器上。

（四）兔内脏大神经分离术

将兔麻醉仰卧固定于手术台上，剪去腹部毛，作腹部正中切口长约 10cm，将腹腔内脏器官用温热生理氯化钠溶液纱布保护并轻轻推向右下方，暴露左侧肾。在肾右上方近中线处找到肾上腺，其上方可见内脏大神经自膈肌从左向右下斜行入肾上腺，并分支入腹腔神经节。仔细分离其主干，连同少量周围组织一起用保护电极钩住以备刺激用。然后将腹腔脏器复位，施加电刺激，观察血压曲线的变化。

六、股部手术

在股三角区，由外至内分别为股神经、股动脉、股静脉。

（一）股动脉插管术

股动脉插管主要用于放血和测量动脉血压。将动物麻醉仰卧固定于手术台上，剪去腹股沟部位的毛，用手指触摸到股动脉搏动最明显处，沿着其走向做皮肤切口（注意：此处动脉、静脉位置较表浅），分离浅筋膜，暴露出股三角区。在此三角区内，由外至内分别为股神经、股动脉、股静脉（图4-15）。用止血钳或玻璃分针小心分离出长3～4cm的股动脉（有搏动感），并在其下方穿两根丝线，于远心端结扎动脉，在近心端用动脉夹夹住，向心方向剪一斜口，插入充满0.3%～0.5%肝素生理氯化钠溶液的插管，结扎固定好插管。

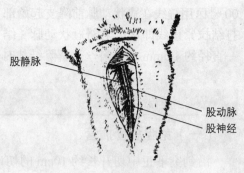

股静脉

股动脉
股神经

图4-15　股三角区血管神经

（二）股静脉插管术

股静脉插管方法同股动脉，只是静脉血流方向和压力与动脉不同，在插管时不必用动脉夹夹住近心端。

股静脉插管主要用于供输血、输液、采血、注射药物等，输液时要注意排空输液管内空气，多次采血时应注意管内抗凝，可用0.1%肝素生理氯化钠溶液充满插管。

（长沙医学院　罗官莉）

第六节　实验动物的处死方法

动物实验结束后，如不需继续观察需将动物处死。动物为人类医学研究做出了贡献，我们要怀仁爱之心尽量减少动物死亡过程的痛苦。正确的处死动物方法以处死时间短、挣扎少以及脏器细胞改变少为原则。处死的方法根据动物的种类、大小、实验目的来决定。

一、暴力致死法

1. 打击法　适用于小鼠、大鼠、豚鼠、家兔等动物。方法：①手提起鼠尾，用力摔打，使头碰地可立即死亡；②用手或木锤敲打头部，使大脑中枢受破坏致动物死亡；豚鼠、家兔等可用此法。

2. 颈椎脱臼法　常用于大鼠、小鼠的处死，左手拇指和示指用力按压鼠头，右手抓住鼠尾向后上方拉，左右摆动鼠尾，使其颈椎脱臼而死亡。

3. 断头法　适用于大鼠、小鼠、豚鼠以及蛙类，左手拇指和示指夹住鼠肩部，用粗剪等在动物的颈部将头剪断，动物断头出血而死。蛙也可用断头法处死，将蛙抓住，直接用粗剪剪去蛙头部即可。

4. 破坏脑和脊髓法　常用于青蛙和蟾蜍。左手抓住蛙，用中指和环指夹住两条前肢，拇指压背，示指压头，在鼓膜连线与头正中线的交叉处找到枕骨大孔（或用金属探针来回在头部正中线滑动如有凹陷即为枕骨大孔），右手持金属探针，垂直刺入枕骨大孔，将探针尖端转向头端刺入颅腔左右捣动以捣毁脑组织，再将探针退至皮下并转向尾端刺入椎管，来回捣动破坏脊髓。如动物四肢肌肉完全松弛即可判断脑和脊髓破坏成功。在蟾蜍操作过程中要提防两耳毒腺的分泌物溅入眼内，如不慎溅入应用立即用清水冲洗干净。

二、大量放血法

大、小动物均可使用此方法。如家兔颈总动脉放血造成大出血休克而死。鼠可摘除其眼球，从眼眶动脉大量放血致死。如不立即死亡，可摘除另一眼球。豚鼠或家兔还可用粗大注射器针头刺入心脏，抽取大量血液而死亡。

三、空气栓塞法

一般适用于较大的动物。可从静脉注入一定量的空气，空气随着血流循环到全身形成栓塞而导致动物死亡。一般兔可从耳缘静脉注入 40 ~ 50ml 空气，动物即可死亡。

四、化学药物致死法

此法适用于各种动物，静脉注入一定量的氯化钾、过量麻药等可使动物很快死亡。氯化钾使心肌失去收缩能力，动物心搏骤停而死。兔注入 10% 氯化钾 5 ~ 10ml，即可死亡。

（长沙医学院 杨 纲）

第七节 两栖类动物组织标本的制备

一、蛙坐骨神经-腓肠肌标本的制备

1. 捣毁蛙中枢神经系统 左手按本章第一节"蟾蜍的捉拿方法"捉拿好蛙，右手持金属探针找到蛙的枕骨大孔，蛙枕骨大孔位于蛙两侧鼓膜连线的中点（图 4-16），也可以用金属探针由头部前端沿正中线由前向后触划，当触到有一凹陷的地方即为枕骨大孔所在部位，找到枕骨大孔后，将金属探针由此垂直刺入枕骨大孔，再将探针针头折向前方插入颅腔，左右搅动，捣毁脑组织，然后将探针退回至刺入点的皮下，针尖倒向后方，插入脊椎管捣毁脊髓，待四肢肌肉松弛，呼吸消失，此时表示蛙的脑和脊髓完全破坏，否则应按以上方法再行捣毁。

2. 剪断躯干上部 左手抓住脊柱尾端，让头部自然下垂，找到骶髂关节，在骶髂关节水平以上 1cm 处用粗剪剪断脊柱，将头、前肢和内脏一并去掉，保留后肢、腰背部脊柱及其发出的坐骨神经干（图 4-17）。

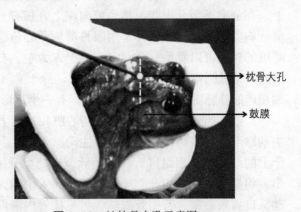

枕骨大孔

鼓膜

图 4-16 蛙枕骨大孔示意图

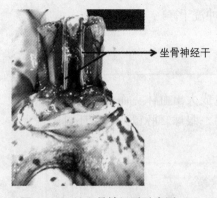

图 4-17　蛙坐骨神经干示意图

（坐骨神经干）

3. 剥皮并分开两后肢　将余下部分剥去皮肤，用林格液清洗干净，将其一分为二。

4. 分离坐骨神经干大腿部分及腓肠肌　取一侧大腿腹面向上用蛙钉固定在蛙板上，用玻璃分针沿着坐骨神经沟找出坐骨神经的大腿部分，小心分离，一直游离至腘窝，分离大腿部肌肉，在膝关节周围剪断肌腱，去掉大腿全部肌肉，用粗剪将股骨刮干净。用玻璃分针将腓肠肌游离至跟腱，穿线结扎，在结扎线下端剪断肌腱，手提结扎线，提起腓肠肌，继续游离至膝关节，在膝关节以下减去小腿其余部分，并从中间剪断股骨，用粗剪剪下一小段与神经相连的脊柱，1～2 个脊柱骨，用镊子夹住该段脊柱，轻轻提起神经，逐一减去分支。用浸过林格液的锌铜弓触及坐骨神经，如腓肠肌收缩，表示标本性能良好，将标本放入林格液中备用。

二、蛙坐骨神经干标本的制备

1. 捣毁蛙中枢神经系统　见"蛙坐骨神经 - 腓肠肌标本的制备"。
2. 剪断躯干上部　见"蛙坐骨神经 - 腓肠肌标本的制备"。
3. 剥皮并分开两后肢　见"蛙坐骨神经 - 腓肠肌标本的制备"。
4. 分离蛙坐骨神经干的大腿部分和小腿部分。

取一侧大腿腹面向上用蛙钉固定在蛙板上，用玻璃分针沿着坐骨神经沟找出坐骨神经的大腿部分，一直游离至腘窝，在腓肠肌两侧肌沟内找到胫神经和腓神经，分别进行分离直至踝关节，在腓神经和腓神经下分别穿线结扎，将坐骨神经干的中枢端也穿线结扎，然后剪断，去掉细小分支，将分离好的坐骨神经干放入盛有林格液的培养皿备用。

三、离体蛙心标本的制备

1. 捣毁蛙中枢神经系统　见"蛙坐骨神经 - 腓肠肌标本的制备"。
2. 暴露心脏并观察蛙心结构　捣毁蛙的中枢神经系统后，将蛙仰卧位用蛙钉固定在蛙板上，在剑突下剪开皮肤，然后剪向左上方和右上方，剪出一倒三角形的窗口，按同样的方法剪开胸壁肌肉和两侧锁骨，用眼科剪剪开心包膜，完全暴露心脏。观察蛙心的解剖结构，从心脏的腹面可以看见一个心室，其上方为左、右心房，房室之间为房室沟，心室右上方有一凸起为动脉圆锥，由其发出左、右主动脉干（图 4-18 A）。将蛙心翻向头端，可见与两心房下端相连的静脉窦，心房和静脉窦之间有一半月形白色条纹为窦房沟（图 4-18 B）。

3. 蛙心插管　用玻璃分针将与心脏相连的大血管游离，在左主动脉干下穿一根丝线，右主动脉干下方穿两根丝线，将左主动脉干结扎，右主动脉干远心端结扎，左手提起右主动脉干上的结扎线，用眼科剪在近动脉圆锥处剪开一个约血管直径 1/3 的斜形切口，任其血液流出，将盛有林格液的蛙心插管从切口插入动脉，在心室收缩时，沿着心室后壁方向向下经主动脉口插入心室，若插管成功，可见插管内液面随心脏搏动而上下移动。插管成功后，轻轻提起备用线，将主动脉连同插入的插管结扎，再将丝线固定在插管的小玻璃钩上，以防滑脱，

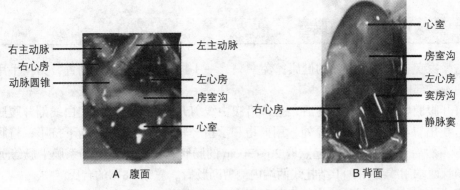

图 4-18　蛙心外形结构示意图

轻轻提起蛙心插管和心脏，将血管结扎线远心侧剪断血管及相连的组织，注意保留静脉窦，不要将其损伤，将整个蛙心离体，用吸管吸净管内液体，加入新鲜林格液，保持插管内液面高度 1～2cm。

（长沙医学院　董　俊）

第八节　哺乳类动物组织标本的制备

一、离体气管标本的制备

1. 击晕动物　用锤子猛击豚鼠或家兔头枕部使其昏迷。
2. 分离气管　待动物昏迷后，立即沿正中线剪开皮肤及皮下组织，暴露气管并分离周围组织，将气管游离。
3. 完成离体气管标本的制备　自甲状软骨下剪下全部气管，放入盛有 D-Hanks 液的培养皿中，将气管剪成 2～3cm 长的节段，在一段气管中穿入两根小弯钩，立即将其放入含 95% 的 O_2 和 5% 的 CO_2 混合气体的恒温浴槽中。

二、离体肺标本的制备

1. 麻醉并处死大鼠　用棉球浸少许乙醚连同大鼠一同放入一钟形玻璃罩内，将大鼠麻醉，再行股动脉放血致死。
2. 打开胸腔　自胸骨下端向上剪开胸部皮肤，用止血钳提起胸骨下端，于剑突下剪开横膈造成肺萎缩。用粗剪自横膈切口向上将胸骨剪开直至颈部，暴露气管、心脏和肺。
3. 游离肺　用止血钳钝性分离气管，在喉结下方用止血钳夹闭气管，用眼科剪在气管上剪一倒 "T" 形切口，插入气管插管，用棉线结扎固定，在止血钳上方剪断气管，提起气管插管，沿气管向肺的方向依次分离周围组织，游离肺，放入盛有生理氯化钠溶液的烧杯中备用。

三、离体小肠标本的制备

1.击晕家兔　取禁食24h的健康家兔一只，一手提其后肢将家兔倒置，另一手用木槌猛击家兔的头枕部使其昏迷。

2.打开腹腔取肠　家兔昏迷后，立即沿腹中线剪开腹部皮肤，沿腹白线剖开腹腔。以胃为标志，找出胃与十二指肠交界处，用拇指和示指轻轻自胃的幽门端向下挤压，将肠内容物推向下方，然后自十二指肠为起点取20~30cm的肠管，并将该处的肠系膜沿肠缘剪去，再将拟取肠管两端用线结扎，于结扎线两端内侧剪断肠管，置于38℃的台氏液中。

3.完成小肠标本的制备　将取出的肠段剪成2~3cm长的小段，轻轻漂洗，两端各系一根线，保存于38℃左右的台氏液中备用。

四、离体回肠标本的制备

1.击晕豚鼠　取禁食24h的健康豚鼠一只，一手提其后肢将其倒置，另一手用木槌猛击豚鼠的头枕部使其昏迷。

2.打开腹腔取肠　待豚鼠昏迷后，立即沿腹中线剪开腹部皮肤，沿腹白线剖开腹腔。找到回盲部，在距盲肠约2cm处剪断回肠，取一段8~9cm的肠管，放入盛有38℃的台氏液的培养皿中，洗净肠内容物，并去掉附着的系膜和脂肪。

3.完成回肠标本的制备　将取出的肠段剪成1~.5cm长的小段，两端各系一根线，保存于38℃左右的台氏液中备用。

五、离体子宫标本的制备

1.麻醉并处死动物　选取雌性未孕小鼠一只，在实验前24~28h行肌内注射0.1%苯甲酸雌二醇0.7ml，然后行颈椎脱臼处死。

2.游离子宫　将小鼠仰卧位固定于蛙板上，沿正中线剪开腹部皮肤并打开腹腔，找到子宫并将子宫与周围组织游离，将游离子宫放入盛有乐氏液的培养皿中。

3.完成离体子宫的制备　将两侧子宫角用小勾悬挂在含95%的O_2和5%的CO_2混合气体的恒温浴槽中。

（长沙医学院　董　俊）

第九节　动物实验常用观测指标及其测量技术

观察指标是构成机能实验的要素之一，是机能活动的度量指标。这些指标大致可以分为具有数量特性和几何特性两大类。

所谓数量特性的观测指标，是指那些功能活动的变化能体现于绝对的增减之中，表现在量的变化上，例如单位体积血浆中各种离子的含量、血液中氧的分压、每分钟心搏次数、血压，等等。而具有几何图像特性的观测指标，主要是指那些能够以电能的形式或通过一定的装置可转换为电能的形式表现出来的功能活动。一个典型的例子就是生物电现象。常可发现一个指标同时兼具两种特性的情形。

一、体重的测量

动物体重借助称量仪器测量，依据动物大小选用体重秤、婴儿秤或天平。大动物（如狗、家兔等）用千克（kg）做单位，小动物（如大白鼠、小白鼠等）用克（g）做单位。进行慢性实验时，大动物应每隔 7 ~ 10 日称量一次，实验期不长时或估计体重变化较快时应 2 ~ 3 日称量一次。小动物最好每天称量体重一次。

1. 家兔　可直接放在婴儿秤上称取体重。

2. 大白鼠与小白鼠　大白鼠用 500g 或 1000g 带游码的普通天平或电子天平称量，小白鼠用电子秤称量。称量前先调整天平零点，动物放在左盘，砝码放在右盘。先将砝码加入右盘与动物体重大致相等时，再调节天平上的游码，直至指针在零点。动物体重就等于所加砝码（包括游码）的克数。因大白鼠、小白鼠好动，称量过程中操作必须迅速。小白鼠称重时，先将烧杯放到电子秤上，按去皮键去掉烧杯的重量，再将小鼠放入烧杯内，此时电子秤上显示的即是小鼠的体重。

3. 犬　经训练后可直接放在磅秤上称重。未经驯服的犬，先将犬嘴绑好，由实验员把犬抱起站在磅秤上称重，记下读数，减去实验员体重，即为动物体重。

二、体温的测量

体温是温血动物基本体征之一。因此，测定动物体温在动物实验中很常用。测定动物体温可用数字体温计，也可用普通水银体温计。为了防止测定过程中动物挣扎，导致热敏探头或水银体温计损坏或动物肠壁挫伤，在测温前要先固定好动物。

测定体温时可先用少许凡士林涂于热敏探头或体温计头端，由肛门插入直肠，要达到一定深度。如用数字体温计可在 10s 内记录体温，如用水银体温计则需 3min 后再取出体温计，观察读数。

注意事项：

1. 如用水银体温计，使用前要确定水银柱甩至 35℃以下。

2. 每只动物要固定一个体温计。测小白鼠体温时最好用口表，因为口表尖端较细。

3. 每次测定的时间长度要求一致（如 3min）。每次测定的时间也要求大致相同。

4. 每次插入直肠的深度要求一致。如狗、家兔等插入 3 ~ 5cm，小动物（如大白鼠、小白鼠等）插入 1.5 ~ 2.0cm。测定前可先用油笔在体温计做好刻度标记或用胶圈（限制环）标明深度。

5. 每次测定完成后，要检查肛门及体温计探头有无血迹。注意避免损伤动物肠壁。此外要注意闭住肛门，对小动物更应如此。

6. 要注意环境温度对动物体温的影响，一般环境温度应控制在 18 ~ 28℃。

三、脉搏的检查

脉搏也是基本的生命体征之一。正常情况下脉搏与心率一致。通过检查脉搏，可判定心脏及血液循环状况，甚至可判断动物疾病的转归和预后。

检查家兔等较大动物的脉搏，简单方法是右手放到股部内侧，摸测股动脉的跳动次数。如果动物脉搏细弱，可直接在动物左侧胸部用手触及心跳最明显处，计数心跳次数。小动物如大白鼠、小白鼠等的脉搏检查，一般触摸心跳代替，也可用听诊器或专用测量仪器进行测量。

如动物已做好动脉插管，并用 RM6240 记录仪记录血压，则可直接在血压曲线上观测脉搏波（心率）。

四、动物血压的测定

血压是指血管内流动的血液对于单位面积血管壁的侧压力，也即压强。最常用的血压是动脉血压，因此通常所说的血压就是指动脉血压。影响血压的直接因素主要有心脏每搏输出量、心率、外周阻力、主动脉和大动脉的弹性贮存器、循环血量和血管系统容量的比例。

动脉血压测量记录的方法可分为直接测压法和间接测压法。

1. 直接测压法　直接测压法是将导管的一端插入动脉（常用颈总动脉，其次用股动脉），导管的另一端连接压力换能器，通过压力换能器将压强能的变化转变成电能的变化，并在 RM6240 记录仪中记录心动周期中各瞬间的血压数值，可看出收缩压和舒张压。

导管的另一端也可直接连接到水银检压计，直接读出血压值，但这种方法测定的灵敏度较差，一般只能测得平均血压，而不能测出收缩压和舒张压。

用仪器或水银检压计测定血压，均应先调整好零点再测量。与血管相通的管腔内要预先充盈 0.3% ~ 0.5% 的肝素生理氯化钠溶液。动脉插管时，慎防出血或滑脱。直接测压法多用于急性动物实验。

2. 间接测压法　间接测压法又称无创测压法。临床上测量人的血压通常使用此方法。但在各种动物（尤其是小动物）身上使用间接测压法比较困难。机能实验中主要应用于狗。间接测压法多用于慢性动物实验。

五、呼吸测定

动物呼吸的变化也是实验中最常用的指标之一。呼吸的测定内容包括呼吸频率、幅度及节律。常用的记录方法如下：

1. 气管插管记录法　将动物仰卧固定于实验台上，局麻或全麻下行气管插管，用棉线将插管固定，然后用橡皮管将气管插管与马利氏气鼓相连，再将马利氏气鼓的鼓膜运动（呼吸时气压变化）通过特制胶片牵拉张力换能器的弹性敏感梁（弹片），将机械能转变为电能，传入 RM6240 生理记录仪进行记录。

现在国内已开发出专用的呼吸换能器，可以减免马利氏气鼓，使用比较方便。

2. 剑突运动描记法　在剑突上或剑突部位的皮肤穿线，把线连接到张力换能器的弹性敏感梁上，余下步骤同气管插管记录法。在剑突上穿线前，最好将剑突与胸骨连接处剪断，使剑突游离，但要注意避免造成气胸。此种方法应用较少。

3. 目测法 呼吸运动会有胸廓、腹部的运动，有的还有鼻翼的运动。目测法测定呼吸的方法比较简单。先让动物保持相对安静状态（避免刺激），以肉眼观察并记录呼吸的频率。对大动物要求连续记录 1min 内的呼吸次数，对小动物要求连续记录 30s 内的呼吸次数，再换算成每分钟的呼吸次数。同时还应注意观察呼吸运动的幅度及节律。

六、中心静脉压的测定

中心静脉压（CVP）通常用水检压计测量记录。用充满肝素生理氯化钠溶液的塑料软管（即静脉导管）从右侧颈外静脉向心插入，到达上腔静脉近右心房入口处（锁骨下 1~2cm，插入长度 5~6cm，或遇到阻力后回抽 1~2cm），导管的外端用三通管与输液装置和水检压计相连，用来输液和测定 CVP。在测 CVP 前，通过三通管开关先使输液瓶生理氯化钠溶液灌注到检压计，使之充满。调节三通管开关阻断输液瓶通路，使检压计和静脉导管相通。此时，可见检压计液面既有随呼吸频率上下较大的波动，还有较小的随心跳频率一致的颤动（这是判断导管尖是否抵达所需位置的标志，否则应调整导管的位置）。待液面下降稳定后读取数值。

注意事项：

1. 水检压计上刻度标记"0"处应与被测动物心房水平高度保持一致。

2. 不测 CVP 时，应将三通管开关阻断检压计通道，使导管和输液瓶相通，缓缓输入生理氯化钠溶液（5~10 滴 / 分），以保持静脉通畅。

七、胸膜腔内压的测定

1. 水检压计法 胸膜腔压力（简称胸内压）可用"U"形管水检压计测定。先将水检压计与特制的胸内导管连接好。在被测动物右侧腋前线的第 4~5 肋骨之间，沿肋骨上缘行一长约 2cm 的皮肤切口。将胸内套管的箭头形尖端从肋间隙插入胸膜腔内，迅速旋转 90° 并向外牵引，使箭头形尖端后缘紧贴在胸廓内壁。再将套管的长方形固定片与肋骨方向垂直，旋紧螺丝，使胸膜腔保持密封而不致漏气。此时可见"U"形管水检压计的液面下降至插管前水平（0cm）以下，并随呼吸运动而上下波动，表明胸内压低于外界大气压（负值），待呼吸平稳后直接从水检压计刻度上读取数值，记录胸膜腔压力，以厘米（cm）水柱为单位。

也可用粗穿刺针头（如腰椎穿刺针）代替胸内套管，直接将针头在肋骨上缘顺肋骨方向斜插入胸膜腔，如见水检压计的液面下降并随呼吸运动而升降，即表示针头已成功插入胸膜腔内。用胶布固定针尾于胸壁上，以防止针头移位或滑出。此法简便易行，但针头容易堵塞，应多加注意。

2. 压力换能器法 将压力换能器和胸内套管的尾端连接，通过 RM6240 生理记录仪记录胸内压。

注意：使用压力换能器测定血压时换能器内需要充满石蜡，而用于测定胸内压时则不需要。其余操作与水检压计法相同。

（长沙医学院 夏 妍）

第五章 药物制剂与处方学

第一节 药物的一般知识

一、药物的来源

药物种类繁多，但就其来源可分为天然药物和人工合成药物。

（一）天然药物

是利用自然界中的植物、动物或矿物等经加工后供药用者。其中植物药的应用广泛，我国本草著作中都是以植物药为主。植物药中含有多种有效成分，例如生物碱，一般均具有较强的药理作用，味极苦，本身不溶于或难溶于水。大多数生物碱与酸生成盐后，易溶于水，例如盐酸麻黄碱、盐酸阿托品、硫酸吗啡等。此外，有效成分中还有苷类、挥发油、鞣酸、有机酸、酶类等。动物药是将动物的整体、脏器或其体内分泌物经加工后供药用者，如全蝎、蜈蚣、鱼肝油、胰酶片、尿激酶等。矿物药是直接利用矿物或将其加工后供药用者，如石膏、碘、石蜡、凡士林等。

在天然药物中还包括抗生素和生物制品。抗生素多是从真菌、放线菌、细菌等微生物的培养液中提取的，能抑制或杀灭其他病原微生物的化学物质。例如青霉素、链霉素等。有些抗生素已由人工合成或半合成，例如氯霉素、苯唑西林、氨苄西林等。生物制品是根据免疫学机制，利用微生物、微生物毒素或动物毒素、人或动物的血液及组织制成的制品，例如菌苗、疫苗、抗毒血清、人血免疫球蛋白等。

（二）人工合成药

有的完全是利用化学方法进行人工合成的药物，例如磺胺类药、甲氧苄啶等。有的是根据天然药物的化学结构进行人工仿造，例如麻黄碱、氢化可的松、苯唑西林等。人工合成药在临床上应用非常广泛。

二、药品的管理

（一）药品标准和药事法规

1.药品标准 《中华人民共和国药典》（简称《药典》）是指国家记载药品标准和规格的最高法典，由政府组织编纂并颁布施行，故具有法律约束力。它是国家管理药品生产、供应、使用和检验的依据。《药典》中收载的药物和制剂一般疗效确切，质量稳定而且不良反应小，并规定了各项质量标准、制备要求和检验方法等。凡《药典》收载的药物和制剂，其质量在出厂前一定要按《药典》规定的方法检验，不符合《药典》规定标准的不得用于临床。

我国最早的药物典故是唐显庆四年（公元 659 年）颁布的《新修本草》，它比国外所谓最早的《纽伦堡药典》还早 883 年。1930 年我国曾出版过一部《中华药典》。中华人民共和国成立后，1953 年出版了《中华人民共和国药典》，1957 年出版了增补本。随着医药事业的迅猛发展，先后又陆续出版了《中华人民共和国药典》1957 年版、1963 年版、1977 年版、1985 年版、1990 年版、1995 年版、2000 年版、2005 年版等，且从 1963 年版起《中华人民共和国药典》，每版分两部，一部收载中药材、中药成药制剂；一部收载化学药品、抗生素、生物制品和各种制剂。《药典》的出版、发行，对我国医药事业的科技现代化、药品标准化和人们用药安全等方面起到了巨大的作用。

2.**药事法规** 为了提高药品质量，保障人们用药安全有效，从而制定出与药品生产、管理、应用的有关政策、法令。例如《药政管理条例》《国家食品药品管理法》《医院药剂工作条例》《麻醉药品管理细则》《医疗用毒药、限制性剧毒药管理规定》等文件，以及地方行政管理的有关具体条文，统称为"药事法规"。其目的主要是为了加强药政管理，促进药品生产、提高药品质量，保障人们用药安全。医务人员应认真遵照执行。

（二）药品管理和贮存

1.**药品管理** 遵照《中华人民共和国药品管理法》的规定，毒性药品、麻醉药品、精神药品及放射性药品属特殊药品，运用法律手段按特殊药品监督管理，提高药品质量，严防假冒伪劣产品进入医药市场，以保证人们安全有效的使用药物。特殊药品的一般含义是：

（1）**毒性药品** 是指药理作用强烈、毒性极大、极量与致死量很接近，超过极量很可能导致中毒甚至死亡的药品。例如士的宁、地高辛、毒毛花苷 K 等。

（2）**剧药和限剧药品** 剧药是指药理作用很强、毒性大、极量与致死量比较接近。有可能损害人体健康，甚至引起中毒死亡的药品，如肾上腺素、尼可刹米、二甲弗林等。限剧药是指国家为了保证用药安全，对某些毒性较强的剧药，做出了特别的规定，要求严格管理和控制使用，例如苯巴比妥、阿托品等。

为了保证用药安全，对毒、剧药品均规定了每次或每日的极量。药品管理法规定对毒、剧药品每次处方剂量不得超过 2 日极量。

（3）**麻醉药品** 是指对中枢神经有麻醉作用，连续使用、滥用或者不合理使用，易产生身理依赖性和精神依赖性（成瘾）的药品。例如吗啡、可待因、哌替啶等。国家颁布的《麻醉药品管理细则》对其生产、供应和使用等均做了严格的规定。例如医疗单位要有专人负责、专柜加锁、专用账册、专用红色处方，主治医师以上才具有处方权。麻醉药品每张处方不得超过 2 日常用量，连续应用不得超过 7 日，并规定 1 次用药的极量和一日的极量。领药时退空瓶，交接班时需清点药品，各医院具体规定不尽相同，但都体现严格管理的精神。

（4）**精神药品** 是指直接作用于中枢神经系统，使之抑制或兴奋，连续应用能产生精神依赖性。例如甲喹酮、巴比妥类、苯二氮䓬类、咖啡因、哌甲酯等。遵照《精神药品暂时管理办法》的规定，对一类精神药品如甲喹酮、咖啡因、哌甲酯等，每次处方不超过 3 日常用量；对二类精神药品如地西泮、氯氮䓬、甲丙氨酯等，每次处方不超过 7 日常用量。

（5）**放射药品** 是指用于临床诊断和治疗疾病的含有放射性元素的一类特殊药品。各医疗单位必须持有《放射性药品使用许可证》方可使用。

2.药品的贮存 许多药品和制剂，常因贮存保管不当而发生变质，即可造成药品的浪费，又可影响药物的疗效，更严重的可因毒性增加而发生意外。因此，必须采用合理的贮存保管方法，现将各类药品的贮存保管方法简述如下：

（1）宜密闭贮存保管的药品 这类药品包括：①易吸湿而分解变质的药品，例如复方甘草片、干酵母、阿司匹林片、含碘喉片等；②易风化的药品，例如硫酸镁、硼砂等；③易挥发逸散的药品，例如乙醇、乙醚、漂白粉、碘片等；④易被氧化或吸收二氧化碳而变质的药物，例如维生素 C、硫酸亚铁、鱼肝油、氨茶碱等。

（2）避光贮存保管的药品 日光能促使多种药物变质，将不宜见光的药物，盛于棕色或深蓝色瓶中或用黑色纸包裹，置于避光处保存，例如肾上腺素、普萘洛尔、氢化可的松等。

（3）宜低温保存的药品 这类药品一般放置在 2～5℃ 的低温保存。①易受热变质的药物，包括胰岛素、肾上腺素、缩宫素、垂体后叶素及各种生物制品等。但菌苗类、抗毒素、类毒素等在 0℃ 以下时疗效降低或失效。②易燃易爆、易挥发的药物，如乙醚、亚硝酸异戊酯、过氧化氢溶液等。③易受热变形的药品，栓剂如消痔栓、克仑特罗栓、甘油栓等。

（4）易发霉或虫蛀的药品 在贮存各种动、植物药时，要注意防霉、防潮、防虫蛀。应贮存于凉爽、干燥的通风处，如果发生霉变或虫蛀时，必须立即加以处理，防止其蔓延。

3.药物制剂的批号、有效期和失效期 药物制剂的批号是按药厂各批药品的生产日期而编排的号码。我国药品的批号一般采用 6 位数字表示。前两位表示年份，中间两位表示月份，后两位表示生产日期或批次，例如某药品批号 150712，则该药为 2015 年 7 月 12 日生产或第 12 批。有效期是指在一定条件下能够贮存保管药品质量的期限。例如某药物的有效期为 2015 年 6 月，即表示该药物在 2015 年 6 月 30 日以前有效，7 月 1 日就失效。有的药物只表明有效期，一般可通过药物的批号推算出有效期限，例如某药的批号为 150812，规定有效期为 3 年，则表示该药可用至 2018 年 8 月底，这是根据相关文件规定有效期可延长到当月底。失效期是指药物在规定贮存保管的条件下其质量开始下降，达不到原质量要求的时间概念。例如某药物标明失效期为 2015 年 11 月，即表示该药只能用到 2015 年 10 月底，11 月 1 日即失效。对已过有效期的药物，不得使用。

三、药物的制剂

药物制剂是指根据医疗需要，将原料药物按《药典》或部颁标准、地方标准的要求经过适当加工，制成具有一定形态和规格便于临床使用和保存的制品称作制剂。制剂的形态、类型称为剂型，现将临床上常用的剂型和使用注意事项简介如下：

（一）固体制剂

1.片剂（tablets） 将药物与适宜的赋形剂经加工后压制成片状的制剂。可供内服，亦可外用或植入。片剂具有含量准确，使用方便，便于保存和运输，而且适宜于药厂大量生产，成本较低，故为目前临床应用最广的固体剂型，包括普通压制片、包衣片、含片等。凡具有不适的臭味，对胃肠黏膜有刺激性、易变质或潮湿的药物，压制成片剂后，可包糖衣或薄膜片，例如硫酸亚铁糖衣片等。易被胃酸破坏或需要在肠内释放的药物压制成片剂后，可包肠溶衣，例如阿司匹林肠溶片等。为延长某些药物的作用，减少某些药物的毒副作用，或使药物在单位时间内按一定比例释放或按一定数量释放，称为多层片、缓释片、控释片。将药物经过灭菌，埋藏于皮下起长效作用的，称为植入片，例如睾丸素植入片等。将药物吸附于一定大小的可溶性纸片上的，称为纸型片，例如口服避孕片等。

2. 胶囊剂（capsules）　将药物分装于胶囊中供内服的制剂。目前常用的胶囊可分为硬胶囊剂、软胶囊剂、肠溶胶囊剂。其特点是外形美观，便于吞服，且可掩盖药物的不良气味，生物利用度高。

3. 散剂（powder）　是将一种或多种药物均匀混合而制成的干燥粉末状制剂。可供内服或外用。散剂易于分散，疗效快而强，而且制法简单，携带方便，又可随意增减剂量，特别适用于小儿服用。由于散剂经粉碎后表面积大，故刺激强、气味不适、易吸湿或易变质的药物，不能做成散剂。散剂又称粉剂。一般将用于内服的称为散剂，外用的称为粉剂。散剂可用纸袋或薄膜塑料袋分剂量包装。宜置于阴凉干燥处保存。

4. 冲剂（granules）　又称颗粒剂，是将药物的细粉或药材的提取物加蔗糖等调和制成的干燥颗粒状内服制剂，例如板蓝根冲剂等。服用时加开水冲化即成汤剂，不必煎熬，服用方便。并具有味佳、易保存、携带简便等优点，为近年来应用较广的剂型之一。

5. 丸剂（pills）　又称丸药，为一种古老的剂型，通常将药物细粉（多为中草药80目以上），加适当黏合剂制成圆球形状供内服。黏合剂用水、米糊、蜂蜜制成，分别称为水丸、糊丸、蜜丸。如六神丸、杞菊地黄丸等。

（二）液体剂型

是指一种或多种药物溶解或分散在溶媒中制成的澄明、乳浊状、混悬状的液体剂型，可供内服或外用。液体剂型分散度大，易吸收，生效快，应用广。但其化学性质稳定性差，携带和运输不方便。现选择几种常用的液体剂型简介如下：

1. 溶液剂（solution 或 liquid）　是指非挥发性药物的澄明水溶液。可供内服或外用。内服溶液剂多装在有刻度的瓶中，瓶签上写明服药的格数和次数。例如10%氯化钾溶液、10%水合氯醛溶液、复方碘溶液等。外用溶液剂在瓶签上注明"切勿内服"字样或用"外瓶签"。例如复方硼砂溶液、过氧化氢溶液、汞溴红溶液、甲紫溶液等。

2. 糖浆剂（syrup）　是指含有药物或芳香物质的高浓度的蔗糖水溶液，可供内服。例如磷酸可待因糖浆、小儿止咳糖浆等。

3. 合剂（mixture）　是指两种或两种以上药物配制成澄明或混悬的水溶液制剂，可供内服。例如复方甘草合剂、颠茄合剂、胃蛋白酶合剂等含有不溶性药物的混悬合剂应在瓶签上注明"服前摇匀"字样，由于合剂多易发霉变质，故不宜制备过多。

4. 酊剂（tincture）　是指药物用不同浓度的乙醇浸出或溶解而成的澄明液体制剂，祖国医学中称为酒剂（用高浓度的白酒浸取）。例如颠茄酊、复方樟脑酊、碘酊及各种药酒等。

5. 气雾剂（aerosol）　是指药物与适宜的抛射剂（液化气体或压缩气体）装在具有特制阀门系统的耐压严封容器中制成的液体制剂，应用时，依靠抛射剂的压力将内容物呈细雾状喷出。例如用于支气管哮喘沙丁胺醇气雾剂等。

6. 洗剂（lotion）　是指专供外用的含多种成分的不溶性药物的混悬水制剂。具有止痒、消炎、收敛、保护作用。例如炉甘石洗剂等。

7. 滴眼剂（guttae）　是指药物经加工制成供眼用的澄明液或混悬液。具有杀菌消炎、收敛、缩瞳或扩瞳、局部麻醉等作用。滴眼剂亦属无菌制剂，内在质量要求很严格，一般在无菌环境下配制，必要时加入抗菌药，并按《药典》的规定进行检验。使用中严防微生物污染。常见的滴眼剂有氯霉素眼药水、醋酸可的松眼药水、硝酸毛果芸香碱滴眼剂等。

（三）半固体剂型

1. 浸膏（extract）和流浸膏（fluid extract.）　浸膏是药材浸出浓缩后的粉状或膏状固体剂型，1g 浸膏剂相当于 2～5g 原药材。如颠茄浸膏、当归浸膏等。1ml 流浸膏相当于原药材 1g。如益母流浸膏、甘草流浸膏等。

2. 软膏剂（ointment）　是指药物与适宜的基质（例如羊毛脂、凡士林、植物油等）混合均匀制成适当黏稠度的膏状制剂。主要用于体表，具有滋润、止痛、止痒、消炎杀菌、防冻防裂等。常用的制剂有氧化锌软膏、水杨酸软膏、盐酸氟轻松软膏、红霉素软膏等。

3. 眼膏剂（ocutentum）　眼膏剂是指一种极细腻的灭菌软膏，要求无刺激性，易涂布于眼部。眼膏的作用缓和而持久，应用广泛，常用的有抗生素类眼膏等。

4. 硬膏剂（emplastrum）　是指将药物与基质混合均匀后，涂布于布、牛皮纸或其他薄片上的硬质膏药，遇体温则软化而具有黏性，专供敷贴于皮肤上的外用制剂，多具有消肿、止痛、排毒、生肌等作用。用于风湿痹痛、跌打损伤等，例如伤湿止痛膏等。

5. 栓剂（suppository）　是指将药物基质混合均匀后，制成专供塞入人体腔道的外用制剂，其形状因使用腔道不同而异。在常温下具有适宜的硬度和韧性，塞入腔道后能溶化或软化，逐渐释出药物而呈现局部或全身作用，例如制霉菌素栓剂、消痔栓剂等。

6. 注射剂（injection）　是指药物经制成专供注入人体内的灭菌溶液、混悬液或乳浊液，以及供临床用药前配成溶液或混悬液的无菌粉末或浓缩液。因其要求无菌，又统称为"灭菌制剂"，常熔封于特制的玻璃瓶内，称为"安瓿剂"或"针剂"。溶量大的注射剂封装于特制的玻璃瓶或塑料瓶（袋）中作输注用，称为"大输液"。在溶液中不稳定的药品则以灭菌的干燥状态封装于安瓿中，通常称为粉针剂。注射剂通过静脉、肌内、皮下注入机体，剂量准确，疗效迅速，是一类应用极广的剂型。使用时应注意：①油溶液、混悬液、乳浊液不能作静脉注射；②溶液型注射剂药液要求澄明、无异物、无热源、无沉淀、无溶血及凝血现象。③灭菌粉剂宜临用前配制溶解，溶液不宜久存。④静脉注射，尤其是静脉滴注药物，可能发生输液反应，一旦发生，应立即停止注射，并及时用抗过敏药物异丙嗪等治疗。⑤两种或两种以上药物混合注射时，必须严格审查有无配伍禁忌，以确保用药安全有效。

7. 新型剂型　近年来生物药学随着药动学的发展，为临床提供了许多新型剂型。

（1）缓释剂型　是指利用无药理活性的基质或包衣以保持药物在单位时间内按一定比例释出，达到比较稳定而持久的疗效。

（2）控释剂型　是指控制药物在单位时间内按一定数量释出药物。例如毛果芸香碱置于结膜内每周一次，硝酸甘油贴皮剂每日贴一次，子宫内膜避孕剂每年放置一次，这样不仅保证了长期疗效，也方便了患者。

（长沙医学院　何月光）

第二节　药物剂量计算方法

一、药物的计量单位

我国医药用的度量衡单位，按《中华人民共和国药典》规定，采用按国际单位制（SI）修订了的法定计量单位。处方应用量衡单位较多。量用以测量体积，衡用以测取质量。

（一）法定量衡单位

1.容积（量）　常用的单位和符号如下，处方中以毫升（ml）为基本单位。

$1L = 1000ml$

$1ml = 10^{-3}L$

2.质量（衡）　处方中以克（g）为基本单位。

$1kg = 1000g$

$1g = 1000mg$

$1mg = 10^{-3}g$

$1\mu g = 10^{-6}g$

（二）非法定计量单位

少数药品采用国际单位（简称单位）计量，记作 IU 或 U。少数激素和一些抗生素便是通过生物测定法，求算其有效部分的质量而作为单位的。例如青霉素是以国际标准品青霉素 G 钠盐 0.6μg 为一个单位，钾盐 0.625μg 为一个单位，半合成青霉素 0.1μg 为一个单位。

二、药物的浓度与计算

药物的浓度是计算剂量的依据，掌握常用浓度表示方法及其换算，确保剂量的准确性是很重要的基本功。

（一）药物浓度的表示方法

1.百分浓度　以 100 份溶液中含有药物若干份表示浓度。根据不同的要求，百分浓度有以下几种表示法。

（1）质量比体积百分浓度　以 %（g/ml）表示。指 100ml 溶液中所含溶质的克数，药剂工作中使用最多。例如 5% 葡萄糖注射溶液。

（2）体积比体积百分浓度　以 %（ml/ml）表示。指 100ml 溶液中所含溶质的毫升数。例如 75% 乙醇溶液。

（3）质量比质量百分浓度　以 %（g/g）或（w/w）表示。指 100g 溶液中所含溶质克数，在药剂工作中应用较少，常见的多为化学试剂。药用的挥发性气体的溶液如浓氨溶液、甲醛溶液等也用这种浓度表示。例如 10% 氧化锌软膏。

2.比例浓度　指 1 份溶质的质量（或体积）和容量总体积份数的比，通常以比例式表示。

例如 1∶10、1∶100、1∶1000 等。多用来表示浓度较小的溶液，如 1∶2000 苯扎溴铵溶液。

（二）药物浓度的计算

1.浓度、体积和含量之间的计算　液体药剂往往标明浓度，可根据浓度（C）× 体积（V）=溶质（S）的含量之间的关系，求算其中一个未知数。即：

$$C \times V = S \qquad\text{（公式 5-1）}$$

【例 1】欲配制 0.9% 氯化钠溶液 1000ml，需称取注射用氯化钠多少克？

解：根据公式（1），已知 V = 1000ml，C = 0.9%，求算 S。

　　需称取注射用氯化钠的克数（S）= 1000×0.9% = 9

　　即称取注射用氯化钠 9g，加蒸馏水至 1000ml，搅拌均匀即得。

【例 2】尼可刹米注射液每支 1.5ml 中含尼可刹米 0.375g，其百分浓度是多少？

解：已知 V = 1.5ml，S = 0.375g，求 C。根据 $C \times V = S$，则 $C = \dfrac{S}{V}$　（公式 5-2）

　　即：尼可刹米的浓度（g/ml）= $\dfrac{0.375}{1.5} \times 100\% = 25\%$

2.溶液的稀释计算　　将浓溶液配成稀溶液时，可应用稀释公式：

　C（浓）× V（浓）= C（稀）× V（稀）　　　　　　　（公式 5-3）

式中，C 代表溶液、V 代表体积，即溶液经稀释后，其中溶质的量不变。

【例 3】欲配制 75%（ml/ml）乙醇 800ml，需量取 95% 乙醇多少毫升？如何配制？

解：根据公式（3）　C（浓）× V（浓）= C（稀）× V（稀），求 V（浓）。

$$V（浓）= \frac{C（稀）\times V（稀）}{C（浓）} = \frac{75\% \times 800}{95\%} = 631.6\text{ml}$$

即量取 95% 乙醇 631.6ml，加蒸馏水稀释成 800ml 即成。注意，乙醇加水时呈浑浊状，并伴有体积缩小，故应逐渐加水，待稍澄清时再加水至足量。

【例 4】将 5% 苯扎溴铵原液配成 0.1% 的 2000ml，怎样配制？

解：根据题意代入公式（3）得：

$$V（浓）= \frac{0.1\% \times 2000}{5\%} = 40（\text{ml}）$$

　　或：

　　5%×V（浓）=0.1%×2000

　　V（浓）= 40（ml）

用 5% 苯扎溴铵原液 40ml 加蒸馏水至 2000ml 即可。

3.百分浓度与比例浓度的换算

$$比例浓度 = 1 : \frac{1}{百分浓度（\%）} \qquad （公式 5-4）$$

【例5】5%颠茄酊的比例浓度是多少？

解：根据公式5-4得：

$$颠茄酊的比例浓度 = 1 : \frac{1}{5\%} = 1 : 20$$

【例6】1:5000高锰酸钾溶液的百分浓度是多少？

解：根据公式5-4得：

高锰酸钾溶液百分浓度：

$$1 : 5000 = 1 : \frac{1}{\%（g/ml）}$$

$$则 \quad \frac{1}{\%（g/ml）} = \frac{1}{5000} = 0.02\%$$

4.溶液浓度混合计算　临床上所用葡萄糖注射液浓度规格甚多，有时病房贮存药品品种不全时，需将不同浓度葡萄糖注射液混合，一般采用十字交叉法或简便公式计算：

（1）用浓溶液及稀溶液混合成定量所需溶液，可用下式计算：

$$需加入浓溶液量 = \frac{低浓度与所需浓度之差}{高浓度与低浓度之差} \times 所需溶液体积 \qquad （公式 5-5）$$

或用十字交叉法：用高浓度（A）、低浓度（B）及所需浓度（C）按下图画"×"型，求两斜线之差及两差之和，两个差数分别为低、高浓度溶液量，差数之和为总量。最后用比例关系求所需量中高低度溶液的量。

$$
\begin{array}{ccc}
A & & C-B \\
 & \diagdown C \diagup & \\
B & & A-C
\end{array} \quad 和
$$

【例7】抢救高钾血症患者需25%葡萄糖注射液400ml。现只有10%及50%葡萄糖注射液，如何混合？

解：根据题意代入公式5-5得：

$$所需50\%葡萄糖注射液 = \frac{25-10}{50-10} \times 400 = 150（ml）$$

$$所需10\%葡萄糖注射液 = 400-150 = 250（ml）$$

十字交叉法：
$$
\begin{array}{ccc}
50 & & 15 \\
 & 25 & \\
10 & & 25
\end{array} \quad 40
$$

所需 50%葡萄糖注射液量为 x，则 40：15 ＝ 400：x   x=150（ml）

所需 10%葡萄糖注射液量为   400 － 150 ＝ 250（ml）

或所需 10%葡萄糖注射液量为 y   则 40：25 ＝ 400：y   ＝ 250（ml）

②已知输液瓶中的稀溶液量，求加入多少浓溶液可得所需浓度。可用下列公式计算：

$$需加入浓溶液量＝\frac{低浓度与所需浓度之差}{高浓度与所需浓度之差}×已知稀溶液量$$（公式 5-6）

【例 8】 输液瓶中现有 10%葡萄糖注射液 300ml，需加入 50%葡萄糖注射液多少毫升方达到 25%的浓度？

解：根据题意代入公式 5-6 得：

$$需加 50\%葡萄糖注射液量＝\frac{25-10}{50-10}×300＝180（ml）$$

十字交叉法：

$$
\begin{matrix}
50 & & 15 \\
 & 25 & \\
10 & & 25
\end{matrix}
$$

已知 10%葡萄糖注射量为 300ml，则 50%葡萄糖注射液量 $=\dfrac{15×300}{25}＝180$（ml）

5.静脉滴注速度的计算

（1）已知输液总量和输液时间，计算每分钟滴数。这种情况多见于医嘱上要求规定时间内均匀输入一定量的液体，或医嘱只注明每小时应输入的液量，或输液中加入某种药物后，医嘱注明每分钟滴速时，均可用下式计算：

$$\frac{输入液体总量（ml）}{输液时间（ml）}×静脉滴注系数＊＝滴数/分钟$$（公式 5-7）

＊静脉滴注系数＝滴数/ml。此值视莫菲管的粗细及输液特点而定，一般 15～17 滴/毫升，全血 10～12 滴/毫升。每毫升滴数在应用时可取中间值，而一般液体 16 滴/毫升，全血 11 滴/毫升。

【例 9】医嘱 5%葡萄糖氯化钠溶液 500ml ＋ 10%氯化钾 10ml，要求 6h 内持续滴完。求每分钟滴数。

根据题意代入公式 5-7 得：

$$\frac{510（ml）}{6×60（min）}×16≈22 滴/分$$

【例 10】儿科医嘱：按每小时输入 50ml 林格液，计算每分钟滴数。

代入公式 5-7
$$\frac{50（\text{ml}）}{60（\text{min}）} \times 16 \approx 13 \text{ 滴 / 分}$$

【例 11】心衰患者医嘱：硝普钠 20ml+5％葡萄糖注射液 500ml 静脉滴注。要求始速为 20μg/ 分；5min 后增加 25μg。求始速和 80μg/min 时的滴数。

解：先求输液中每毫升含硝普钠的微克数：
$$\frac{20 \times 1000（\mu g）}{500（\text{ml}）} = 40\mu g/ml$$

代入公式 5-7，20μg/min 滴速时的滴数 $\frac{20}{40} \times 16 = 8$ 滴 / 分

用 80μg/min 滴速时的滴数 $\frac{80}{40} \times 16 = 32$ 滴 / 分

（2）根据每分钟滴数，计算每小时输入的液体量。多用于计算输液所需时间。可用以下公式计算：

每小时输入量（毫升）= 每分钟滴数 ×4　　　　　　　　　　　　（公式 5-8）

输液所需时间（分钟）$= \dfrac{\text{输液总量（毫升）} \times 16}{\text{每分钟滴数}}$　　　　　　　（公式 5-9）

（长沙医学院　何月光）

第三节　处方的基本知识

一、处方的概念和意义

处方是医生根据患者的病情需要，开具给药房要求配方发药的书面文件，是患者取药、药房发药或护理人员执行医嘱的凭证，医生、药剂人员或护理人员对所开的处方都应高度负责，严防医疗差错事故的发生。

处方对医护人员和药剂人员都有重要意义，它直接关系到药物的效果，患者的健康及生命。医生正确开写处方，药剂人员及时按处方发药，护理人员正确无误地执行处方，方能充分发挥药物的效应，尽量减少不良反应，使患者早日康复。否则，一旦发生差错，就可能造成严重的后果，甚至危及生命。当发生医疗差错或医疗事故时，处方可作为法律凭证，追究责任，所以处方具有法律上的意义。

■ 二、处方的种类

在临床医疗及药剂工作中，任何一种药剂的书面文件，都可称为处方。处方种类较多，分类方法也各不相同，一般有以下三种：

1. 医疗处方 是由医师根据患者的病情需要书写的处方。在医疗实践中多用此类处方。

2. 法定处方 是由《药典》和部颁标准收载或规定的处方。具有法律效力。药物制剂生产部门应按法定处方规定的药品种类和剂量进行调配。医师开写法定制剂时应采用法定处方。

3. 协定处方 是由药剂人员与医师协商制定的处方。协定处方的主要目的是为了提高工作效率，常用外文缩写词代表药物名称。

■ 三、处方的结构和内容

1. 一般项目 包括医院的名称、患者的姓名、性别、年龄、日期、门诊号或住院号、地址或电话号码等。

2. 处方头 处方的左上角印有一个英文字母 Rp 或 R，为 Recipe 的缩写，含义是"请取"。

3. 处方正文 包括药物的剂型、药名、规格、剂量和剂量单位。

4. 用药方法 包括每次用量、给药次数、给药途径、给药时间、给药部位和某些特别要求。例如做皮试、注射速度。

5. 医师、药剂师签名或盖章，以示负责。

■ 四、处方示例

×××××× 医院处方笺

姓名	性别	年龄	住址	电话
科别	门诊号（住院号）		日期	年 月 日

请取

  阿司匹林片   0.5×6

  用法：每次 0.5，每日 3 次，饭后服。

Rp

Tab. Aspirin.   0.5×6

Sig. 0.5, t.i.d, p.c.

药剂师 ＿＿＿＿＿＿＿   药费 ＿＿＿＿＿＿＿   医师 ＿＿＿＿＿＿＿

核对 ＿＿＿＿＿＿＿   注射费 ＿＿＿＿＿＿＿   合计 ＿＿＿＿＿＿＿

■ 五、书写处方的方法

处方种类较多，各种剂型都有其特有形式的处方；同时由于病情复杂，医师水平各异，所处地区不同，因此医疗处方灵活性很大。过去的传统格式已淘汰，医疗处方日趋简化。在书写处方时，将处方中各种成分，包括主药、佐药、矫味药、赋形药、调配方法、用法、用量等全部写出的完整处方，一般用于制剂配方。在临床上现已少用，仅作一般了解。例如：

请取：	Rp		
胃蛋白酶	3ml	Pepsine	3.0ml
稀盐酸	2ml	Acid Hydrochloric Dilute	2.0ml
橙皮酊	5ml	Tincture Aurantium	5.0ml
蒸馏水适量加至	100ml	Aqua Destillata at	100.0
混合成合剂		M.f.Mist	

给予：10ml/次，3次/日，饭前服。 D.S. 10.0ml. t.i.d. a.c.

医师 ＿＿＿＿＿＿＿

药剂师 ＿＿＿＿＿＿＿

在医疗实践工作中，为了节省时间、提高工作效率，本着从简又不失其科学性的原则，常将处方结构加以简化。但剂型、药名、剂量、用法、签名等不得缺少。由于剂型不同，药物的计量方法各异，常用的有两种处方法：

（一）单量法

是指按单个剂量开处方的方法。在开处方时，药名后所写的剂量为一次量或剂型的规格量，同时要写出给药的总次数或剂型规格的总数。用单量法开处方的剂型有片剂、丸剂、胶囊剂、注射剂等。例如：

请取： Rp

红霉素片剂 0.125g×18 Tab. Erythromycin 0.125g×18

用法：每次 0.25g，每日 4 次，饭后服。 Sig. 0.25g， q.i.d. p.c.

（二）总量法

是指按总剂量开处方的方法。在开具处方时，药名后所写的剂量为一个总量，而在用法中说明一次用量。采用总量法开具处方的剂型有溶液剂、合剂、酊剂、软膏剂等。例如：

（1）请取： Rp

10% 氯化钾溶液 100ml Sol. 10% Potassium Chloride 100ml

用法：每次 10ml，每日 3 次，饭后服。 Sig. 10ml, t.i.d. p.c.

（2）请取： Rp

复方颠茄合剂 100ml Mist. Belladonnae Co. 100ml

用法：每次 10ml，每日 3 次，饭前服。 Sig. 10ml. t.i.d. a.c.

▌六、处方的注意事项

（一）处方书写法

处方须用钢笔书写，要求认真负责，字迹清晰，选药正确，配伍合理，剂量准确，途径适宜，内容完整，不得随意涂改处方。如果有涂改，医生必须在涂改处签名，以示负责，否则视为无效或错误处方。

（二）处方正文要求

1.药物名称　要求用中文、拉丁文或世界流行的英文书写，如用拉丁文书写时应用名词单数属格；若用缩写词，应简单明了。要尽量避免因缩写不当而造成的相互混淆、辨认不清的现象。毒、剧药品及麻醉药品名称应书写完全，不能缩写。化学式或汉语拼音不得用于书写处方。

2.药品规格　例如浓度、含量等可写在药品名称的前面或后面。但如果系法定的或协定处方可不必标出。

3.药品数量　均采用阿拉伯数字，其单位按规定，凡固体、半固体药物以克（g）为单位，液体的毫升（ml）为单位，在处方中可以省略，但其他单位均应写清楚不得省略。

4.用药方法　写在标记（Sig 或 S）的后面，一般采用外文缩写词（表 1-9）。配发完毕后应将其译成中文填写在药品包装瓶或袋上，交嘱患者服用。

5.处方总量　麻醉药品，毒、剧药品均应按《药典》规定为准，一般不超过一日剂量，并一定要用红色处方开写，以示区别引起注意。如果因病情需要，超过极量时，医生应在剂量或总量旁重加签字，方可发药。一般普通药品每张处方开 2～3 日为宜，7 日为限。慢性病或特殊情况可适当增加。

6.危重患者急需用药时，应使用急症处方类，应在处方左上角写上 Cito!（急速地！）或"急"字样，药剂人员见此类处方优先配方发药。

（三）签字部分

医生和药剂人员对处方开写和调配必须以极端负责的精神，确保用药安全有效，严防处方中用药差错和事故的发生，因此在处方书写和调配完毕后，应认真检查核对，确实无误后再签全名或盖章。

七、处方中常用外文缩写词

见表 5-1。

表 5-1 处方中常用外文缩写词

分类	外文缩写词	中文意义	分类	外文缩写词	中文意义
药物剂型	Aq.	水或水剂	给药途径和部位	lent.	慢慢地
	Tab.	片剂		i.v. 或（V）	静脉注射
	Caps.	胶囊剂		i.v.gtt 或 i.v.drip	静脉滴注
	Mist.	合剂		i.m. 或（M）	肌内注射
	Syr.	糖浆剂		i.h. 或（H）	皮下注射
	Sol.	溶液剂		i.d.	皮内注射
	Inj.	注射剂		i.p.	腹腔内注射
	Extr.	浸膏剂		i.c.d.	脑室内注射
	gtt.	滴剂、滴		i.a.	动脉注射
	drip	滴		us.int.	内服
	amp.	安瓿剂		us.ext.	外用
	Tr.	酊剂		o.l.	左眼
	Ung.	软膏剂		o.d.	右眼
	Ol.	油剂		pro.o.	眼用
	Lot.	洗剂		pro.a.	耳用
	Pil.	丸剂		p.o.	口服
	Pulv.	散剂		p.r.	灌肠
	Gutt.	滴眼剂	剂量单位	gtt 或 drip	滴（量）
	Gran.	冲剂		g 或 gm	克
	Spt.	醑剂		mg	毫克
	Oeul.	眼膏剂		µg 或 mcg	微克
	Supp.	栓剂		kg	千克
给药时间和次数	a.c.	饭前		IU	国际单位
	p.c.	饭后		U	单位
	A.S.T	皮试		L	升
	a.m.	上午		ml	毫升
	p.m.	下午		q.s.	适量
	q.m.	每晨		µl	微升
	q.n.	每晚	长度单位	m	米
	h.s.	睡前 / 睡时		cm	厘米
	p.r.n.	酌情而定（长期医嘱）		µm	微米
	q.d.	每日 1 次		nm	纳米
	q.2d.	每两日 1 次	其他	ā	各
	q.i.d.	每日 4 次		Ad	加至
	q.h.	每小时 1 次		aq.dest	蒸馏水
	q.4h.	每 4 小时 1 次		Co.	复方的
	.sos.	必要时用（临时医嘱）		Et	和、及
	st. 或 stat	立即		Rp 或 R	请取
	b.i.d.	每日 2 次		Sig 或 S	用法
	t.i.d.	每日 3 次		No.	数目
	cito.	急速地		M.D.S.	混合、给予、标记

八、处方举例

将临床常用剂型先用中文书写，然后译成英文处方。

【例1】片剂（Tab.）

请取：	Rp
红霉素片　0.25g×24	Tab. Erythromycin　0.25g×24
用法：每次0.5g，每日4次，饭后口服。	Sig.　0.5g.　q.i.d.　p.c.

【例2】胶囊剂（Caps.）

请取：	Rp
四环素胶囊　0.25g×12	Caps. Tetracyclin　0.25g×12
用法：每次0.25g，每日4次，饭后口服。	Sig. 0.25g.　q.i.d.　p.c.

【例3】溶液剂（Sol.）

请取：	Rp
10%氯化钾溶液　100ml×1	Sol. 10% Potassium Chloride 100ml×1
用法：每次10ml，每日3次，饭后口服。	Sig. 10ml.　t.i.d.　p.c.

【例4】合剂（Mist.）

请取：	Rp
颠茄合剂　60ml×2	Mist. Belladonna　60ml×2
用法：每次10ml，每日3次，饭前口服。	Sig. 10ml.　t.i.d.　a.c.

【例5】糖浆剂（Syr.）

请取：	Rp
复方可待因糖浆　100ml×1	Syr. Codein Co. 100ml×1
用法：每次10ml，每日3次	Sig.　10ml.　t.i.d.

【例6】注射剂（Inj.）

请取：	Rp
阿托品注射剂　0.5mg×2	Inj. Atropin　0.5mg×2
用法：1mg，立即皮下注射！	Sig. 1mg.　i.h.　st!.
请取：	Rp
50%葡萄糖注射液　20ml×9	Inj. 50% Glucose　20ml×9
用法：60ml，静脉注射，每日1次。	Sig. 60ml. i.v.　q.d.
请取：	Rp
50%葡萄糖注射液　20ml×3	Inj 50% Glucose 60ml
加维生素C注射剂 100mg×5	Inj. Vitamin C 500mg
用法：混合后立即静脉注射。	
请取：	Rp
①5%葡萄糖注射液 500ml	Inj. 5% Glucose 500ml　　i.v.drip
②庆大霉素注射剂 80000U×2	Inj. Gentamycin 80000u×2　st!
③维生素C注射剂 500mg×4	Inj.Vitamin C 500mg×4　60gtt/min！
混合后立即静脉滴注，每分钟60滴。	

【例7】软膏剂（Ung.）

请取：   Rp

10% 氧化锌软膏 10g×1   Ung. 10% Zinc Oxide 10g×1

用法：外用。   Sig. us. ext.

【例8】眼药水（Ocust.）

请取：   Rp

0.25% 氯霉素眼药水 10ml×1   Ocust. 0.25% Chloromycetin 10ml×1

用法：滴眼，每日4次。   Sig. Pro. o. q. i. d.

九、处方练习

目的要求

1. 掌握处方的书写规则和处方方法，树立独立开具或执行处方的能力。

2. 掌握处方中常用外文缩写词。

内　容

1. 将下列英文处方译成中文处方。

（1）Rp

  Inj. Gentamycin　8万U×6

  Sig.　8万u.　b. i. d.　i. m.

（2）Rp

  Tab. Doxycycline　0.1g×12

  Sig. 0.1g.　b. i. d.　p. c.

（3）Rp

  Tab. phenobarbital.　0.1g×3

  Sig. 0.1g.　h. s.　p. o.

（4）Rp

  Tab. Diazepam.　5mg×9

  Sig. 5mg.　t. i. d.　p. o.

（5）Rp

  Inj. Pethidine　100mg×2amp

  Sig. 100mg.　i. m.　sos.

（6）Rp

  Tab. Diethylstilbestrol 1mg×21

  Sig. 1mg.　q. d.　p. o.

（7）Rp

  Ung. 15% Zinc Oxide　20g×1

  Sig. us. ext.

（8）Rp

Mist. Glycyrrhizae Co. 100ml × 1

Sig. 10ml.　t. i. d.　p. o.

2. 用英文书写下列处方：

（1）请取 10% 氯化钾溶液 100ml，每次 10ml，1 日 3 次，饭后服。

（2）请取 0.25% 氯霉素眼药水 8ml（支），点眼用。

（3）请取 0.1% 肾上腺素注射液 3 支，每支 1mg，每次 1 支，肌内注射。

（4）请取 20% 甘露醇 250ml，静脉滴注，立即，每分钟 200 滴。

（5）请取青霉素 G80 万单位，链霉素 0.5g 为一次量，1 日 2 次，肌内注射，共 3 天量。

（6）请取毛花苷 C 注射液 0.4mg，加至 20ml 的 50% 葡萄糖注射液中，静脉注射，立即执行。

（7）请取甲硝唑片，每次 0.2g，每日 3 次，共 5 日量。

（8）请取哌替啶注射液 100mg，必要时肌内注射。

（9）请取泼尼松片，每次 10mg，1 日 3 次，口服，共 3 日量。

（10）请取苯海拉明片，每片 25mg，每次 50mg，立即口服。

十、处方分析

目的要求

1. 分析下列所开处方是否合理。

2. 掌握药物相互作用、拮抗作用、协同作用、配伍禁忌的内容。

教学内容

1. 一位患有充血性心力衰竭的患者，伴有恶心、呕吐，医生给其开了下列处方，请分析本处方是否合理，为什么？

处方：

①地高辛片　　0.25mg × 10

用法：每次 0.25mg，1 日 1 次。

②甲氧氯普胺片　　5mg × 30

用法：每次 0.5mg，1 日 3 次。

2. 一位正在服用华法林钠治疗的患者，又患细菌感染性疾病，医师给其开了下列处方，请分析本处方是否合理，为什么？

处方：

①华法林钠片　　　5mg × 15

用法：每次 5mg，1 日 3 次。

②复方磺胺甲噁唑（新诺明）片 0.5g × 10

用法：每次 2 片，1 日 2 次。

3. 医师为抢救一中毒患者开写了下列首次用药处方。该处方适用于抢救何种程度的何种中毒患者？为何选用这两药配合应用？下一步应如何继续用药治疗？

处方：

①阿托品注射液　　1mg×2

用法：立即肌内注射，2mg/次。

②氯解磷定注射液　0.25g×3

用法：立即静脉注射 0.75g/次。

4. 医师给一位癫痫大发作的患者，开下列药物长期服用，请分析该处方联合用药是否合理，为什么？

处方：

①苯妥英钠片　　　0.1g×30

用法：每次 0.1g，1 日 3 次。

②苯巴比妥片　　　30mg×30

用法：每次 30mg，1 日 2 次。

5. 医师给一位帕金森病伴有恶心、食欲缺乏的患者，开出下列处方，请分析此处方是否合理，为什么？

处方：

①左旋多巴片　0.25g×100

用法：每次 0.5g，1 日 3 次。

②维生素 B6 片　10mg×30

用法：每次 20mg，1 日 3 次。

6. 医师给一位慢性心功能不全，因食用海产品诱发荨麻疹的患者开具了下列处方，请分析此处方是否合理，为什么？

处方：

①地高辛片　0.25mg×10

用法：每次 0.25mg，1 日 1 次。

② 10% 葡萄糖酸钙注射液　10ml

25% 葡萄糖注射液　20ml

用法：混合缓慢静脉注射。

③氯苯那敏片　4mg×10

用法：每次 4mg，1 日 3 次。

7. 下面是医师给一位心绞痛患者开具的处方，请分析此处方是否合理，为什么？

处方：

①硝酸甘油片　0.5mg×30

用法：每次 0.5mg，舌下含化。

②普萘洛尔片　10mg×30

用法：每次 10mg，1 日 3 次。

8. 下面是医师给一位食欲缺乏、消化不良的患者开具的处方，请分析此处方是否合理，为什么？

处方：

①胃蛋白酶合剂　200ml

用法：每次 10ml，1 日 3 次，饭前服。

②维生素 B_1 片　100mg×40 用法：每次 10mg，1 日 3 次。

③碳酸氢钠片　0.5g×10

用法：每次 0.5g，1 日 3 次。

9. 下面是医师给一位频繁呕吐的妊娠妇女开具的处方，请分析此处方是否合理，为什么？

处方：

①甲氧氯普胺片　5mg×20

用法：每次 5mg，1 日 3 次。

②阿托品片　0.3mg×20

用法：每次 0.3mg，1 日 3 次。

10. 下面是医师给一位缺铁性贫血伴尿路感染的患者开具的处方，请分析此处方是否理，为什么？

处方：

①四环素片　0.25g×24

用法：每次 0.25g，1 日 4 次。

②硫酸亚铁片　0.3g×18

用法：每次 0.3g，1 日 3 次。

③维生素 C 片　0.1g×18

用法：每次 0.1g，1 日 3 次。

11. 下面是医师给一位风湿性关节炎，同时伴有上呼吸道感染患者开具的处方，请分析此处方是否合理，为什么？

处方：

①曲安西龙片 2mg×60

用法：每次 4mg，1 日 3 次。

②阿司匹林片　0.5g×30

用法：每次 0.5g，1 日 3 次。

12. 下面是医师给一位患糖尿病伴有有高血压、窦性心动过速患者开具的处方，请分析此处方是否合理，为什么？

处方：

①格列齐特 80mg×40

用法：每次 80mg，1 日 2 次。

②普萘洛尔片 10mg×30

用法：每次 10mg，1 日 3 次。

13. 下面是医师给一位因金黄色葡萄球菌引起呼吸道感染的患者开具的处方，请分析此处方是否合理，为什么？

处方：

①青霉素钠注射剂 80 万 U×6

用法：每次 80 万 U，1 日 2 次，肌内注射。

②头孢噻吩注射剂 3g

5% 葡萄糖氯化钠注射液 500ml

用法：每日 1 次，静脉滴注。

③四环素片 0.25g×24

用法：一次 0.5g，1 日 4 次。

14. 下面是医师给一位烧伤并发铜绿假单胞菌感染的患者开具的处方，请分析此处方是否合理，为什么？

处方：

①庆大霉素注射液　4 万 U×18

　　　用法：每次 12 万 U，1 日 2 次，

　　　　　　肌内注射。

②妥布霉素注射液　40mg×18

用法：一次 80mg，每 8h 一次，肌内注射。

③氧氟沙星胶囊　0.1g×18

用法：每次 0.2g，1 日 3 次。

15. 医师给一位服用华法林钠的患者，因发热又开了阿司匹林，请分析此处方是否合理，为什么？

处方：

①华法林钠片　5mg×30

用法：每次 5mg，1 日 3 次。

②阿司匹林片　0.5g×10

用法：每次 0.5g，1 日 3 次。

16. 有一位正在服用苯妥英钠的癫痫患者，又因外伤，医师又给其开了多西环素，请分析此处方是否合理，为什么？

处方：

①苯妥英钠片 0.1g×60

用法：每次 0.1g，1 日 2 次。

②多西环素片　0.1g×10

用法：首次 0.2g，以后一次 0.1g，1 日 1 次。

17. 肺结核患者进行抗结核治疗，因癫痫发作，医师又给其开了苯妥英钠治疗，请分析此处方是否合理，为什么？

处方：

①异烟肼片　0.1g×40

用法：每次 0.1g，1 日 3 次，饭后服。

②维生素 B_6 片 10mg×80

用法：每次 20mg，1 日 3 次，饭后服。

③苯妥英钠片 0.1g×60

用法：每次 0.1g，1 日 3 次，饭后服。

18. 下面是医师给一位充血性心力衰竭患者开具的处方，请分析此处方是否合理，为什么？

处方：

①地高辛片 0.25mg×10

用法：每次 0.25mg，1 日 3 次。

②泼尼松片 5mg×30

用法：每次 10mg，1 日 3 次。

③氢氯噻嗪片 25mg×30

用法：每次 25mg，1 日 3 次。

19. 一位患支气管哮喘的患者，正在服用氨茶碱，由于心动过速，医师给其加用普萘洛尔，请分析此处方是否合理，为什么？

处方：

①氨茶碱片　0.1g×20

用法：每次 0.1g，1 日 3 次。

②普萘洛尔片　10mg×20

用法：每次 10mg，1 日 3 次。

（长沙医学院　何月光）

第二篇

基础性实验

第六章 动物实验

第一节 蛙肠系膜血液微循环的观察

实验目的

1. 掌握蟾蜍皮下淋巴囊麻醉的方法。
2. 熟悉微循环各部分的血流特点，加深对微循环的认识。
3. 了解某些因素对血管收缩活动的影响。

实验原理

微循环是指小动脉和小静脉之间的血液循环，由于微循环各个部分结构不同，血液在微循环各个部分流动时具有不同的特点，在显微镜下可以观察到血液在微循环各血管内的血流情况。在小动脉内血流速度快，呈轴流现象（血细胞在血管中央流动）；在小静脉内血流速度慢，无轴流现象；在毛细血管内，因受管径的限制，仅允许单个血细胞通过，因此血细胞流动的状态在毛细血管内能清楚地看到。当有某些因素作用于微循环时，血管管径发生变化，导致血流也会发生变化。

实验对象

蟾蜍。

实验器材与药品

显微镜、两栖类手术器械 1 套、有孔蛙板 1 块、蛙钉数枚、1ml 注射器 1 支、滴管 2 个、3% 戊巴比妥钠溶液、0.01% 去甲肾上腺素溶液、0.01% 组胺溶液、林格液。

实验步骤及观察项目

1. 麻醉　取蟾蜍 1 只，采取腹淋巴囊给药麻醉（图 6-1），用 1ml 注射器抽取 3% 戊巴比妥钠溶液，剂量为 1ml/kg，注射时将针头从蟾蜍大腿上端刺入，经大腿肌层入腹壁肌层，再进入腹壁皮下，即进入淋巴囊，然后注入药液，蟾蜍 10～15min 后进入麻醉状态。

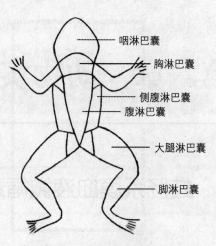

咽淋巴囊
胸淋巴囊
侧腹淋巴囊
腹淋巴囊
大腿淋巴囊
脚淋巴囊

图 6-1　蛙淋巴囊示意图

2.暴露肠系膜　将蟾蜍俯卧位固定在蛙板上，于下腹旁侧行一 3~4cm 的纵形切口，轻轻拉出一段小肠，将肠系膜展开，用蛙钉固定在蛙板的孔上，放置于显微镜下进行观察。

3.观察项目　在低倍镜下可观察到许多粗细不等并纵横交错的血管，区别小动脉、小静脉和毛细血管，观察其中的血流速度、血液颜色、血管口径、管壁厚度以及血细胞在血管内的流动情况。一般粗的血管呈红色，血管越细，则红色越淡。在毛细血管中可以清楚地观察到红细胞在流动。

（1）观察血液流动的方向　①小动脉的血流方向是从主干（比较大的血管）流向分支，流速快，血管有搏动，红细胞在血管中呈轴流现象。②毛细血管透明，近乎无色，最细的毛细血管在高倍镜下可见到单个血细胞流动，速度有快、慢差异，但流速均匀，且无搏动。③小静脉中血流方向是从肠系膜中央、由分支汇流入主干，血管越粗则红色越深，速度越快，但无搏动。

（2）血管对药物的反应　用吸管吸取 0.01% 去甲肾上腺素溶液少许，在显微镜下滴加 1 滴去甲肾上腺素溶液于视野内的肠系膜上，观察各血管管径及血流速度的变化。观察后用林格液冲洗，待血管及血流恢复正常后，按同样的方法用另一滴管在肠系膜上滴加 0.01% 组胺溶液 1 滴，观察各血管管径及血流速度的变化，并将结果记录于表 6-1。

表 6-1　血管对药物的反应

观察项目	血管管径	血流速度
去甲肾上腺素		
组胺		

注意事项

1.暴露肠系膜时，动作要轻柔，避免损伤血管而发生出血，保持手术视野清晰。

2.在进行肠系膜固定时肠袢不能绷得太紧，以免拉破肠系膜或阻断血流。

3.实验过程中要经常在肠系膜上滴加林格液，保持肠系膜湿润。

1. 常见的微循环通路有哪几条？各有什么作用？
2. 去甲肾上腺素和组胺分别对微循环起什么作用？为什么？
3. 观察血液微循环还可以选用哪些部位？
4. 结合休克的发生说明维持和调节微循环的正常因素是什么？

（长沙医学院 董 俊）

第二节 豚鼠耳蜗微音器电位

实验目的

1. 掌握豚鼠耳蜗微音器电位的记录方法。
2. 熟悉耳蜗微音器电位的特点。

实验原理

耳蜗微音器电位是指当耳蜗受到声音刺激时，在耳蜗及其附近结构所记录到的一种与声波的频率和幅度完全一致的电位变化，是多个毛细胞在受到声波刺激时产生的感受器电位的总和。它属于局部电位，呈等级式反应，即其电位可以随着刺激强度的增强而增大。耳蜗微音器电位没有阈值、潜伏期和不应期，不易发生疲劳，也不发生适应现象。与动作电位不同的是，耳蜗微音器电位具有一定的位相性，当声音的位相性发生倒转时，微音器电位的位相也发生倒转，但是动作电位的位相不变。如果将引导电极放置于圆窗及其附近就可以记录到耳蜗微音器电位并观察其特点。

实验对象

豚鼠（体重 230～260g）。

实验器材与药品

RM6240 多道生理信号采集处理系统、银丝引导电极、哺乳动物手术器械 1 套、屏蔽罩一个、蛙钉 1 枚、棉球若干、2.8mol/L（25%）氨基甲酸乙酯溶液。

实验步骤及观察项目

1. 麻醉和手术 取豚鼠 1 只，采取腹腔注射 2.8mol/L 氨基甲酸乙酯溶液（4ml/kg）的方法将豚鼠麻醉，麻醉后，豚鼠取侧卧位，在耳郭根部后缘切开皮肤，分离软组织，剔净肌肉，暴露外耳道后方的颞骨乳突部，乳突位于外耳道口与眼角连线的同一直线上，用手可以触摸到。用蛙钉在乳突上钻一小孔，并扩大成直径为 3~4mm 的骨孔。经骨孔向前方深部窥视，在骨孔的外上方，眼外眦的直线上即可见到圆窗，其前后径约为 0.8mm。

2. 放置引导电极

（1）电极的制备 银丝引导电极直径为 0.3~0.5mm，一端熔成球形，除球形端外，其余部分涂以绝缘漆或用细漆包线，总直径约 0.1mm。

（2）检查电极是否绝缘 一般采用盐水膜检测法。取一块薄铜片，在其中间钻一个直径约 5mm 的圆孔，或取一段细铜丝，前端弯成直径约 5mm 的圆圈。将铜片或铜丝圈浸一下盐水，由于液体的表面张力可在圆孔或铜丝圈中形成盐水薄膜。检测前，将万用表的一测试笔与铜片或铜丝相连，另一测试笔与银丝电极引导线相接，检测时，将电极的尖端穿过盐水膜，如果电极尖端导电性能良好，则触及盐水膜时，阻值应很小。若阻值大，说明电极尖端不导电，应进一步刮去绝缘的涂层，使尖端裸露，而当电极尖端之外的其他所有部分穿过盐水膜时，其阻值应很大，在兆欧以上，表示此处绝缘良好；如有某点电阻值突降，则表示此处绝缘不好，应重新涂抹绝缘材料。

（3）放置引导电极 豚鼠取侧卧位，将引导电极经骨孔向前深部插入，使电极的球端轻轻与圆窗接触，然后固定引导电极，参考电极夹在伤口皮下组织处。

3. 软件参数设置 打开 RM6240 多道生理信号采集处理系统，点击菜单中的"实验"，选择"耳蜗微音器电位"。RM6240 系统放大器、采样和刺激参数按表6-2所示设置。

表 6-2 RM-6240 系统采样和刺激参数

采样参数			刺激参数	
显示方式	记录仪		刺激模式	主周期刺激
采样间隔	$20\mu s$		主周期	2s
X 轴压缩比	50：1		波宽	0.2ms
通道	通道1	通道4	幅度	0.5V
DC/AC	AC	AC	间隔	1ms
处理名称	耳蜗电位	记录刺激标记	周期数	连续
放大倍数	10000	5~50	脉冲数	1
Y 轴压缩比	4：1	64：1	延时	1ms

4. 观察耳蜗微音器电位 连接好仪器，设置好 RM6240 的参数后，在豚鼠耳旁拍手、讲话或唱歌，则在显示屏上可显示出波形、频率与声音刺激一致的电位变化，从监听器里可听到同样的声音。否则，提示引导电极位置放置不准确，需重新放置。确定引导电极放置准确后，观察微音器电位的特点，是否具有等级性反应、阈值、潜伏期、不应期、是否容易发生疲劳，是否发生适应性现象等，并将结果记录于表6-3。

表 6-3　耳蜗微音器电位特点

观察项目	耳蜗微音器电位
等级性	
阈值	
潜伏期	
不应期	
是否容易发生疲劳	
是否发生适应性	

注意事项

1. 宜选择 230 ~ 260g 的年幼豚鼠，因其耳蜗位置较浅，骨质较松，有利于手术操作。

2. 引导电极球形端要光滑，放置时动作要轻柔，勿戳破圆窗膜，否则外淋巴液流出会使微音器电位明显减小。

3. 钻孔的位置要准确，钻孔时用力不宜太猛，应尽量避免出血，如有出血应及时止血，若有血液渗入骨孔，则很难辨认圆窗位置，影响电极的放置。

4. 放置电极时，看准圆窗位置后尽量一次成功，若反复多次插电极则易刺破圆窗膜，难以引导出微音器电位。

5. 反复多次使用的引导电极在使用前需重新检测其绝缘性。

思考题

为什么迷路积水时可以用耳蜗电图检测？

（长沙医学院　董　俊）

第三节　豚鼠一侧迷路麻醉的效应

实验目的

1. 掌握麻醉动物迷路的方法。
2. 熟悉迷路在调节肌张力、维持身体平衡及调节眼球运动中的作用。

实验原理

内耳迷路中有调节身体平衡的重要器官，即前庭器官，由半规管、椭圆囊和球囊构成，当机体做变速运动时，可以刺激前庭器官，通过前庭器官→前庭神经→前庭神经核→对侧颈肌和经前庭脊髓束到脊髓运动神经→同侧肢体及躯干的伸肌这一反射途径，反射性地调节机体两侧的肌张力，维持身体平衡。当机体做旋转变速运动时，由于刺激半规管，还可以出现眼球规律性的往返运动，即眼震颤，眼震颤的方向可以随着刺激不同的半规管而不同。如果刺激的是水平半规管，则出现水平方向的眼震颤，如果刺激的是上半规管，则出现垂直方向的眼震颤，如果刺激的是后半规管，则出现旋转方向的眼震颤。故当一侧迷路麻醉后，因其肌张力协调功能障碍，不能维持正常的身体平衡，同时会出现眼震颤。

实验对象

豚鼠。

实验器材与药品

滴管、三氯甲烷（氯仿）。

实验步骤及观察项目

1. 麻醉　取一只豚鼠，使其侧卧位，保持动物头部侧位不动，轻轻上提耳郭，暴露外耳道，用滴管向外耳道深处滴 2~3 滴三氯甲烷，保持豚鼠侧卧位约 1min，使三氯甲烷完全渗透，麻醉一侧迷路，消除其调节功能。

2. 观察项目　让豚鼠处于自然状态，约 10min 后观察豚鼠的活动情况，此时可见豚鼠头部开始偏向迷路麻醉的一侧，随即出现眼震颤，任其自由活动时，可见豚鼠向迷路麻醉的一侧旋转或翻滚。将观察结果记录于表 6-4 中。

表 6-4　豚鼠一侧迷路麻醉的效应

观察项目	描述
运动情况	
眼震颤	

注意事项

1. 三氯甲烷是一种高脂溶性的全身麻醉剂，不要接触到操作者的肌肤。
2. 三氯甲烷的用量要适度，以防豚鼠麻醉死亡。
3. 向豚鼠外耳道滴入氯仿后，需保持豚鼠侧卧位 1min，不能让其头部摆动，以便氯仿完全渗入。

思考题

分析豚鼠一侧迷路损伤后的表现及其机制。

（长沙医学院　董　俊）

第四节 小白鼠脊髓半横断损伤的观察

实验目的

1. 掌握小鼠脊髓半横断损伤的方法。
2. 熟悉脊髓对躯体感觉功能和躯体运动功能的调节作用。

实验原理

脊髓不仅是躯体感受器与高位中枢的重要联络通路，也是躯体效应器与高位中枢的重要联络通路。躯体感觉可以分为浅感觉和深感觉，浅感觉包括触（压）觉、温度觉和痛觉，其传入纤维进入脊髓后在后角换神经元，第二级神经元发出的纤维交叉到对侧脊髓，沿脊髓前外侧部上行；深感觉即为本体感觉，包括位置觉和运动觉，其传入纤维进入脊髓后沿着同侧脊髓后索上行至延髓水平更换神经元。故脊髓半横断损伤后会出现患侧深感觉功能障碍和健侧的浅感觉功能障碍。

由大脑皮质发出的运动传出通路依次经内囊、脑干到达脊髓前角运动神经元，即皮质脊髓束，其中约有80%的纤维在延髓椎体交叉到对侧，沿着对侧脊髓的外侧索下行，纵贯脊髓全长，终止于同侧脊髓前外侧部的运动神经元，控制四肢远端肌肉的活动。其余约20%的纤维在延髓不交叉到对侧，沿着同侧脊髓前索下行，一般只下行到脊髓胸段，其纤维与中间神经元换元后，终止于双侧脊髓前角内侧部运动神经元。故当发生脊髓半横断损伤后，从大脑皮质传来的神经冲动不能下传到横切面水平以下的脊髓前角运动神经元，从而出现患侧横切面水平以下的骨骼肌运动功能障碍。

实验对象

小鼠。

实验器材与药品

哺乳类动物手术器械1套、蛙板1块、200ml烧杯1个、蛙钉1枚、棉球若干、乙醚。

实验步骤及观察项目

1. 麻醉　取小鼠1只，观察其正常活动，尤其注意四肢的运动情况。然后用烧杯罩住小鼠，烧杯内放入一浸有乙醚的棉球，将其麻醉。
2. 暴露脊柱　将已麻醉的小鼠俯卧位放于蛙板上，用拇指和示指触到小鼠浮肋位置。在浮肋水平以下，沿背部中线剪开皮肤，剪一长度约2cm的纵形切口，掀开皮肤即可见白色的脊柱，仔细观察脊柱正中央有一清晰的小血管，即脊髓后动脉，可以作为左右脊髓的分界线。

3. 脊髓半横断损伤　以左手示指和中指轻轻按压住小鼠颈部，固定头部，拇指按住鼠尾，使脊柱向上凸起，右手持蛙钉在浮肋水平以下（相当于第 7～8 胸椎），在脊髓后动脉和脊柱外侧缘之间垂直刺入椎管（图 6-2），深度 2～3mm 为宜，刺入后向一侧滑动使一侧脊髓完全横断。

4. 观察项目　小鼠脊髓半横断损伤后，松开小鼠，待小鼠苏醒，观察小鼠的感觉功能和运动功能的变化。并将实验结果记录在表格中（表 6-3）。

（1）感觉功能　深感觉检测指标为本体感觉。检测方法：用镊子先夹住一侧后肢，若小鼠回头咬镊子，说明该侧本体感觉存在；反之则说明该

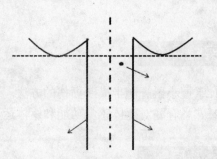

图 6-2　小鼠脊髓半横断损伤示意图

侧本体感觉消失。检测完一侧后肢后，再按照此方法检测另一侧后肢。浅感觉检测指标为痛觉，检测方法：用镊子先夹住一侧后肢，若小鼠发出鸣叫，说明该侧痛觉存在；反之则说明该侧痛觉消失。检测完一侧后肢后，再按照此方法检测另一侧后肢。

（2）运动功能　观察小鼠双侧后肢运动情况。将结果记录于表 6-5。

表 6-5　小鼠脊髓半横断损伤的观察

观察项目	健侧	患侧
痛觉		
本体感觉		
后肢运动情况		

注意事项

1. 小鼠麻醉不宜过深，否则会导致小鼠麻醉致死或小鼠苏醒所需时间过长，但是可以多次麻醉小鼠。

2. 在进行小鼠脊髓半横断损伤时，切勿损伤脊髓后动脉，以免失血过多，影响手术操作。

3. 在进行小鼠脊髓半横断损伤时，切勿刺入过深，以免损伤小鼠内脏。

4. 在进行小鼠脊髓半横断损伤时，不要超过中线，以免导致脊髓全横断，若一次破坏不完全，可以补充破坏。

思考题

1. 分析脊髓半横切后的感觉及运动功能障碍及其发生的机制。

2. 解释临床上脊髓空洞症患者的感觉分离现象。

（长沙医学院　谭　珊）

第五节　小白鼠一侧去小脑的观察

实验目的

1. 掌握小鼠去一侧小脑的方法。
2. 熟悉小脑在调节肌紧张、维持身体平衡等功能中的作用。

实验原理

小脑是大脑皮质下与皮质构成回路的重要脑区，它不仅与皮质构成回路，还与脑干、脊髓有大量的纤维联系，可以分为前庭小脑、脊髓小脑和皮质小脑，具有调节肌紧张、维持身体平衡、协调随意运动以及参与随意运动的设计与程序的编制等功能。故损伤小鼠一侧小脑后，则会引起相应功能的改变。

实验对象

小鼠。

实验器材与药品

哺乳动物手术器械1套、蛙钉1枚、蛙板1块、烧杯（200ml）1个、棉球若干、乙醚。

实验步骤及观察项目

1. 麻醉　取小鼠1只，先观察其正常活动情况，然后将小鼠罩于烧杯内，同时放入一浸有乙醚的棉球，待小鼠出现麻醉现象时立即取出。

2. 暴露"人"字缝　将麻醉好的小鼠俯卧位放于蛙板上，沿头部正中线剪一纵行切口，剪开皮肤，切口直达耳后部。以左手拇指和示指捏住其头部两侧，将头部固定，右手持棉球将顶骨上的一层薄肌肉向后推压，暴露小鼠顶骨和枕骨以及它们之间构成的"人"字缝。

3. 破坏一侧小脑　在远离中线处，"人"字缝一侧的下缘，用蛙钉垂直刺入，穿透枕骨，进针深度2~3mm，搅动破坏一侧小脑后出针，用棉球按压止血（图6-3）。

4. 观察项目　待小鼠苏醒后，观察其姿势及运动的变化，比较躯干两侧肌张力有何变化。将实验结果记录在表格中（表6-6）。

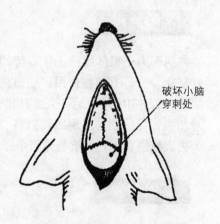

破坏小脑
穿刺处

图6-3　一侧小脑破坏示意图

表 6-6   小鼠去一侧小脑的观察

观察项目	描　述
运动情况	
肌张力	

注意事项

1. 小鼠麻醉不宜过深，麻醉过程中要密切观察小鼠的呼吸运动。小鼠如在手术过程中苏醒挣扎，可多次麻醉。

2. 破坏小脑时深度要适宜，刺入太深会损伤脑干，导致小鼠死亡；刺入太浅无破坏作用。

3. 在"人"字缝下刺入颅腔时，要远离中线，刺入后针头搅动时幅度不要过大，否则会导致两侧小脑损伤。

思考题

小脑损伤后可以出现哪些表现，为什么？

（长沙医学院　谭　珊）

第六节　动物去大脑强直

实验目的

1. 掌握动物去大脑的手术方法。
2. 熟悉去大脑强直的表现，进一步加深脑干在姿势反射中的作用。
3. 了解去大脑强直的机制。

实验原理

肌张力是机体维持正常姿势的基础，在生理情况下，中枢神经系统对肌紧张的调节既具有易化，又具有抑制作用，通过两者的作用使骨骼肌保持适当的紧张度，以维持机体的正常姿势。若在中脑上、下丘之间切断脑干，则抑制肌紧张的作用减弱，而易化肌紧张的作用相对加强，导致动物出现四肢强直、坚硬如柱、头尾昂起、脊柱硬挺，呈角弓反张的状态，称为去大脑强直。其本质是伸肌牵张反射的加强。

实验对象

小鼠、家兔。

实验器材与药品

哺乳动物手术器械 1 套、兔手术台、兔头夹、骨钻、咬骨钳、骨蜡（或止血海绵）、气管插管、蛙钉、棉球、纱布、丝线、生理氯化钠溶液、25% 乌拉坦溶液、矿物油（液体石蜡）。

实验步骤及观察项目

（一）小鼠去大脑强直

1. 固定　取 1 只小鼠，将小鼠俯卧位放于实验台上，一手按住小鼠的两耳，使其头部固定，另一只手拉住其尾巴，固定其躯体。

2. 暴露"人"字缝　在小鼠头顶沿正中线纵行切开头皮，长度 1～.5cm，暴露两顶骨和枕骨构成的"人"字缝，如切口有出血，用棉球压迫止血。

3. 横断脑干　用蛙钉在"人"字缝交点下 2～2.5mm 处，垂直刺入颅内 3～4mm，并左右来回横断脑干。

4. 观察项目　将蛙钉拔出，观察小鼠去大脑强直反应。

（1）观察小鼠全身肌张力的变化。

（2）让小鼠处于仰卧位、俯卧位和侧卧位，观察小鼠姿势及四肢肌紧张度。

（3）使小鼠头向前俯、后仰、左右扭曲或旋转，观察小鼠的姿势变化，并比较前、后肢，左、右肢体肌紧张度。并将结果记录于表 6-7。

（二）家兔去大脑强直

1. 麻醉和固定　取 1 只家兔，称重，由家兔耳缘静脉注射 25% 的乌拉坦溶液（4ml/kg），待家兔麻醉后，将其仰卧位固定于兔手术台上。

2. 气管插管　目的是防止家兔在开颅手术时窒息死亡。用线剪剪去兔颈部手术野的毛，在甲状软骨下，用组织剪沿颈部正中线剪开皮肤，长度 6～9cm，然后依次剪开浅筋膜、肌肉组织，暴露气管，将气管与周围组织游离，在气管下穿一丝线备用，在甲状软骨下第 5～6 气管软骨环之间用眼科剪剪一倒"T"形切口，从切口处向着心脏方向插入气管插管，并用丝线结扎固定气管插管。

3. 分离、结扎两侧颈总动脉　在家兔气管两旁分别找出两侧的颈总动脉，用玻璃分针将其游离，并穿线结扎，以避免家兔在做脑手术时出血过多。

4. 开颅　将家兔改为俯卧位固定。剪去头顶部的毛，在眉弓间至枕部沿颅顶正中线剪开皮肤，用组织镊的柄部剥离并刮去颅骨上的肌肉，如有渗血可用棉球或纱布压迫止血。用骨钻在冠状缝和后矢状缝外的骨板上钻一孔，注意钻顶骨时不要伤及硬脑膜。用咬骨钳扩大创口，当创口扩大到矢状缝和枕骨时，用组织镊的柄部小心地伸入颅骨下，沿正中线将硬脑膜从颅骨下剥离，然后咬去颅骨至暴露矢状窦，并将矢状窦前、后的血管分别游离、穿线并结扎，以防大出血。然后咬去另一侧颅骨，暴露整个大脑皮质及其沟回。手术完成后，在大脑皮质表面滴几滴温热的矿物油（液体石蜡），以防干燥。

5. 横断脑干　用组织镊的柄部由大脑半球后缘与小脑之间伸入，轻轻托起两大脑半球的枕叶，即可见到中脑四叠体（上丘较粗大、下丘较小），在上、下丘之间略向前倾斜切向颅底，并向两侧摆动、推压，使脑干横断。

6. 观察项目　将家兔四肢松开，观察去大脑强直现象。

（1）观察家兔全身肌张力的变化。

（2）让家兔处于仰卧位、俯卧位和侧卧位，观察动物姿势及四肢肌紧张度。

（3）使家兔头向前俯、后仰、左右扭曲或旋转，观察家兔的姿势变化，并比较前、后肢，左、右肢体肌紧张度。并将结果记录于表 6-7。

表 6-7　去大脑强直

观察项目	结果描述
姿势	
肌紧张度	

注意事项

1. 麻醉家兔不宜过深，否则很难观察到去大脑强直的表现。

2. 横断脑干后，为了促使去大脑强直现象尽快发生，可不断屈伸动物肢体的关节。

3. 如 5～10min 后仍不出现去大脑强直表现，多为横断不完全或横断部位靠前，可向尾侧再进行一次横切，但是横断部位太靠后，将可能会伤及延髓导致动物死亡。

4. 在家兔颅骨上钻骨时，不要伤及硬脑膜。

思考题

1. 试述去大脑强直发生的机制。

2. 强直发生后，采用何种措施可消除强直状态？

3. 如果人出现去大脑强直，有哪些表现？说明了什么？

（南华大学　胡　弼）

第七节　反射弧的分析

实验目的

1. 掌握脊蛙的制备方法及反射活动过程。

2. 熟悉反射弧的组成部分，理解反射弧的完整性与反射活动之间的关系。

实验原理

中枢神经系统对机体功能的调节都是通过反射活动来进行的，而反射活动的结构基础是反射弧，由感受器、传入神经、反射中枢、传出神经、效应器5个部分组成。其反射基本过程如下：首先由感受器接受刺激，并将刺激信息转变成神经冲动，经传入神经将信息传给反射中枢，反射中枢将信息进行整合，然后发出调节指令，由传出神经传给效应器，最后产生效应。反射弧的结构和功能保持完整是实现反射活动的重要条件，其中任何一个环节受到破坏，均不能实现反射活动。

实验对象

蟾蜍。

实验器材与药品

蛙类手术器械1套、铁支架、肌夹、双凹夹、电刺激器、培养皿、烧杯、棉球、纱布、0.5%硫酸溶液。

实验步骤及观察项目

1. **脊蛙制备** 取蟾蜍1只，用粗剪刀伸入口腔，从口角后缘处剪去颅脑部，保留下颌和脊髓，即制成脊蛙。创面用棉球压迫止血，然后用肌夹夹住下颌，将脊蛙悬挂在铁支架上（图6-4）。

2. 观察项目

（1）在培养皿中盛0.5%的硫酸溶液，将脊蛙左后肢中趾趾端浸入硫酸溶液，观察有无屈腿反射发生。然后立即用清水洗净脚趾，并用纱布轻轻揩干。

（2）在左后肢踝关节上方皮肤作一环形切口，并剥去切口以下所有皮肤，包括足尖皮肤，将脊蛙左后肢中趾趾端浸入硫酸溶液，观察有无屈腿反射发生。然后立即用清水洗净脚趾，并用纱布轻轻揩干。

（3）将脊蛙右后肢中趾趾端浸入硫酸溶液，观察有无屈腿反射发生。

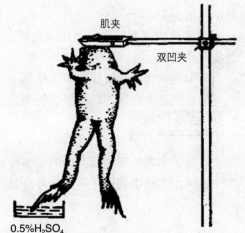

图6-4 蛙后肢中趾趾端浸入硫酸溶液

（4）在脊蛙右大腿背侧剪开皮肤，于股二头肌和半膜肌之间分离出坐骨神经，剪断其小分支，在坐骨神经下穿两根丝线作双结扎，在两结扎线之间剪断坐骨神经，将脊蛙右后肢中趾趾端浸入硫酸溶液，观察有无屈腿反射发生。

（5）以连续电脉冲刺激右侧坐骨神经中枢端，观察两侧后肢反应。

（6）用金属探针破坏蟾蜍脊髓后，以连续电脉冲刺激右侧坐骨神经中枢端，观察两侧后肢反应。

（7）以连续电脉冲刺激右侧坐骨神经外周端，观察同侧后肢的反应。

（8）直接电刺激暴露的右腿腓肠肌，观察同侧后肢的反应。

（9）将结果记录于表 6-8。

表 6-8　屈腿反射反射弧分析结果

刺激部位	有无屈腿反射
左后肢中趾趾端（皮肤完整）	
左后肢中趾趾端（无皮肤）	
右后肢中趾趾端（皮肤完整）	
右后肢中趾趾端（切断同侧坐骨神经干）	
右侧坐骨神经中枢端	
右侧坐骨神经中枢端（破坏脊髓）	
右侧坐骨神经外周端	
右腿腓肠肌	

注意事项

1.剪去颅脑部时，位置应当适宜，太高会导致部分脑组织保留，可能会出现自主活动；太低则会伤及上部脊髓，可能使上肢的反射消失。

2.每次用硫酸溶液浸没趾尖的深度、范围及时间应尽量保持一致，以防条件不同造成实验结果的误差。

3.用硫酸刺激趾尖出现屈腿反射后，应立即用清水洗去脚趾上残留的硫酸，以防烧灼脚趾皮肤感受器。

4.分离坐骨神经时位置应尽量靠上，其分支应尽量剪除，以免影响实验结果。

5.电刺激时强度不宜过强，否则造成电流扩散，引起广泛的肌肉收缩，产生实验假象。

思考题

1.通过本实验阐述反射弧的完整性与反射活动之间有哪些关系？

2.从本实验中如何证实坐骨神经是混合神经，即其中既有传入纤维又有传出纤维？

（南华大学　胡　弼）

第八节　药物剂量对药物作用的影响

实验目的

1.掌握小白鼠的捉拿和腹腔注射方法。

2.熟悉药物剂量对药效的影响。

3.了解翻正反射。

实验原理

巴比妥类药物具有中枢神经抑制作用，并且在一定范围内可随剂量的增大而呈现出明显的药效变化。戊巴比妥钠随使用剂量的增大依次出现镇静、催眠、抗惊厥、麻醉和死亡效果。

实验对象

小白鼠。

实验器材与药品

天平，大烧杯或鼠笼，1ml 注射器，0.2%、0.3%、0.4%（质量分数）戊巴比妥钠注射液。

实验步骤及观察项目

取小白鼠三只，编号1、2、3，称重，观察小白鼠的正常活动（翻正反射），再分别腹腔注射。甲鼠：0.2% 戊巴比妥钠 0.1ml/10g。乙鼠：0.3% 戊巴比妥钠 0.1ml/10g。丙鼠：0.4% 戊巴比妥钠 0.1ml/10g。观察并比较小白鼠的活动情况、翻正反射消失及恢复时间，将结果填入表 6-9。

表 6-9　不同剂量对药物作用的影响

鼠号	体重（g）	药物浓度	给药剂量	翻正反射消失时间	翻正反射恢复时间	维持时间
1		0.2% 戊巴比妥钠				
2		0.3% 戊巴比妥钠				
3		0.4% 戊巴比妥钠				

注意事项

1. 称重应准确，做好标记，给药浓度应与其相符合，并分别使用不同的注射器，剂量应准确。

2. 翻正反射情况判断：提起小鼠尾巴，将小白鼠腹部朝上放在台面上，小白鼠立即翻正过来，说明翻正反射存在。如翻正反射减弱或消失说明小白鼠的活动状况差。

思 考 题

以戊巴比妥钠为例说明药物剂量对药物作用的影响，并简述临床用药应注意的问题。

（长沙医学院　唐　亮）

第九节　给药途径对药物作用的影响

实验目的

1. 掌握家兔肌内注射和耳缘静脉注射法。
2. 掌握小白鼠腹腔注射、灌胃和皮下注射法。
3. 熟悉给药途径对药物作用的影响。

实验原理

药物发生作用快慢除与药物脂溶性有关，还与给药途径有关，即便是同一种药物，不同的给药途径发生作用快慢也有差异。

戊巴比妥钠属于巴比妥类镇静催眠药。凡能促进和维持近似生理睡眠的药物称为催眠药。仅能消除烦躁，恢复平静情绪的小剂量催眠药称为镇静药。戊巴比妥钠对中枢神经系统可产生普遍性抑制作用，随着剂量的增加，其中枢神经抑制作用逐渐增强，依次表现为镇静、催眠、抗惊厥和麻醉。过量使用可抑制延髓呼吸中枢和血管运动中枢，以至麻痹致死。

实验对象

家兔、小白鼠。

实验器材与药品

电子天平、磅秤、注射器、0.3%戊巴比妥钠注射液、3%戊巴比妥钠注射液、75%乙醇棉球。

实验步骤及观察项目

（一）家兔戊巴比妥钠不同给药途径对药物作用的影响

1. 取家兔2只，称重并编号，观察正常活动，呼吸情况和翻正反射。
2. 以0.3%戊巴比妥钠注射液1.0ml/kg分别给甲兔从耳缘静脉注射，乙兔肌内注射。
3. 观察并比较两兔药物的潜伏时间，持续时间及呼吸抑制程度，将结果填入表6-10。

表6-10　戊巴比妥钠不同给药途径对药物作用的影响（家兔）

编号	体重(g)	给药途径	剂量（ml）	药物潜伏时间（min）	药物维持时间（min）	呼吸抑制程度
甲		肌内注射				
乙		耳缘静脉注射				

（二）小鼠戊巴比妥钠不同给药途径对药物作用的影响

取体重接近的小鼠 3 只，称重并编号，观察正常活动情况及翻正反射，然后用 0.3% 戊巴比妥钠溶液 0.1ml/10g，分别以不同的途径（甲鼠灌胃、乙鼠皮下注射、丙鼠腹腔注射）给药，观察并比较三鼠注射戊巴比妥钠后药物的潜伏时间、持续时间及呼吸抑制程度，将结果填入表 6-11。

表 6-11　戊巴比妥钠不同给药途径对药物作用的影响（小白鼠）

编号	体重（g）	给药途径	剂量（ml）	药物潜伏时间（min）	药物持续时间（min）	呼吸抑制程度
甲		灌胃				
乙		皮下注射				
丙		腹腔注射				

注意事项

1. 家兔耳缘静脉注射速度宜缓慢，以免抑制呼吸。
2. 家兔静脉注射结束后应立即做翻正反射并记录其消失时间。

思考题

给药途径不同，对药物产生的作用有什么影响？请举例说明。

（长沙医学院　唐　亮）

第七章 人体实验

第一节　红细胞凝集现象与人 ABO 血型鉴定

实验目的

1. 掌握 ABO 血型的测定方法。
2. 熟悉 ABO 血型的分型依据。

实验原理

根据红细胞膜表面有无 A 抗原和（或）B 抗原，将血型分为 A、B、AB、O 型四种。可利用红细胞凝集试验，通过正反定型准确鉴定 ABO 血型。所谓的正向定型是指用标准抗 A、抗 B 血清来测定红细胞上有无相应的 A 抗原和（或）B 抗原；所谓的反向定型，是指用标准的 A 型、B 型红细胞来测定血清中有无抗 A 抗体和（或）抗 B 抗体。

实验对象

人。

实验器材与药品

双凹玻片（或载玻片）、一次性采血针、牙签、75% 乙醇棉球、标准血清。

实验步骤及观察项目

1. 取一干燥洁净的双凹玻片，在左、右上角标好"A""B"字样，于 A、B 角分别滴入抗 A、抗 B 标准血清 1 滴。
2. 人指尖采血　用 75% 的乙醇溶液消毒指尖和采血针，待乙醇挥发后采血。用干燥洁净的牙签两端各蘸取 1 滴血液，分别与以上两种标准血清混匀（切勿混用），室温下静置几分钟，肉眼观察或在低倍显微镜下观察凝集反应。
3. 结果判定　如果红细胞聚集成团，即使经振荡或轻轻搅动亦不散开，为发生凝集现象；

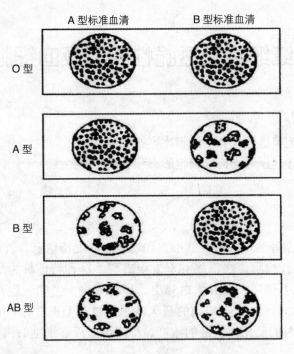

图 7-1　ABO 血型的判定

若红细胞散在均匀分布或虽似成团，但一经振荡即散开，则为未凝集或"假凝集"。按图 7-1 所示判定血型。

注意事项

1. 所用器材必须干燥清洁、防止溶血，凝集和溶血的意义一样。为避免交叉污染，建议使用一次性器材。标准血清从冰箱取出后，应待其平衡至室温后再用，用毕后应尽快放回冰箱保存。

2. 加试剂顺序：一般先加血清，然后再加红细胞悬液，以便核实是否漏加血清。

3. 取血不宜过少，以免影响观察。采取血液后要迅速与标准血清混匀，以防血液凝固。

思 考 题

如果只知 1 人为 A 型血，请设计无标准血清的情况下测知全班人血型的方案。

（长沙医学院　王　燕）

第二节　红细胞渗透脆性实验及血细胞比容测定

实验目的

1. 掌握测定红细胞渗透脆性和血细胞比容的方法。
2. 熟悉细胞外液渗透压对维持红细胞形态和功能的重要性。

实验原理

正常红细胞生活在等渗环境中，其形态和功能可以维持稳定。若将红细胞悬浮于低渗盐溶液中，则水分进入红细胞使之膨胀甚至发生破裂，这种特性称为红细胞的渗透脆性。当有一定量的红细胞发生破裂，血红蛋白释出，称为溶血。当红细胞开始出现部分溶血时的氯化钠溶液浓度，称为该血液红细胞的最大渗透脆性值（正常为 0.40%～0.46%）；当红细胞开始出现完全溶血时的氯化钠溶液的浓度，称为该血液红细胞的最小渗透脆性值（正常为 0.32%～0.36%）。

血细胞比容即红细胞占全血容积的百分比。将抗凝血放在有容积分刻度的玻璃管中离心，使红细胞下沉压紧，但不改变每一个红细胞的正常形态，由此可求得红细胞在全血中所占的容积百分比。

实验对象

家兔。

实验器材和药品

试管架、10ml 小试管（6 支）、2ml 移液管（2 支）、吸管、吸耳球、棉签（若干）、毛细滴管、分血管、滤纸（若干）、1% 氯化钠溶液、蒸馏水、75% 乙醇。

实验步骤

1. 红细胞渗透脆性实验

（1）配制各种浓度的低渗盐溶液：取洁净小试管 6 支，依次编号排列在试管架上，分别用 2 支 2ml 移液管向各小试管内加入 1% 氯化钠溶液和蒸馏水，混匀，配制成 0.9% 至 0.25% 6 种不同浓度的氯化钠溶液，如表 7-1 所示。

表 7-1 不同浓度氯化钠溶液的配制

试管编号	1	2	3	4	5	6
1% 氯化钠溶液（ml）	0.9	0.6	0.5	0.4	0.35	0.25
蒸馏水（ml）	0.1	0.4	0.5	0.6	0.65	0.75
氯化钠浓度（%）	0.9	0.6	0.5	0.4	0.35	0.25

（2）依次向 6 支小试管内分别加入兔的抗凝血 1 滴，血滴的大小要尽量保持一致，将试管夹在两掌心迅速搓动，使血液与氯化钠溶液充分混匀。静置 1h 后，根据混合液的颜色和透明度进行观察。所出现的现象可分为下列 3 种：①试管内液体完全成透明红色，说明红细胞全部破裂，称为完全溶血；②试管内液体下层为混浊红色，而上层出现透明红色，表示部分红细胞破裂，称为部分溶血；③试管内液体下层为混浊红色，上层无色透明，说明红细胞完全没有破坏。

（3）记录红细胞的最大渗透脆性值和最小渗透脆性值。

2. 红细胞比容的测定

（1）用毛细滴管吸取 10ml 试管中的抗凝全血，全后将滴管插入分血管的底部，慢慢将滴管内的血液放入分血管内，其内不可有气泡混杂，逐渐抽出毛细滴管，精确地装到刻度 10cm 处（余者可用滤纸吸去），然后离心（3000转/分，30min）。

（2）取出分血管仔细观察。下段深红色血柱为红细胞沉积所致，上段无色或淡黄色液体为血浆；两段之间，有一灰白色的薄层，为白细胞和血小板。读取下段红细胞沉降柱，乘以 10 即为红细胞比容数。例如，读数为 4.2cm，4.20 × 10=42 表示 100ml 全血中红细胞比容占 42%，即为血细胞比容值。

（3）记录所读数值，然后再离心一次（3000转/分）。如果与前次记录相同，表示红细胞被压紧，此即血细胞比容值。如在离心后，红细胞表面为一斜面，则应垂直静置分血管 3～5min，待红细胞表面平坦后，再读取结果数值，或取倾斜部分的平均值。

注意事项

1. 配制不同浓度的氯化钠溶液时应力求准确、无误。
2. 向试管内滴加血液应迅速、准确。各管加血量应相同，加血时持管角度应一致。
3. 测定红细胞比容实验中，读取红细胞柱高度时不可将白细胞、血小板层计入。
4. 各滴管、吸管、试管均勿混用，应标明号数。
5. 使用玻璃器皿时，应小心轻放，以免损坏。
6. 所有玻璃器皿要求干燥、清洁，以避免溶血，用完后及时清洗干净。

思考题

临床输液时为何要采用等渗溶液？

（长沙医学院　邱会利）

第三节 人体手指甲皱微循环的观察

实验目的

1. 掌握观察人体手指甲皱微循环的方法。
2. 了解微循环的组成及功能。

实验原理

微循环是血液与组织之间进行物质交换的场所。微循环的特点有：①量多而长，壁薄而细；②压力低，压差小；③总截面大，血流速度慢。微循环的功能有：①物质交换；②调节血流与血量。

观察人体微循环的部位有十余处，在无创条件下，可观察人手指甲皱微循环、舌微循环、球结膜微循环。人手指甲皱皮肤的微循环组成比较简单，甲皱表面为鳞状上皮覆盖，其中有真皮突起形成的乳头，每个乳头区有 1~2 支毛细血管，呈祥状称为毛细血管。它由输入支、祥弓和输出支组成。输入支的血液主要来自指动脉的分支（弓形动脉），输出支流出的血液则汇流到乳头下静脉丛。甲皱微循环观察的深度可达乳头下静脉丛水平。由于甲皱微循环表皮薄，透光性好，微血管表浅，易于观察，操作方便，设备简单，被测者无创、无痛苦，因此，特别适用于临床对患者作连续动态观察，是临床观察微循环最常用的部位。

实验对象

人。

实验器材与药品

体视显微镜、LG-A 型冷光源（高压汞灯 + 隔热材料）、显微摄像头、手指固定槽、计算机、多媒体、香柏油、乙醇棉球、秒表。

实验步骤及观察项目

一、测前准备

1. 室内安静，空气流通，室温 22~25℃，相对湿度 70% 左右。
2. 受测者洗手后取坐位，手与心脏同高度。测前休息 15~30min，消除紧张情绪。检查前 1h 不吸烟，不吃东西。
3. 连接好显微镜、冷光源、显示屏后，开通电源，调至工作状态，校正测试仪，冷光源预热 10min，照明角度为 45°，照明方向逆向手指侧方向，让光聚焦于观测部位。

二、检测方法

1. 在受测者左手无名指甲皱皮肤处滴香柏油 1～2 滴（提高透明度，减少皮肤散射），将受测手指放在手指固定槽内。

2. 用体视显微镜（6×10 倍）观察手指甲皱皮肤微循环。正常人手指甲皱微循环成"发夹"形，每个视野可见 5～8 个管袢，管袢长度为 200±50μm，输出支比输入支粗。

三、观察项目

1. 毛细血管袢

①形状：正常呈"倒 U"形（"发夹"形，图 7-2），分为输入支、袢弓、输出支。正常形态比例≥60%。异常时，交叉≥30%，变形≥10%，或正常＜60%。见于风湿病、高血压、糖尿病。全异常表示 95% 有心脏病。

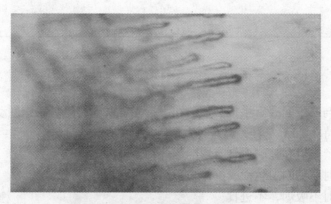

图 7-2　甲皱微循环示意图

观察时，从标志血管起，对 10 根血管袢的外形进行分类，并计算出正常管袢与异常管袢的百分比。

②数目：正常 5～8 个／视野。连续数 3 个视野，取其平均值。减少时见于感染、出血、低血压；增多时见于长期缺氧、肺源性心脏病。

③管径：正常时输入支：输出支 =1：1.5～2.0。输入支变窄，见于肾病、高血压；输出支变窄见于风湿性心脏病、贫血；输出支变宽见于高血压、高黏滞综合征。

④清晰度：正常整齐、均匀、清晰。异常时模糊、紊乱、充血不足或消失，见于感染、冷热刺激、过敏、月经期。

⑤袢长度：正常时 200±50μm。增长时（400μm）见于高血压，缩短时（100μm）见于休克、低血压。

2. 毛细血管的血流动态

①血色与渗出：观察血色是鲜红、暗红还是紫色，管袢是否有血液渗出或液体渗出。正常血色为鲜红，管袢无渗出现象。血色过深见于缺氧、肺源性心脏病、休克、窒息，过浅见于严重贫血。

②血流速度：手持秒表，计算一组红细胞或透明血浆柱自管袢输入支的起始点，流经管袢，至输出支基底部所需时间，连测 3 次取平均值。

正常人流速为 1s 左右，增快见于运动、高血压早期、感染早期，减慢见于高脂血症、高黏滞综合征，停流见于低血压、脱水、高黏滞综合征。

3. 毛细血管袢功能观察　用冰块放在手指上后，再观察上述微循环指标。将结果记录于表 7-2 中。

表 7-2　人手指甲皱微循环的观察结果

观察项目	常温	低温
形状		
数目		
管径		
清晰度		
袢长度		
血色		
有无渗出		
血流速度		

注意事项

1. 取坐位，手与心脏同高。手指必须放在手指固定槽内，以免手指颤动。
2. 室温尽量保持在 25℃左右，温差过大影响实验结果。
3. 检测前一天禁服对心脏、血管有影响的药物。
4. 检测前一小时避免剧烈运动或重体力劳动。
5. 检测前一小时不吸烟，不进食。
6. 检测前休息 15～30min。
7. 注意女生月经期的影响。

思考题

如何理解"微循环通畅，百病不生；微循环障碍，百病之源"这句话？

（长沙医学院　邓雪英）

第四节　心音听诊

实验目的

1. 掌握心音听诊的方法。
2. 熟悉第一心音和第二心音的意义。

实验原理

心音是由心脏瓣膜关闭和心肌收缩引起的振动所产生的声音。用听诊器在胸壁前听诊，在每一心动周期内可以听到两个心音。第一心音：音调较低，历时较长，声音较响，是由房室瓣关闭和心室肌收缩振动所产生的。由于房室瓣的关闭与心室收缩开始几乎同时发生，因此第一心音是心室开始收缩的标志，其响度和性质变化，常可反映心室肌收缩强、弱和房室瓣膜的功能状态。第二心音：音调较高，历时较短，较清脆，主要是由半月瓣关闭产生振动造成的。由于半月瓣关闭与心室舒张开始几乎同时发生，因此第二心音是心室开始舒张的标志，其响度常可反映动脉血压的高低。

实验对象

人。

实验器材

听诊器。

实验步骤及观察项目

1. 确定听诊部位
（1）受试者解开上衣，取坐位。
（2）肉眼观察（或用手触诊）受试者心尖搏动位置与范围是否正常。
（3）确认心音听诊的各个部位。
（4）二尖瓣听诊区左锁骨中线第 5 肋间稍内侧，即心尖部。
（5）三尖瓣听诊区胸骨右缘第 4 肋间或胸骨剑突下。
（6）主动脉瓣听诊区第一听诊区为胸骨右缘第 2 肋间，第二听诊区为胸骨左缘第 3 肋间。
（7）肺动脉瓣听诊区胸骨左缘第 2 肋间（图 7-3）。

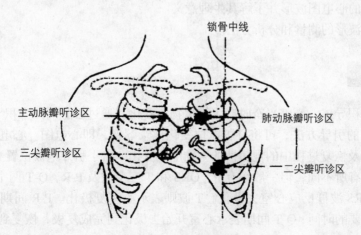

图 7-3　心音听诊部位

2.听心音

（1）检查者佩戴好听诊器，用右手的拇指、示指和中指轻持听诊器胸件，按二尖瓣、肺动脉瓣、主动脉瓣及三尖瓣听诊区按逆时针顺次进行听诊。在心前区胸壁上的任何部位皆可听到两个心音。

（2）在听诊心音的同时，用手指触诊心尖搏动或颈动脉搏动。根据两个心音的音调持续时间、间隔时间及与心尖搏动的关系，区分第一心音与第二心音。

（3）比较不同部位两心音的强弱。

注意事项

1.实验室内必须保持安静，以利听诊。

2.听诊器耳件应与外耳道方向一致。橡皮管不得交叉、扭结，切勿与它物摩擦，以免发生摩擦音影响听诊。

3.如呼吸音影响听诊，可令受试者暂停呼吸片刻。

思考题

1.描述不同听诊区两心音的听诊特点。

2.简述两心音的产生机制以及与心动周期的对应关系。

（长沙医学院　谭　珊）

第五节　人体心电图描记

实验目的

1.掌握人体心电图的描记方法。

2.熟悉正常的心电图波形并了解其生理意义。

3.了解心电波形的测量和分析方法。

实验原理

人体是个容积导体，心脏兴奋时产生的生物电变化，通过心脏周围容积导体传导到体表。如在体表按一定的引导方法，可将心脏电位变化记录下来，即心电图。心电图反映了心脏兴奋的产生、传播及恢复过程中的规律性的生物电位变化。由于引导电极位置和导联方式不同，心电图的波形可有所不同，但一般都有 P、QRS 和 T 三个波及 P-R、Q-T 两个间期。P 波代表心房去极化，QRS 波群反应心室去极化，T 波则表示心室复极化。P-R 间期为心房兴奋传导至心室兴奋所需要的时间；Q-T 间期表示心室开始去极化到完成复极，恢复到静息电位所需要的时间。

实验对象

人。

实验器材与药品

心电图机、导电糊、75％乙醇棉球、0.9％生理氯化钠棉球。

实验步骤及观察项目

1. 熟悉心电图机的使用方法。

2. 放置引导电极　受试者静卧于检查床上，放松肌肉，在手腕、足踝和胸前安放好引导电极（图7-4）。接上导联线。为了保证导电良好，可在放置引导电极部位涂放少许导电糊。导联线的连接方法是：红色 - 右手，黄色 - 左手，绿色（蓝色）- 左足，黑色 - 右足（接地），白色 -V_1，蓝色（绿色）-V_3，粉色 -V_5。

3. 记录各导联心电图观察该通道所显示的心电波形，待信号稳定后即可开始记录波形。在记录过程中，对于所发生的事件可作箭头标记。用此方法分别记录 Ⅰ、Ⅱ、Ⅲ、aVR、aVL、aVF、V_1、V_3、V_5 导联波形。

4. 心电图波形的测量和分析（图7-5）

（1）波幅的测量　当1mV的标准电压使基线上移10mV时，纵坐标每一小格（1mV）代表0.1mV。测量波幅时，凡向上的波形，其波幅自基线上缘测量至波峰的顶点；凡向下的波形，其波幅应从基线的下缘测至波峰的底点。

（2）时间的测量　心电图纸的走速一般分为25mm/s和50mm/s两挡，常用的是25mm/s，这时心电图纸上横坐标的每一小格（1mm）代表0.04s。

（3）波形的辨认　在心电图上辨认出P波、QRS波群、T波和P-R间期、Q-T间期，进行上述项目的分析。

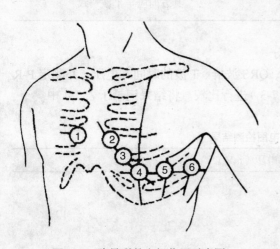

图7-4　胸导联的电极位置示意图

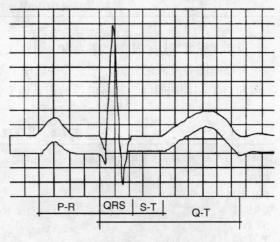

图7-5　正常人的心电模式示意图

5. 心率的测定　测定相邻的两个心动周期中的 P 波与 P 波的间隔时间或 R 波与 R 波的间隔时间，按下列公式进行计算，求出心率。如心动周期间的时间间距显著不等时，可将 5 个心动周期的 P-P 间期或 R-R 间期加以平均，取得平均值，代入公式：心率（beats/min）＝ 60/P-P 或 R-R 间期（s）。

6. 心律的分析　心律的分析包括主导节律的判定、心律是否规则整齐、有无期前收缩或异位节律出现。窦性心律的心电图表现是：P 波在 II 导联中直立，在 aVR 导联中倒置；P-R 间期在 0.12s 以上。在同一导联描记的心电图上，最长的 P-P 间期与最短的 P-P 间期之差超过 0.125s，称为窦性心律不齐。

表 7-3　心电图各波段正常值及其特征

名称	时间（s）	电压（mV）	形态
P 波	≤0.11	1、II、III：<0.25mV aVF、aVL：<0.25mV $V_1 \sim V_5$：<0.15mV V_1、V_2：双向时其总电压<0.2mV	I、II、aVF、$V_4 \sim V_5$：直立，aVR：倒置，aVL、$V_1 \sim V_3$：直立、平坦、双向或倒置
P-R 间期	0.12 ~ 0.20		
QRS 波	Q<0.04 总时间为 0.06 ~ 0.10	Q<1/4R（R 波为主的导联） R_{aVR}<0.5mV R_{aVL}<1.2mV R_{aVF}<2.0mV R_{V_1}<1.0mV；$V_{1R/s}$<1 R_{V_1}<2.5mV；$V_{5R/s}$>1 R_{V_1}＋S_{V_5}<1.2mV（男） R_{V_5}＋S_{V_1}<4.0mV（男），<3.5mV（女）	aVR 呈 Qr、IS 或 rSr'，V_1 呈 rS 型，V_5 呈 Rs、qRs、qR 或 R 型
ST 段		I、II、aVL、aVF、$V_4 \sim V_6$ 抬高不超过 0.1mV，压低不超过 0.05mV $V_1 \sim V_5$ 抬高不超过 0.3mV	
T 波		>1/10R（R 波为主的导联）	I、II、$V_4 \sim V_6$ 直立，aVR 倒置，III、aVL、aVF、$V_1 \sim V_3$ 直立、平坦或倒置
Q-T 间期	<0.04		
U 波	0.1 ~ 0.3	肢导联 0.05mV 心前导联 0.03mV	其方向应与 T 波一致

成年人正常窦性心律的心率为 60 ~ 100 次 / 分。

7. 心电图各波段的分析　测量 II 导联中 P 波、QRS 波群、T 波的时间和电压，并测定 P-R 间期和 Q-T 间期的时间，与各波段的正常值（表 7-3）进行比较。将结果记录于表 7-4 中。

表 7-4　II 导联心电图检测结果

观察项目	时间（s）	电压（mV）	形态
P 波			
P-R 间期			
QRS 波			
ST 段			
T 波			
Q-T 间期			

注意事项

1. 描记心电图时，受试者静卧，全身肌肉放松。
2. 室内温度应以 25℃为宜，避免低温时肌电的干扰。
3. 电极和皮肤应紧密接触，防止干扰和基线漂移。

思考题

1. 阐述正常心电图各波和间期的生理意义。
2. 为什么不同导联引导出来的心电图波形有所不同？

（长沙医学院 谭 珊）

第六节 人体肺通气功能的测定

实验目的

1. 掌握肺通气功能的测量方法。
2. 熟悉评价肺通气功能的常用指标。

实验原理

肺的主要功能是进行气体交换，呼吸气量的大小是反映肺通气功能的重要指标，与肺容量有关。肺可容纳的最大气体量称肺总容量，它由潮气量、补吸气量、补呼气量及残气量四部分组成。除残气量外，其余各部分气量可根据人体呼吸运动时所引起的呼吸气体压力波动，引起肺量计浮筒内气体量的相应变化而被测定，从而了解呼吸过程中肺容量的变化。

实验对象

人。

实验器材与药品

肺量计、记录纸、记录墨水、鼻夹、橡皮接口、钠石灰（吸收 CO_2 用）、75%乙醇。

实验步骤及观察项目

1. 肺量计的构造和使用方法 肺量计为 FJD-80 单筒肺量计（图 7-6），主要由一对套在一

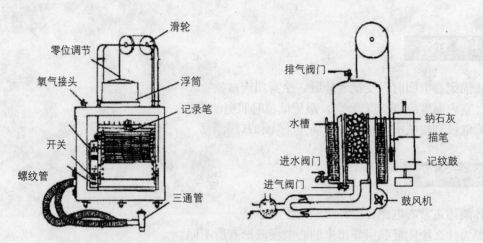

图7-6　肺量计的构造示意图
（左：正面观。右：侧面观）

起的圆筒组成。外筒是一层夹水槽，夹层中装满清水，筒的中央有进出两个通气管，远端有三通活门与外界相通。当活门开放时，呼吸气可经通气管进出肺量计，使倒置于水槽中的内筒随之上下移动，这时，经滑轮与内筒相对的平衡锤上安装的描笔便可在记录纸上记录出呼吸气量变化的曲线。

2. 观察项目　打开肺量计进气阀门，使筒内充灌 4～5L 空气，然后关闭阀门。受试者将经消毒处理过的橡皮接口放置口腔前庭内，以牙齿咬住接口上的两个突起。用鼻夹夹鼻或用手捏鼻。先将三通开关通向外界，练习用口呼吸后，再接通肺量计，进行各项测定（图7-7）。

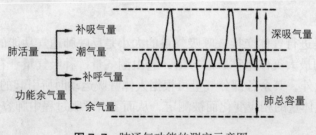

图7-7　肺通气功能的测定示意图

（1）潮气量　描记几次平静呼吸曲线，吸气量或呼气量的平均值即为潮气量。

（2）补吸气量　描记从一次平静吸气之末起，继续做一次最大限度吸气，所吸的气量即为补吸气量。

（3）补呼气量　描记从一次平静呼气之末起，继续呼气直至不能再呼为止的气量，即为补呼气量。

（4）肺活量　描记最大限度深吸气后所尽力呼出的气量，即为肺活量。肺活量是潮气量、补吸气量和补呼气量之和，它表示肺在一次活动中的最大通气范围。正常男性约为 3.5L，女性约为 2.5L，但易受年龄、身材大小、体力、胸廓和肺的弹性等因素影响。

（5）用力肺活量的测定　描记受试者做最大限度深吸气后，以最快速度尽力深呼气至不能再呼时的气量，并计算呼气后第 1s、第 2s 和第 3s 终末的呼气量各占肺活量的容量百分比。正常人分别为 83%、96% 和 99%（图 7-8）。

用力肺活量反映的是肺通气的动态功能，而肺活量只表示深呼吸时的气量，仅表示最大的呼吸幅度，故当肺部有阻塞性病变时，肺活量的测定由于不受时间限制可基本正常，但用力肺活量则常常减小，所以后者常作为评价肺通气功能的较好指标。

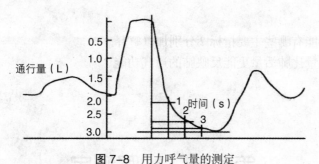

图 7-8　用力呼气量的测定

（6）肺通气量测定　每分通气量的大小在一定范围内取决于呼吸深度和呼吸频率。最大通气量的大小反映了单位时间内发挥全部通气量的通气能力，以此判定呼吸功能的潜在能力，估计一个人能进行多大运动量。正常人为 80～20L/min。

每分通气量：每分通气量（L/min）＝潮气量 × 每分钟呼吸频率

最大通气量：在 15s 内做最深最快呼吸，计算 15s 内的呼出气量或吸入气量，乘以 4，即为每分钟最大通气量（L/min）。

$$通气贮量百分比 = \frac{最大通量 - 安静通气}{最大通气量} \times 100\%$$

（7）将以上所测值记录于表 7-5 中。

表 7-5　肺通气功能各指标检测结果

观察项目	气体容量（ml）
潮气量	
补吸气量	
补呼气量	
肺活量	
用力肺活量	
每分通气量	
最大通气量	

注意事项

1. 实验前检查仪器是否漏水；肺量计内水的温度应与室温一致；水量不宜过多；呼吸活瓣方向不要装反；描笔位置要适当，避免呼吸时描笔无法下移或上移。

2. 实验时防止从鼻孔或口角漏气；根据不同的观察内容，调整记录纸的走纸速度。一般记录纸上一小格为 100ml，一纵格为 25mm。

3.实验完毕，在进行分析时应注意，肺量计测得的气体容量值并不等于实验气体容量。

4.根据测定时的气量和大气压，换算成体温、饱和水汽、大气压状态下的肺呼出的气体容量，即实际气体容量与气体容量换算分数。

思 考 题

1.反映肺通气功能有哪些主要指标？分别加以解释。

2.为何用力呼气量比肺活量更能反映肺的通气功能？

（长沙医学院　邓雪英）

第七节　视野测定

实验目的

1.掌握视野测定的方法。

2.熟悉视野计的构造和使用方法。

3.了解测定视野的意义。

实验原理

视野是指单眼固定注视正前方一点时该眼所能看到的空间范围，正常人的视野范围鼻侧与上侧较窄，颞侧与下侧较宽。各种颜色的视野也不一样，在相同条件下，白色视野最大，红色次之，绿色最小。

视野测定有助于了解视网膜、视觉传导通路及视觉中枢的功能。临床常用检查视野的方法来发现视网膜病变和帮助诊断视神经或视神经传导通路的疾病。

实验对象

人。

实验器材与药品

视野计，各色（白、红、绿）视标，视野测定图纸，铅笔。

实验步骤及观察项目

1.熟悉视野计构造和使用方法　视野计（图 7-9）是一个半圆形的金属弧，中心固定，可做 360° 旋转，在弧上标有角度（即半圆弧上各点与圆心连线以及半圆弧中心点与圆心连线的夹角），半圆弧中心的后部有标志半圆弧旋转角度的指针和分度盘。在半圆弧的圆心处有一固定眼位置的眼眶托，测定时下颌搁在托颌架上，眼眶下缘靠在眼眶托上，调节框架高度，使眼的位置处于圆心，并与弧中心点位于同一平面上，一只眼凝视弧中心的小镜，另一只眼遮住。光线从受试者后上方均匀射到视野计。

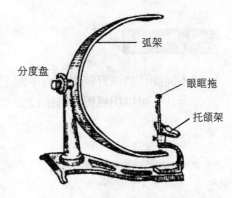

图 7-9 视野计

2. 测定视野 转动半圆弧架使呈水平位，检测者从 0° 一边的周边向中央慢慢移动白色视标，移到受试者刚能看到视标时，记下视标所处度数。再重复
1 次，求平均值，然后画在视野测定图上。依同样方法，测出 180° 边的视野值，并画在视野测定图上（图 7-10）。依次转动半圆弧架，每转动 45° 测 1 次，共操作 4 次得 8 个度数，将视野图上 8 个点依次连接起来，即得出白色视野范围。

用同样的方法测定红、绿两色的视野，画在同一测定图上（画时用不同颜色的铅笔或不同形式的线条表示出各种视野的范围）。

用同样的方法测出另一眼的白、红、绿色视野。

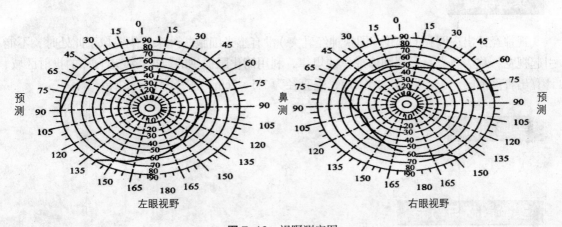

图 7-10 视野测定图

注意事项

1. 一般检查时不戴眼镜，戴眼镜可因镜框的遮挡而影响视野。

2. 头位不正会影响视野大小。

3. 在测定过程中，被测的眼睛始终应凝视弧中心的小镜，否则测定将不准确。

4. 测定一种颜色的视野后，要休息 5min 后再测另一种颜色的视野，以避免眼睛疲劳所造成的误差。

思 考 题

1.不同颜色的视野范围为何不同？为什么正常人的视野不呈圆形？
2.为什么可以用视野检查来检测和区分中心性视网膜炎和球后视神经炎？

（长沙医学院 戴爱萍）

第八节 盲点测定

实验目的

1.掌握盲点的测定方法。
2.熟悉简化眼的结构与成像原理。

实验原理

视神经穿出视网膜的部位（即视神经乳突）没有感光细胞，外来光线成像于此处时，不能引起视觉，称为盲点。根据物体成像的规律，利用简化眼提供的数据可找出盲点的投射区域，计算出盲点范围。正常盲点呈椭圆形，垂直径为 $7.5 \pm 2cm$，横径为 $5.5 \pm 2cm$。

实验对象

人。

实验器材与药品

铅笔、尺子、遮眼板、白纸、黑色视标。

实验步骤及观察项目

1.盲点投射区域的测定　将一张白纸贴在墙上，受试者站于纸前50cm处，先遮住一眼，在白纸上与另一眼平行的地方用铅笔画一"十"字记。令受试者注视"十"字，检测者将视标由"十"字中心向被测眼颞部缓缓移动。此时，受试者被测眼直视前方，不能随视标移动，当受试者刚好看不见视标时，在白纸上标记视标位置。然后将视标继续向颞侧缓缓移动，直至又看见视标时记下其位置。由所记两点连线之中心点起，沿着各个方向向外移动视标，找出并记录各方向视标刚能被看到的各点，将其依次相连，即可得一个椭圆形的盲点投射区。

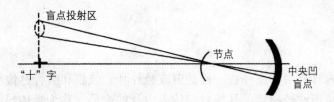

图 7-11 计算盲点与中央凹的距离及盲点直径示意图

2. 计算盲点参数 依据相似三角形各对应边成比例的定理，利用简化眼所提供的数据，可算出视网膜上盲点与中央凹的距离和盲点的直径。参看图 7-11 所示及下列公式：

$$\frac{盲点与中央的距离}{盲点投射区与"十"字的距离} = \frac{节点到视网膜的距离}{节点到白纸的距离}$$

3. 按以上方法测出另一眼的盲点，将结果记录于表 7-6。

表 7-6 双眼盲点测定结果

观察项目	左眼	右眼
横径（cm）		
垂直径（cm）		

注意事项

1. "十"字记应与被测眼在同一水平位置。
2. 测定盲点时，受试者被测眼一定要自始至终注视"十"字，不能随物标移动。

思 考 题

实验证明两眼球都有盲点，为什么我们注视物体时感觉不到盲点的存在？

（长沙医学院 戴爱萍）

第九节 声音的传导途径

实验目的

1. 掌握检查声音的气传导和骨传导的方法，并比较两种传导的异同。
2. 熟悉传导性耳聋（传音性耳聋）与神经性耳聋（感音性耳聋）的鉴别方法和原理。
3. 熟悉 Rinne 试验和 Weber 试验的方法。

实验原理

外界声波传入内耳有两种途径：一种是声波经外耳、鼓膜和听骨链传至内耳的途径，称为气传导；另一种是声波经颅骨、耳蜗骨壁传入内耳的途径，称为骨传导。正常人的气传导时间大于骨传导时间，临床上称为任内（Rinne）试验阳性，检测时将振动音叉的柄置于受试者一侧颞骨乳突处，受试者可听到音叉响声；当听不到声音时，立即将音叉移至同侧外耳道口处，则受试者仍可听到声音。反之，先置音叉于外耳道口处，当听不到声音时再将音叉移至乳突处，这时受试者也听不到声音。这说明正常人的气导时间比骨传导时间长；反之，若气传导时间小于骨传导时间，则为 Rinne 试验阴性，检测时用棉球塞住受试者外耳道口，重复上述试验，其结果正好与上述实验相反。这是因为用棉球塞住耳孔，使空气传导发生障碍，因此空气传导时间缩短。同时由于空气传导障碍，减弱了它对骨传导的干扰作用，即减弱了空气传导对骨传导的声音遮盖作用，故骨传导时间也就随之延长。所以当放在乳突处听不到声音的音叉立即移到外耳道口处时，受试者也不能听到声音；反之，在外耳道口处听不到声音的音叉立即移到乳突处，受试者又可重新听到声音。这种情况即表示空气传导时间比骨传导时间短。

由于传导装置障碍所产生的耳聋，称为传导性耳聋；而感音装置障碍所引起的耳聋，称为神经性耳聋。临床上用魏伯（Weber）试验来鉴别这两种耳聋。检测时将振动音叉的柄置于受试者的前额正中处，如两耳听到的声音强度相同，说明正常人的两耳声强感受相等，不表现偏向任何一侧。用棉球塞住受试者一侧外耳道，模拟传导性耳聋。重复上述操作，此时两耳听到的声音强度就不一样。塞棉球的一侧由于空气传导发生障碍，不能干扰骨传导，所以该侧的骨传导感受到的声音要比另一侧强，这种情况与传导性耳聋相似，称为 Weber 试验偏向患侧。神经性耳聋时的情况就不同，因患者内耳感音装置损伤，故健侧耳听到的声音较强，即 Weber 试验偏向健侧。

实验对象

人。

实验器材与药品

音叉（频率为 256Hz 或 512Hz）、75% 乙醇。

实验步骤及观察项目

1. 比较同侧耳的气传导和骨传导——Rinne 试验

（1）保持室内肃静，受试者取坐位，实验者右手执音叉柄，左手拇指和示指捏紧音叉两臂尖端，右手突然抽拉音叉，使其发生振动，立即将音叉柄置于受试者一侧颞骨乳突处，受试者此时可听到音叉响声，以后声音逐渐减弱。受试者刚刚听不到声音时，立即将音叉移至同侧外

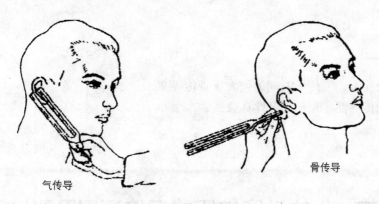

气传导

骨传导

图7-12 任内试验示意图

耳道口处（图7-12），检测受试者是否能重新听到响声。反之，先置音叉于受试者外耳道口处，当刚听不到响声时，再将音叉立即移至颞骨乳突处，检测受试者是否能听到声音。

（2）用棉球塞住受试者外耳道口，重复上述试验，其结果与前者有何不同。将结果记录于表7-7中。

表7-7 Rinne试验检测结果

观察项目	左侧	右侧	左侧（塞耳）	右侧（塞耳）
气传导				
骨传导				

2.比较两耳骨传导——Weber试验

（1）将振动的音叉柄置于受试者的前额正中处，比较两耳所听到的声音强度是否相同。

（2）用棉花球塞住受试者的一侧外耳道，重复上项操作。此时，比较两耳听到的声音强度的变化，并将结果记录于表7-8中。

表7-8 Weber试验检测结果

观察项目	左耳	右耳
声音强度		
声音强度（塞左耳）		
声音强度（塞右耳）		

注意事项

1.严禁采用在硬物上敲打音叉的方法使其振动发音，以防损坏音叉。

2.音叉振动方向应正对外耳道口，不能触及耳郭。

3.保持室内安静，尽量减少外界干扰。

思 考 题

1. 在正常情况下，气传导时间为何大于骨传导？
2. 如何鉴别传导性耳聋和神经性耳聋？

（长沙医学院　戴爱萍）

第十节　人体动脉血压的间接测量及影响因素

实验目的

1. 掌握间接测量人体动脉血压的原理和方法。
2. 熟悉人体肱动脉收缩压和舒张压的正常值。
3. 了解体位改变、运动负荷对动脉血压的影响。

实验原理

　　动脉血压（简称血压）是指动脉血管内的血液对于单位面积血管壁的侧压力，一般是指主动脉血压。由于主动脉血压不方便测量，而血压在大动脉中血压落差很小，通常通过间接测量上臂肱动脉压代表主动脉压。

　　间接法最常用的是听诊法。利用血压计的袖带在所测动脉外施加的压力的改变从而引起血管音的变化来测量血压。血液在血管内层流时一般不会有声音，如果血液流经狭窄处因形成湍流可发出声音。通过橡皮球将空气充入缠于上臂的袖带内使其压力超过收缩压时，完全阻断了肱动脉的血流，此时肱动脉的远端听不到任何声音，也触不到肱动脉脉搏。缓慢放气减低袖带内压力，当袖带内压力略低于收缩压的瞬间，少量血液在血压达到收缩压时冲过被压迫变窄的肱动脉，形成湍流，在肱动脉远端听到第一声音，并可触到肱动脉脉搏，此时袖带内的压力大致等于收缩压。继续放气，袖带内的压力越接近舒张压，通过的血流量也越多，血流持续时间越长，听到的声音也越清晰。当袖带内压力等于或稍低于舒张压的瞬间，血管形态逐渐恢复正常，血管内血液呈层流状态，听到的声音突然变弱或消失，此时袖带内的压力大致等于舒张压。

　　在运动时，由于心输出量及外周阻力的变化可影响动脉血压，但通过神经和体液调节可使循环机能发生一系列适应性的变化而改变收缩压和舒张压，维持血压的相对稳定。

实验对象

　　人。

实验器材

血压计、听诊器。

实验步骤及观察项目

1. 熟悉血压计的结构　血压计有两种类型，常用的是汞柱式血压计，另一种是弹簧式血压计。两种血压计都包括3部分。①检压计：汞柱式血压计的检压计是一个标有刻度的玻璃管，上端与大气相通，下端与水银储槽相通。②袖带：是一个外包布套的长方形橡皮囊，借橡皮管分别和检压计的水银槽及橡皮球相通。③橡皮球：是一个带有金属螺丝帽的球状橡皮囊，供充气和放气之用。

2. 听诊法测量血压

（1）让受试者取坐位，全身放松，前臂平放于桌上，肘关节轻度弯曲，手掌朝上。

（2）打开血压计，开启水银槽开关，松开橡皮球螺丝帽，驱出袖带内的残留气体，然后将螺丝帽旋紧。

（3）受测者静坐10min后，再将袖带平整地缠绕于上臂（袖带气囊部分对准肱动脉），袖带上缘的衣袖要宽松，袖带下缘至少距离肘弯横纹2cm，松紧以能伸进两手指为宜。

（4）将听诊器两耳件以正确方式塞入外耳道。

（5）手指触及肱动脉脉搏所在，将听诊器膜型体件不留缝隙地轻轻贴在上面，不可塞在袖带下。

（6）测量收缩压：用橡皮球将空气充入袖带内，使检压计水银柱逐渐上升直至听诊器内听不到任何声音时，继续充气使水银柱再上升20mmHg左右，随即松开气球螺丝帽，徐徐放气，观察水银柱匀速缓慢下降同时仔细听诊，突然听到第一次声响，水银柱所示刻度即代表收缩压。一般健康青壮年的收缩压为100～120mmHg。

（7）测量舒张压：继续缓慢放气，袖带内压力降到等于舒张压或者低于舒张压时，听诊音消失，此时水银柱显示的刻度即代表舒张压。一般健康青壮年的舒张压为60～80mmHg。

注：血压记录常以"收缩压/舒张压mmHg"表示。

3. 观察体位改变对血压的影响

（1）让被试者静卧5min以上，测量血压、脉搏3次，每次间隔2min。取平均值。

（2）改变体位：被试者由卧位至直立位，每隔几分钟测血压、脉搏一次，直至血压稳定为止。将测量结果按要求填入表7-9中。

表7-9　体位对动脉血压的影响

项目	静卧（改变体位前）	直立（改变体位后）				
		0min	3min	5min	10min	15min
血压						
脉搏						

4. 观察运动对血压的影响

（1）测量安静状态下的血压、脉搏 3 次，每次间隔 2min。取平均值。

（2）屈膝运动：被试者两腿稍分开，两手叉腰，以每 2s 一次的速度做下蹲起立运动 50 次。运动后立即测血压、脉搏，每分钟一次，直至恢复安静时水平。

（3）记录实验结果按要求将结果填入表 7-10。

表 7-10　运动对动脉血压的影响

项目	安静状态	运动后
血压		
脉搏		

注意事项

1. 室内务必保持安静。

2. 测血压前受试者需静坐放松，以消除运动和精神紧张对血压的影响。

3. 上臂中点、心脏在一个水平线上。

4. 听诊器膜型体件放在肱动脉搏动处，以接触良好为宜。

5. 袖带减压放气以每秒 2～3mmHg 速度为宜，过快过慢影响测量结果。

6. 每次测量应在半分钟内完成，否则因血液循环受阻手臂有麻木感。重复测血压时必须使检压计内水银柱下降至 "0" 后再充气。

7. 发现血压超过正常范围时，应让受试者休息 10min 后复测。

8. 左右肱动脉常有 5～10mmHg 的压力差，测血压时一般选取右侧更为适宜。

9. 血压计用毕应将袖带内气体驱尽，卷好，放置盒内，以防检压计玻璃管折断，并将水银调回水银槽后再关闭水银槽开关。

思 考 题

分析体位改变、运动负荷对血压影响的机制。

（长沙医学院　徐　倩）

第三篇

综合性实验

第八章 离体实验

第一节 神经干动作电位的引导及局部麻醉药作用的观察

实验目的

1. 掌握蟾蜍坐骨神经干标本的制备方法及神经干动作电位的记录方法。
2. 熟悉神经干动作电位波形产生的机制。
3. 了解局麻药对神经传导的影响。

实验原理

神经干由许多神经纤维组成，这些神经纤维的兴奋性以及传导兴奋的速度是不一样的，在记录神经干动作电位时采取的是细胞外记录法，即将两个记录电极放置在神经干的表面，记录的是神经干表面两点之间的电位变化（图8-1）。

在安静状态下，神经干里的神经纤维均处于内负外正的极化状态，在神经干的一端给予有效的刺激，在刺激处便产生兴奋，并且兴奋会向两边呈不衰减性传导，当兴奋还没有传到电极A处时，A、B两点的神经纤维都处于静息状态，A、B之间的电位差为0，这时记录的是一条等电位线；当兴奋传到A处时，A处神经纤维的电位会发生倒转，A、B两点之间就会出现电位差，并且随着A处兴奋的神经纤维数目越多，A、B之间的电位差也会越来越大；当A处所有神经纤维都兴奋后，A、B两点之间的电位差达到最大，然后由于A处兴奋的神经纤维向着静息状态逐渐恢复，而B处还处于静息状态，此时A、B两点之间的电位差又会慢慢减小；当A处神经干完全静息后，而B处还处于静息状态，A、B之间的电位差恢复为0。当兴奋传到B处的神经干时，A、B两点之间又会出现电位差，电位变化与兴奋通过A处一样，但是方向相反。所以神经干动作电位的波形是双向动作电位（图8-2），包括一个上相波和一个下相波。如果两个引导电极之间的神经有损伤，兴奋只能通过第一个引导电极，不能通过第二个引导电极，则只能记录到上相波，称为单相动作电位。

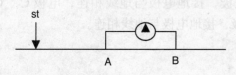

图8-1 神经干动作电位记录方法示意图

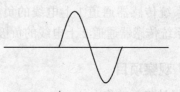

图8-2 神经干动作电位波形

由于神经干由许多神经纤维组成，它们的兴奋性高低不同，当电刺激神经干时，如果刺激强度小于神经干内所有神经纤维的阈值，则不会引起神经干产生兴奋，也记录不到其动作电位。如果增加刺激强度，当刺激强度高于某些神经纤维的阈值时，就会使部分神经纤维产生兴奋，可以记录到一波幅较小的动作电位，这种使神经干产生动作电位的最小刺激强度称为该神经干的阈强度。如果继续增加刺激强度，兴奋的神经纤维数量逐渐增多，神经干产生的动作电位的幅度逐渐增大，当刺激强度增大到高于神经干内所有的神经纤维的阈值时，所有的神经纤维都产生兴奋，这时神经干产生的动作电位的幅度达到最大，即使再增加刺激强度，神经干的动作电位的幅度也不再增加，这种使神经干产生最大动作电位的最小刺激强度称为该神经干的最大刺激强度。

实验对象

蟾蜍。

实验器材和药品

两栖类动物手术器械 1 套、RM6240 多道生理信号采集处理系统、金属探针 1 个、蛙板 1 块、蛙钉 2 枚、吸管 1 支、神经屏蔽盒 1 个、玻璃分针 1 个、丝线若干、注射器 1 个、林格液、利多卡因 1 支。

实验步骤及观察项目

（一）蟾蜍坐骨神经干标本的制备

1. 捣毁蟾蜍中枢神经系统　方法见实验"刺激强度、刺激频率对蛙骨骼肌与心室肌收缩的影响的同步比较"。

2. 分离坐骨神经　在骶髂关节水平以上 1cm 处用粗剪剪断脊柱，去掉头、前肢和内脏，将余下部分剥去皮肤，用林格液清洗干净，将余下的躯干和大腿一分为二。取一侧大腿腹面向上用蛙钉固定在蛙板上，用玻璃分针沿着神经沟找出坐骨神经的大腿部分，一直游离至腘窝，在腓肠肌两侧肌沟内找到胫神经和腓神经，分别进行分离直至踝关节，在腓神经和胫神经下穿线结扎，将坐骨神经干的中枢端也穿线结扎，然后剪断，去掉细小分支，将分离好的坐骨神经干放入盛有林格液的培养皿备用。

（二）连接装置

将神经干中枢端放置在屏蔽盒内刺激电极的一端，神经干应与各电极紧密接触。神经屏蔽盒外 S_1 和 S_2 分别连接 RM6240 系统传感器刺激输出电线的正极和负极，电极 C_1、C_2 连接 RM6240 系统传感器通道 1 上电线的负极和正极，接地电极与地线相连，电极 C_3、C_4 连接 RM6240 系统传感器通道 2 上电线的负极和正极，接地电极与地线相连。

（三）观察项目

1. 记录神经干动作电位

（1）打开 RM6240 多道生理信号采集处理系统软件，依次点击"实验""肌肉神经""神经干动作电位"。在"示波"菜单的下拉菜单中点击"开始示波"→"开始记录"。

（2）在刺激器对话框中选择"同步触发"，刺激模式设为"强度递增刺激"，强度设为"0V"，强度递增设为"0.01V"，点击"开始刺激"，开始实验观察。

（3）记录神经干的阈值和最大刺激强度，当神经干动作电位波幅达到最大时，点击"停止刺激"，停止记录，再点击工具栏的"区域测量"，测量动作电位的上相波和下相波波幅及整个动作电位的时程，保存实验结果。

2. 观察局麻药对神经传导的影响

（1）在两个记录电极之间放一浸有利多卡因的棉球，使蟾蜍麻醉。

（2）打开 RM6240 多道生理信号采集处理系统软件，依次点击"实验""肌肉神经""神经干动作电位"。在"示波"菜单的下拉菜单中点击"开始示波"→"开始记录"。

（2）在刺激器对话框中选择"同步触发"，刺激模式设为"单刺激"，强度设为最大刺激强度，点击"开始刺激"，观察动作电位的变化，并测量其波幅和波宽。

（四）记录结果于表 8-1

表 8-1　神经干动作电位的波形观察结果

观察项目	阈值（V）	最大刺激强度（V）	双相动作电位			单相动作电位	
			时程（ms）	上相波波幅（mV）	下向波波幅（mV）	时程（ms）	波幅（mV）

注意事项

1. 标本在制作过程中要注意经常滴加林格液，保持其活性，避免直接用手操作。

2. 标本制备完后，应置于装林格液的培养皿中浸泡 3～5min 备用。不能用自来水冲洗，以免影响其兴奋性。

3. 取神经干标本时须用镊子夹持神经干两端的结扎线，切不可用镊子直接夹持神经。

4. 神经干应与记录电极密切接触，尤其要与接地电极紧密接触，其两端不得接触屏蔽盒壁。当林格液滴加过多时，应用吸管吸掉，防止电极之间短路。

5. 不要把神经两端折叠在电极上，以免影响动作电位的大小及波形。

6. 用浸润林格液的滤纸条加大中间接地电极的面积，可以改善动作电位的图形。

7. 刺激强度应由弱趋强，不要过强，以免过强刺激伤害神经标本。

8. 神经屏蔽盒使用后应清洗干净并擦干，尤其是刺激电极和记录电极，否则残留盐溶液会腐蚀电极和导致导线生锈。

联系临床

在临床上，神经电生理检查是神经科最常用的一种检查手段，也是康复医学可靠而客观的评定方法，其中临床肌电图（Clinical EMG）就是电生理检查技术中的一种，利用肌电图，根据测定运动单位电位的时限、波幅、安静情况下有无自发电活动，以及肌肉大力收缩的波形及波幅，可以辨别肌肉病变是神经源性损害还是肌源性损害，确定神经系统有无损伤及损伤部位、程度、范围和预后。

思考题

1. 试述刺激强度与神经干动作电位之间的关系，是否与神经纤维动作电位"全或无"的特点相违背？为什么？
2. 记录电极之间的距离对神经干动作电位的波形的影响。

（长沙医学院　董　俊）

第二节　神经干兴奋传导速度和不应期的测定

实验目的

1. 掌握蟾蜍坐骨神经干标本的制备方法、神经干动作电位传导速度的测定方法、神经干兴奋后不应期的测定方法。
2. 熟悉神经干在一次兴奋后兴奋性的周期性变化及其机制。

实验原理

1. 神经干兴奋传导速度的测定　神经干产生兴奋后，兴奋会沿着神经干进行不衰减性传导，但是不同的神经干传导速度不同。根据速度的计算公式：$v=s/t$，其中 s（传导距离）为屏蔽盒上电极 C_1 到 C_3 或电极 C_2 到 C_4 之间的距离，而 t（传导时间）可以通过 RM6240 多道生理信号采集处理系统软件自动测量，故可计算出神经冲动在神经干上的传导速度。

2. 神经干兴奋后不应期的测量　神经纤维产生兴奋后，其兴奋性将发生规律性的变化，依次经过绝对不应期、相对不应期、超长期和低常期。在绝对不应期，神经纤维的兴奋性为0，无论给予多大的刺激，均不能使神经纤维产生动作电位。在相对不应期，神经纤维的兴奋性逐渐恢复，若给予阈上刺激，神经纤维可以产生动作电位，但是由于神经纤维的兴奋性没有完全恢复，故在相对不应期产生的动作电位的幅度较正常低。所以，为了测定神经干的不应期，需采用双脉冲刺激法。即先给予神经干一次一定强度的"条件刺激"（S_1），使神经干产生最大的动作电位，之后相隔一定的时间间隔，再给予一次同样强度的"测试刺激"（S_2），通过改变测试刺激与条件刺激之间的时间间隔，观察两次刺激产生动作电位的幅度来判断神经干的不应期。当 S_2 产生的动作电位的幅度与 S_1 产生的动作电位的幅度一样，说明此时 S_2 在 S_1 的不应期外，若缩短 S_1 和 S_2 之间的时间间隔，当 S_2 产生的动作电位的幅度低于 S_1 产生的动作电位的幅度，此时 S_1 与 S_2 之间的时间间隔为总的不应期（t_1），若继续缩短 S_1 和 S_2 之间的时间间隔，S_2 产生的动作电位的幅度会逐渐降低，当 S_2 产生的动作电位突然消失时，此时 S_1

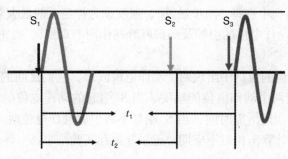

图8-3　神经干兴奋后不应期的测定

与 S_2 之间的时间间隔为绝对不应期（t_2），则相对不应期 $=t_1-t_2$（图8-3）。

实验对象

蟾蜍。

实验器材和药品

两栖类动物手术器械1套、RM6240多道生理信号采集处理系统、金属探针1个、蛙板1块、蛙钉2枚、吸管1支、神经屏蔽盒1个、玻璃分针1个、丝线若干、注射器1个、林格液。

实验步骤及观察项目

（一）蟾蜍坐骨神经干标本的制备

方法参见本章第一节"神经干动作电位的引导及局部麻醉药作用的观察"。

（二）连接装置

方法参见本章第一节"神经干动作电位的引导及局部麻醉药作用的观察"。

（三）观察项目

1. 测定神经干兴奋的传导速度

（1）打开RM6240多道生理信号采集处理系统软件，依次点击"实验""肌肉神经""神经干兴奋传导速度的测定"。在"示波"菜单的下拉菜单中点击"开始示波"→"开始记录"。

（2）在刺激器对话框中选择"同步触发"，强度设为神经干的最大刺激强度，测定方法参见实验"神经干动作电位的引导及局部麻醉药作用的观察"，点击"开始刺激"，开始实验观察。

（3）在软件界面的通道1、通道2窗口分别出现一动作电位波形后，点击菜单栏中的"分析"，选择"传导速度测量"，输入电极距离，点击"确定"，在屏幕底部即可显示出兴奋传导速度的计算结果，保存实验结果并将结果记录下来。

2. 神经干兴奋后不应期的测定

（1）打开RM6240多道生理信号采集处理系统软件，依次点击"实验""肌肉神经""神经干兴奋不应期自动测定"。在"示波"菜单的下拉菜单中点击"开始示波"→"开始记录"。

（2）在刺激器对话框中选择"同步触发"，强度设为神经干的最大刺激强度，测定方法参见本章第一节"神经干动作电位的引导及局部麻醉药作用的观察"，点击"开始刺激"，开始实验观察。

（3）在通道1所对应的窗口中出现两个动作电位波形，它们之间的时间间隔从20ms开始逐渐缩短，此时需比较两个动作电位的幅度，当S_2引起的动作电位的幅度刚刚开始减小时，记录波间隔即为总的不应期所需时间，当S_2刚好不再引起动作电位时，记录波间隔即为绝对不应期所需时间，然后计算出相对不应期。记录并保存实验结果。

（四）记录结果于表8-2

表8-2　神经干动作电位传导速度和不应期的测定

观察项目	传导速度（m/s）	绝对不应期（ms）	相对不应期（ms）

注意事项

1. 标本在制作的过程中要注意经常滴加林格液，保持其活性，避免直接用手操作。

2. 标本制备完后，应置于装林格液的培养皿中浸泡3～5min备用。不能用自来水冲洗，以免影响其兴奋性。

3. 取神经干标本时须用镊子夹持神经干两端的结扎线，切不可用镊子直接夹持神经。

4. 神经干应与记录电极密切接触，尤其要与接地电极紧密接触，其两端不得接触屏蔽盒壁。当林格液滴加过多时，应用吸管吸掉，防止电极之间短路。

5. 不要把神经两端折叠在电极上；以免影响动作电位的大小及波形。

6. 用浸润林格液的滤纸条加大中间接地电极的面积，可以改善动作电位的图形。

7. 刺激强度应由弱趋强，不要过强，以免过强刺激伤害神经标本。

8. 测量传导速度时，可适当加大刺激频率，以获得稳定的图像。

9. 神经屏蔽盒使用后应清洗干净并擦干，尤其是刺激电极和记录电极，否则残留盐溶液会腐蚀电极和导致导线生锈。

联系临床

神经传导速度（nerve conduction velocity，NCV）的测定是临床上检查周围神经病变常用的检测方法。通过NCV的测定能够发现周围神经病变的亚临床病灶，能区分是轴索损害还是髓鞘脱失，结合肌电图（EMG）还可以鉴别前角细胞、神经根、周围神经及肌源性损害等。

思考题

1. 如何计算神经干在单位时间（1min）内兴奋的次数？

2.神经干的传导速度与哪些因素有关?

（长沙医学院 董 俊）

第三节 理化因素与药物对离体小肠运动的影响

实验目的

1.学习哺乳动物离体器官的灌流方法。
2.通过实验观察某些理化因素对小肠平滑肌的收缩活动和紧张性的影响。

实验原理

消化道平滑肌兴奋性较低；有良好的节律性；具有一定的紧张性；并有很强的延展性。在实验室，消化道平滑肌在离体后，被置于适宜的环境中仍能进行节律性收缩。其对环境中一些理化因素，如温度、酸碱度、渗透压、一些特殊的无机盐离子、某些生物活性物质以及供氧和牵拉等变化敏感，这些条件的改变都可以使消化道平滑肌的收缩活动发生改变，而表现为收缩的频率、收缩的强度以及紧张性等方面发生改变。

实验对象

家兔。

实验器材和药品

HSS-1（B）型恒温浴槽（1个）、张力换能器（1个）、RM6240生理记录仪、铁支架（1个）、棉线（若干）、缝针（若干）、持针器（1个）、常用手术器械一套、木槌、滴管、培养皿（1个）、台氏液、1∶10 000肾上腺素、1∶10 000乙酰胆碱、5∶10 000阿托品、2%$CaCl_2$溶液、1mol/L NaOH溶液、1mol/L HCl溶液。

实验步骤及观察项目

（一）实验准备

1.恒温浴槽预热 开启电源加热，恒温工作点温度设定在38℃；将肌槽刷洗干净，加入台氏液至浴槽高度的2/3处；浴锅内加自来水，水浴加热烧杯内装有的台氏液。

2.标本制备 取禁食24h的健康家兔一只，一手提其后肢将动物倒置，另一手用木槌猛击家兔的头枕部使其昏迷，剪开腹部皮肤，沿腹白线剖开腹腔，并找出胃。找到胃幽门，以此为起点取20~30cm的肠管，并将该处的肠系膜沿肠缘剪去，再将拟取肠管两端用线结扎，于结扎线两端内侧剪断，取出肠段剪成2~4cm长的小段，置于38℃的台氏液中，轻轻漂洗，两端各系一根线（可用缝合针操作此过程），保存于 38℃ 左右的台氏液中。

3. 标本安装 当温度稳定在 38℃ 后，进行标本安装。取制备好的标本，一端系于浴槽内的标本固定钩上，另一端将结扎线系于张力换能器上。肠段勿牵拉过紧或过松，线必须垂直，勿与肌槽周围管壁接触，以免摩擦影响记录结果。

4. 记录小肠运动曲线 打开 RM6240 传感器电源，双击桌面 RM6240 图标，在实验菜单中找到并进入该实验项目，点击记录按钮，观察并且记录离体小肠的活动曲线。

（二）观察项目

1. 正常小肠运动曲线 观察离体小肠平滑肌收缩节律、波形和幅度。注意收缩曲线的基线升高，表示小肠平滑肌紧张性升高，收缩曲线下降，表示紧张性降低。

2. 肠运动曲线稳定后，向肌槽内台氏液中加入 1∶10 000 的肾上腺素 2 ~ 3 滴，观察记录肠段活动有何变化。待曲线发生变化后，记录下结果，冲洗肠段，即放掉槽中的台氏液，加入预先准备好的 38℃ 新鲜台氏液，重复更换 2 ~ 3 次台氏液，使肠段活动曲线恢复正常，再进行下一个实验。

3. 向肌槽内加入 1∶10 000 的乙酰胆碱 2 ~ 3 滴，观察其变化，待作用出现后，记录结果，同上法冲洗肠段。

4. 向肌槽内加入 5∶10 000 的阿托品 2 ~ 3 滴，2min 后，再加入 1∶10 000 的乙酰胆碱两滴，观察其变化，并与上一项结果比较。记录结果后，冲洗肠段，使肠段恢复正常。

5. 向肌槽内加入 1mol/L 的 NaOH 溶液 2 ~ 3 滴，观察其变化。记录结果后，冲洗肠段，使其恢复正常。

6. 向肌槽内加入 1mol/L 的 HCl 溶液 2 ~ 3 滴，观察其变化。记录结果后，冲洗肠段，使其恢复正常。

7. 将所有记录的实验结果填入表 8-3。

表 8-3 各种因素对离体小肠活动的影响

观察项目	紧张性	收缩频率	收缩幅度
加入 1∶10 000 肾上腺素溶液			
加入 1∶10 000 乙酰胆碱溶液			
加入阿托品后，再加入 1∶10 000 乙酰胆碱溶液			
加入 1mol/L NaOH 溶液			
加入 1mol/L HCl 溶液			

注：每一个步骤都应在 38℃ 恒温下进行。

注意事项

1. 加药前，应先准备好更换用的预热台氏液。

2. 上述药液加入量为参考剂量，效果不明显时，可以增补，但不宜一次加药量过多。

3. 每次实验项目效果明显后，立即更换台氏液，冲洗肠段，待肠段恢复稳定活动后，再观察下一实验项目。

腹泻是一种常见疾病，在这过程中，肠蠕动会加剧。腹泻分急性和慢性两类：急性腹泻发病急，病程在 2~3 周之内。慢性腹泻的病程在两个月以上或间歇期在 2~4 周内。引起急性腹泻的原因有很多，如感染、食物中毒、着凉等；慢性腹泻病因更加复杂，可能与寄生虫病、消化道肿瘤相关，必须引起警觉。

思 考 题

哺乳动物离体小肠平滑肌收缩活动与心肌收缩有何不同？

（长沙医学院　徐　倩）

第四节　离体肺顺应性的测定

实验目的

1. 掌握离体气管 - 肺标本的制备方法。
2. 学习离体肺顺应性的测定方法。
3. 分析肺弹性阻力与肺顺应性的关系。

实验原理

肺在外力作用下的扩张性，称为肺顺应性。顺应性等于肺弹性组织回缩力和肺泡表面张力形成的弹性阻力的倒数，即肺顺应性的大小与肺弹性阻力呈反变关系。也就是说，弹性阻力愈大，顺应性也就愈小，肺不容易扩张；相反，弹性阻力愈小，其顺应性就愈大，表示肺容易扩张。顺应性还可用单位跨肺压（肺泡与胸膜腔之间的压力差）引起的肺容量变化来表示肺顺应性大小，即：

$$肺顺应性（CL）= \frac{肺容量的变化（\Delta V）}{跨肺压的变化（\Delta P）}（L/cmH_2O）$$

本实验是在离体肺上进行的，通过分别向肺内注入空气和生理氯化钠溶液，测定并且描记出压力－容积曲线。由于注入空气时在肺泡内仍能形成液－气界面，注入生理氯化钠溶液时则此界面将会消失，因而记录到的两者的压力－容积变化曲线不相同。

实验对象

大白鼠。

实验器材和药品

RM6240 生理信号采集系统、压力换能器、三通管、哺乳动物手术器械 1 套、环钳 1 把、手套 1 付、铁支架及固定夹各 2 个、10ml 和 30ml 注射器各 1 支（连接一根 20cm 细塑料管）、培养皿或烧杯（200ml）1 个、丝线、生理氯化钠溶液、20% 氨基甲酸乙酯溶液、凡士林。

实验步骤和观察项目

1. 离体气管－肺标本的制备　取大白鼠一只，注入过量氨基甲酸乙酯溶液（2g/kg），造成动物麻醉致死。在胸前正中线纵行切开皮肤，在剑突下或肋膈角处剪开腹壁和横膈膜，使肺萎缩。用粗剪刀自膈肌切口处向上剪断两侧胸壁直至颈部，并将胸前壁除去，暴露气管、心和肺。用血管钳游离气管，于甲状软骨下方剪断逐渐向下分离并剪断与之相连的组织，将气管－肺标本从胸腔中取出，剪除心脏后放入有生理氯化钠溶液的培养皿中冲洗干净血迹。然后，将"Y"形气管插管插入气管内，用丝线结扎牢固。

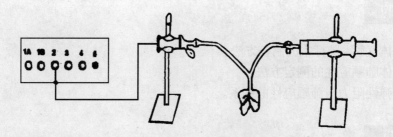

图 8-4　大鼠肺顺应性实验装置示意图

2. 连接实验装置　将气管插管连接在塑料三通管的一端，而塑料三通管的另外两端分别连接到压力换能器的三通阀和注射器上。为了防止漏气，必要时在连接处涂上凡士林（图 8-4），并且保持肺、压力换能器和注射器顶部在同一个水平面上。在压力换能器和与之相连的塑料管内注满生理氯化钠溶液，切不可注入肺内，再将压力换能器另一端通过导线与通道 1 相连。

3. 观察项目

（1）肺最大扩张容量的测定　用注射器抽取 30ml 气体，缓慢均匀的注入动物肺内，直到肺完全扩张，记录肺最大扩张容量，再将注入肺内的气体缓慢抽出。

（2）观察注气、抽气时的容积－压力关系　用注射器抽取 30ml 气体，一次向肺内注入最大肺扩张容量（已测知）的 1/5 的气体，用 10s 时间推完，待通道 1 基线基本稳定后，记录肺内压的数值。如此重复，直到肺叶充分扩张后，将肺内空气逐次抽出并记录肺内压。

（3）观察注入、抽出生理氯化钠溶液时肺的容积－压力关系　以肺最大扩张容量为根据，抽取一定量的生理氯化钠溶液，反复向肺内注入后抽出，使肺内的空气尽可能地排除干净，降低液－气界面。然后按上述方法，一次向肺内注入最大肺扩张容量 1/10 的生理氯化钠溶液，如此重复，直至肺叶充分扩张，再逐次将肺内的生理氯化钠溶液抽出，并记录肺内压。

（4）绘制肺顺应性曲线　以肺容量为纵坐标（ml），肺内压为横坐标（cmH₂O），分别绘制注入、抽出气体和注入、抽出生理氯化钠溶液时的静态肺顺应性曲线在同一坐标上，并取曲线最陡直的部分计算肺顺应性。

注意事项

1. 标本制备时勿伤及气管和肺。
2. 实验中倘若不慎造成某处漏气，用丝线将其结扎，但最大肺扩张容量必须重新测定。
3. 为了防止发生漏气，必须将各接头处连接好，并且严格密封。
4. 在注入和抽出气体或液体过程要保持匀速，使肺内压均匀变化，注入量也不能超过肺最大扩张容量，防止造成肺的破裂。

联系临床

当肺出现纤维化、水肿或由于肺泡表面活性物质减少导致肺泡表面张力增大时，都会引起肺的顺应性减小，弹性阻力增大，从而影响肺通气和肺换气。

思考题

1. 叙述注入气体和生理氯化钠溶液进入肺内时肺顺应性曲线的差异，并分析其产生机制。
2. 讨论肺泡表面活性物质减少和肺组织纤维化造成肺顺应性降低的机制。

（长沙医学院 王 燕）

第五节 离体蛙心灌流及某些离子、药物对离体蛙心活动的影响

实验目的

1. 学习离体蛙心灌流的方法。
2. 观察 Ca^{2+}、K^+、H^+ 等离子及其他因素对离体蛙心活动的影响。

实验原理

维持内环境的稳态，是细胞正常生命活动所必需的。当存在于细胞外液中的离子浓度发生变化时，细胞的正常功能活动也将会受到影响。本实验，一方面利用离体蛙心灌流技术，改变心肌细胞外液中的 Ca^{2+}、K^+、H^+ 等离子的浓度，从而观察心肌收缩性的变化，加深理解内环境稳态对维持细胞生理功能的重要意义。另一方面，心脏受交感神经和迷走神经的双重支配，其节后纤维分别通过释放的去甲肾上腺素（NE）和乙酰胆碱（ACh），以实现对心脏功

能的调节。肾上腺髓质分泌的肾上腺素（E）和去甲肾上腺素（NE），以及某些药物也能影响心脏的功能活动。因此，同时本实验在灌流液中分别加入 NE、E、ACh 和某些药物，观察其对心肌生理特性的影响，从而加深理解神经体液因素对正常心脏功能活动的调节以及药物对心脏的作用。

实验对象

蟾蜍。

实验器材和药品

蛙类手术器械、玻璃蛙心插管、铁支架、蛙心夹、张力换能器、RM6240 或 BL-420 多道生理记录仪、计算机、林格液、无钙林格液、3% 氯化钙溶液、1% 氯化钾溶液、1:10 000 去甲肾上腺素溶液、1:10 000 肾上腺素溶液、1:10 000 乙酰胆碱溶液、3% 乳酸溶液、2.5% 碳酸氢钠溶液、5% 洋地黄或 0.1% 毒毛花苷 G 溶液。

实验步骤和观察项目

（一）手术

1. 捣毁蟾蜍的脑和脊髓。

2. 暴露蟾蜍心脏　用蛙钉将蟾蜍仰卧位固定于蛙板上，用手术剪于胸前壁剪一个倒三角形窗口，然后剪开心包，暴露心脏。在腹侧面可以看到上方的两个心房和下方的心室。心室右上方连接着动脉圆锥，由此发出左右主动脉。将心脏向头端翻起，可见心房下方有静脉窦及与之相连的腔静脉。

3. 离体蛙心的制备　用玻璃分针分离与心脏相连的大血管，于左主动脉下方放置两根丝线，其余血管用丝线结扎，但不要误扎静脉窦，以免心搏骤停。然后将心脏恢复原位，结扎左主动脉远心端处的丝线。轻轻提起左主动脉远心端结扎线，用眼科剪于左主动脉近动脉圆锥处，剪开一个约为血管直径的 1/3 大小斜形切口。任其血液流出，并且用林格液冲洗干净，以防止血液凝固。将盛有林格液的蛙心插管经切口插入动脉血管内，直至动脉圆锥时稍向后退，在心室收缩时，沿心室后壁方向向下经主动脉口插入心室腔内。若插管内的液面随着心搏而上下移动，说明蛙心插管已进入心室。用近心端丝线结扎固定蛙心插管，并将扎好的丝线固定于蛙心插管的玻璃小钩上，以防止滑脱。小心提起蛙心插管和心脏，于血管结扎线远心侧剪断血管及相连的组织，将心脏离体出来。用吸管吸净管内液体，并加入新鲜的林格液。

（二）连接实验装置

1. 将蛙心插管固定于铁支架上。在心室舒张期，用蛙心夹夹住心尖，将蛙心夹上的丝线连接于张力换能器的连接孔上。

2. 将张力换能器输出线接于 RM6240 或 BL-420 多道生理记录仪。

3. 打开计算机，点击 RM6240 或 BL-420 生物信号采集系统图标，在出现的窗口内，点击"实验"，选择下拉菜单中的"循环"，再点击子菜单"离体蛙心灌流"。

（三）观察项目

1. 描记正常心搏曲线，观察心脏收缩的强弱（曲线的幅值）、心跳节律（曲线规律性）、心跳频率（曲线的密度）、心室舒张的程度（曲线的基线）。

2. 离子的影响

（1）吸干插管内的林格液，并加入无钙林格液，观察心搏曲线，出现变化时立即更换新鲜林格液，直至曲线恢复正常。

（2）加入1～2滴3%氯化钙溶液，观察心脏活动的曲线变化，待出现变化后迅速更换新鲜林格液，直至曲线恢复正常。

（3）加入1～2滴1%氯化钾溶液，观察心脏活动曲线变化，待出现变化后迅速更换新鲜林格液，直到曲线恢复正常。

3. 递质与激素

（1）加入1～2滴1:10 000去甲肾上腺素溶液，观察心脏活动曲线变化，待出现变化后迅速更换新鲜林格液，直到曲线恢复正常。

（2）加入1～2滴1:10 000肾上腺素溶液，观察心脏活动曲线变化，待出现变化后迅速更换新鲜林格液，直到曲线恢复正常。

（3）加入1～2滴1:10 000乙酰胆碱溶液，观察心脏活动曲线变化，待出现变化后迅速更换新鲜林格液，直到曲线恢复正常。

4. 药物的影响　加入1～2滴5%洋地黄或0.1%毒毛花苷G溶液0.1～0.2ml（1～2滴），观察心脏活动曲线变化，待出现变化后迅速更换新鲜林格液，直到曲线恢复正常。

5. 酸碱物质的影响

（1）加入1～2滴2.5%碳酸氢钠溶液，观察心脏活动曲线变化，待出现变化后迅速更换新鲜林格液，直到曲线恢复正常。

（2）加入1～2滴3%乳酸溶液，观察心脏活动曲线变化，待出现变化后迅速更换新鲜林格液，直到曲线恢复正常。并将结果记录于表8-4。

表8-4　各种因素对心脏收缩活动的影响

观察项目	收缩幅度	收缩频率
正常		
无钙林格液		
3% 氯化钙		
1% 氯化钾		
1:10 000 去甲肾上腺素		
1:10 000 肾上腺素		
1:10 000 乙酰胆碱		
5% 洋地黄或 0.1% 毒毛花苷 G		
2.5% 碳酸氢钠		
3% 乳酸		

注意事项

1. 蛙心夹夹住心尖部不宜过多，以免过度牵拉造成心室损伤。
2. 每次更换的林格液量要保持一致，同时插管内的液面不宜过高，以免加重心脏负担。
3. 随时在心脏表面滴加林格液，以保持湿润。
4. 每种试剂的滴管要专用，切不可交叉使用。
5. 蛙心夹丝线连接于张力换能器时，丝线不宜过紧或过松。

联系临床

　　肾上腺素可作用于心肌细胞的 β_1 受体，加强心肌收缩性，加速传导，加快心率，提高心肌的兴奋性，故可用于溺水、麻醉和手术过程中的意外、药物中毒、传染病和心脏传导阻滞等所致的心搏骤停。另外肾上腺素可激动 α 受体，收缩小动脉和毛细血管前括约肌，降低毛细血管的通透性；激动 β 受体改善心功能，缓解支气管哮喘；减少过敏介质释放，扩张冠状动脉，可迅速缓解过敏性休克的临床症状，为治疗过敏性休克的首选药。

思 考 题

1. Ca^{2+}、K^+、H^+ 分别对心脏的功能活动有什么影响？为什么？
2. 自主神经递质对心脏的功能活动有什么影响？为什么？

（长沙医学院　罗官莉）

第六节　血液凝固及药物的抗凝与促凝作用

实验目的

1. 测定不同条件下血液凝固的时间。
2. 了解影响血液凝固的因素。

实验原理

　　血液凝固是指血液由流动的液体状态变成不能流动的凝胶状态的过程。其实质是血浆中可溶性纤维蛋白原变成不溶性的纤维蛋白的过程。血液凝固是一系列复杂的酶促反应过程，需要多种凝血因子的参与。根据参与凝血反应的凝血因子和凝血酶原酶复合物形成途径的不同，可将血液凝固分为内源性凝血途径和外源性凝血途径。内源性凝血途径是指参与凝血的因子全部来自于血液本身，外源性凝血途径是指由来自于血液之外的组织因子（即凝血因子Ⅲ）暴露于血液中而启动的凝血过程。

本实验采用颈总动脉放血、取血的方法，血液几乎未与组织因子接触，可以认为是由血浆中的凝血因子启动了内源性凝血途径而激发的凝血过程。脑组织浸液含有丰富的组织因子，在血液中加入脑组织浸液可以观察外源性凝血途径的作用。血液凝固过程受多种因素的影响，除凝血因子可直接参与血凝过程外，还受温度、接触面光滑度及药物等的影响。

实验对象

家兔。

实验器材和药品

兔手术台、动物手术器械1套、动脉夹、秒表、动脉插管、20ml注射器、试管8支、50ml小烧杯2个、滴管、竹签1支、冰块、棉花、试管架、矿物油（液体石蜡）、肝素、草酸钾、生理氯化钠溶液、0.025mol/L $CaCl_2$、25%乌拉坦、脑组织浸液。

实验步骤及观察项目

1.动物取血

（1）麻醉与固定 用25%乌拉坦按4ml/kg的量采取耳缘静脉给药的方式麻醉动物。待动物麻醉后，将其仰卧位固定于兔台上。

（2）颈总动脉插管 剪去颈部兔毛，作一颈部正中纵向切口，分离一侧颈总动脉，远心端用线结扎，近心端用动脉夹夹闭，在结扎线下方剪一斜形切口，朝近心端方向插入动脉插管，予以结扎固定，以备取血之用。

2.实验观察

（1）血液凝固现象 观察纤维蛋白原在凝血过程中的作用。取动脉血10ml分别注入两小烧杯内，一杯静置，另一杯用竹签不断搅拌，2~3min后，用水洗净竹签上的血，观察有无纤维蛋白产生，血液是否发生凝固。

（2）将8支试管按表8-5备好，每支试管加血液2ml，即刻开始计时。每隔15s将试管倾斜一次，观察血液是否凝固，至血液成凝胶状不再流动为止。记下所历全程时间，此即为凝血时间。

3.实验结果 将实验结果填入表8-5中。

表 8-5 血液凝固及其影响因素的观察

试管编号	实验条件	实验结果	凝血时间
1	对照管（不加任何处理）		
2	用矿物油（液体石蜡）润滑整个试管内表面		
3	内放少许棉花		
4	置于有冰块的小烧杯中		
5	内加肝素 8U		
6	内加草酸钾 1~2mg		
7	内加脑组织浸液 0.1ml		
8	内加氯化钙 0.1ml		

如果加入肝素及草酸钾管不出现血凝，两管各加 0.025mol/L 的 $CaCl_2$ 溶液 2~3 滴，观察血液是否发生凝固？

注意事项

1. 判断凝血标准要力求一致。一般以倾斜试管达 45° 时，试管内血液不见流动为准。
2. 记录时间应力求准确。
3. 每支试管口径大小及采血量要大致相同。

联系临床

临床上出现的凝血障碍性疾病，一般分为先天性和获得性两类。先天性凝血障碍性疾病：血友病甲、乙、丙，血管性假血友病，凝血因子缺乏性疾病。获得性凝血因子缺乏：维生素 K 缺乏，肝病，抗凝药物治疗，弥散性血管内凝血（DIC），急性原发性纤溶，大量输注库存血，凝血因子抑制物质存在。血友病等先天性凝血因子缺乏所致的出血主要表现为创伤或手术后出血，皮肤、黏膜出血，严重者肌肉关节出血，形成单个的深部血肿。获得性凝血因子缺乏，常是联合因子缺乏，出血以鼻出血，牙龈、皮肤、消化道、泌尿道出血为主，也可为肌肉血肿，关节或颅内出血少见，伴原发病的临床表现，且有血小板减少、血管壁功能障碍或纤溶亢进。

思 考 题

1. 为什么有几管不凝？凝血的几管凝血时间为什么不尽相同？
2. 不凝的这几管能否设法使它恢复凝血？

（长沙医学院 杨 纲）

第七节　新斯的明对箭毒和琥珀胆碱肌松作用的影响

实验目的

1. 学习大鼠腓神经 - 胫前肌肉标本制备方法。
2. 观察新斯的明对除极化和非除极化肌松药作用的影响。

实验原理

新斯的明为可逆转性胆碱酯酶抑制剂，药物进入机体以后抑制胆碱酯酶对乙酰胆碱的代谢，使得乙酰胆碱在突触积聚，引起一系列的 M 样和 N 样表现。琥珀胆碱为除极化肌松药，能与肌肉效应器上的 N_2 胆碱受体结合，引起短暂的 N 样作用后维持较为持久的除极化作用，导致骨骼肌松弛。琥珀胆碱的代谢需要胆碱酯酶参与，所以新斯的明不仅不能拮抗其肌松作用，反而能够增强之。筒箭毒碱为非除极化肌松药，能够与肌肉效应器 N_2 受体结合，竞争性拮抗乙酰胆碱的 N 样作用，从而导致骨骼肌松弛。新斯的明可以拮抗其作用。

实验对象

大鼠（体重 150～200g）。

实验器材和药品

粗剪、手术剪、镊子、止血钳、玻璃分针、大鼠板、RM6240 系统、注射器（带针头，1ml、2ml）、铁架台、脱脂棉、纱布、棉线、0.005% 氯筒箭毒碱、0.03% 氯琥珀胆碱、0.01% 新斯的明、20% 乌拉坦、2% 盐酸普鲁卡因、生理氯化钠溶液。

实验步骤及观察项目

1. 安装调试好 RM6240 系统。点击进入 RM6240 系统，进入相应实验模块后，在左侧"选择"栏"显示刺激标注"中显示"强度"，点击"工具"栏中"记录"符号，开始记录。
2. 取大鼠一只，称重，腹腔注射 20% 乌拉坦 1.2～.5g/kg，麻醉后，将两前肢背位固定在大鼠板上，做好气管插管。从后肢距小腿关节正前方部向上剪开小腿皮肤，剪断距小腿关节前部横韧带，分离胫前肌肌腱，沿胫前分离胫前肌，在胫前肌肌腱处固定一根棉线，于远端切断肌腱，分离处胫神经，安装电极以备进行实验刺激，在髋关节后外侧约 0.5cm 处切开皮肤，暴露出一段坐骨神经，用浸有普鲁卡因的棉线，在坐骨神经干上做传导麻醉，1～2min 后，沿放置麻醉药部位将神经切断。
3. 前肌与电脑换能器相连，腓神经处安上保护电极，在整个实验过程每 5s 给一次单刺激，选择适当的刺激强度，记录给药前肌肉收缩曲线 3～5min。

4.腹腔注射 0.005% 氯筒箭毒碱（0.2mg/kg），待收缩振幅被抑制 50% 时，立即由舌下静脉缓慢注射 0.01% 新斯的明（0.1mg/kg）。

5.肌肉收缩恢复后，由腹腔注射 0.03% 氯琥珀胆碱（1.2～2.4mg/kg），待收缩振幅抑制 50% 时，立即舌下静脉注射缓慢注射 0.01% 新斯的明（0.1mg/kg）。并将结果记录于表 8-6。

表 8-6　新斯的明对箭毒和琥珀胆碱肌松作用的影响

观察项目	肌肉收缩幅度
氯筒箭毒碱 + 新斯的明	
氯琥珀胆碱 + 新斯的明	

注意事项

1.新斯的明注射不宜过快。

2.实验中注意观察大鼠呼吸情况，一旦呼吸受到严重抑制，应使用呼吸机进行人工呼吸。

联系临床

琥珀胆碱为临床上常用的骨骼肌松弛药，主要作用为手术前辅助麻醉，以减少麻醉药使用量，保证手术安全；筒箭毒碱亦可用于手术前辅助麻醉，但因其可引起重症肌无力、支气管哮喘和严重休克，临床已使用较少。

思 考 题

新斯的明对筒箭毒碱和琥珀胆碱的肌松作用各有什么影响？

（长沙医学院　娄　峥）

第八节　强心苷类药物的作用、中毒及解救

实验目的

1.观察强心苷对心脏的直接作用及其与 Ca^{2+} 的关系。

2.练习离体心脏的制备方法。

实验原理

强心苷是一类选择性增强心肌收缩力和影响心肌电生理特性的苷类化合物，由苷元和糖组成。常用药物有洋地黄毒苷、地高辛、去乙酰毛苷、毒毛花苷 K。

治疗量强心苷能选择性与心肌细胞膜上强心苷受体 Na^+-K^+, ATP 酶的 α 亚单位结合，轻

度抑制该酶活性（活性降低 20% ~ 40% ），使 Na$^+$-K$^+$ 交换受阻，细胞内 Na$^+$ 量增多，K$^+$ 量减少。由于 Na$^+$-K$^+$ 交换偶联着 Na$^+$-Ca^{2+} 交换，前者受抑制，后者成为主要交换方式，导致 Ca^{2+} 内流增加，肌质网摄取并储存 Ca^{2+} 量也增多；细胞内 Ca^{2+} 量增多，还能增强心肌细胞动作电位 2 相的 Ca^{2+} 内流，促进肌质网释放 Ca^{2+}。由于强心苷使心肌细胞内可利用 Ca^{2+} 量明显增多，使更多的 Ca^{2+} 在心肌兴奋 – 收缩耦联中发挥作用，从而导致心肌收缩力增强。

中毒量强心苷能重度抑制 Na$^+$-K$^+$, ATP 酶（活性降低 60% ~ 80% ），使细胞内 Na$^+$、Ca^{2+} 量增大，同时 K$^+$ 量明显减少。Ca^{2+} 量增加导致钙超负荷，诱发强心苷中毒。K$^+$ 量锐减，导致最大舒张电位或静息膜电位上移，自律性增高，传导减慢，易致快速型心律失常。故在临床用药时必须正确掌握给药剂量。

实验对象

蟾蜍。

实验器材和药品

蛙类手术器械 1 套、蛙心套管、蛙心夹、滴管、试管夹、张力传感器、铁支架、RM6240 系统、1ml 注射器、林格液、缺钙林格液（所含 CaCl$_2$ 量为一般林格液的 1/4，其他成分不变）、5% 洋地黄溶液（0.1% 毒毛花苷 K 溶液）、1% 氯化钙溶液。

实验步骤及观察项目

1. 制备离体心脏　取蟾蜍一只，捣毁脑脊髓，将其仰卧位固定在蛙板上，打开胸腔，并剪开心包膜，暴露心脏。从主动脉干下穿一线，打一松结备用。在主动脉左侧分支上剪一"V"形切口，将盛有林格液的蛙心套管插入主动脉，进入主动脉球后，即转向左后方，同时左手持镊子将主动脉向右前方轻轻提起，右手小指轻推心室，使套管插入心室，并可见套管内液面上下波动，扎紧备用的松结并固定于套管小钩上，吸取套管内血液和小凝血块，换入新鲜林格液，剪断结扎上端的主动脉，轻提套管及蛙心，在静脉窦和腔静脉之间结扎并剪断，使心脏游离。用林格液反复冲洗至溶液无色。将蛙心套管试管夹固定在铁支架上，用连接张力传感器的蛙心夹夹住心尖，并与生理记录仪相连。

2. 描记一段正常心脏收缩曲线。

3. 按下列顺序给药：①加入无钙林格液，观察心肌收缩的幅度及频率等变化；②再加入 5% 洋地黄溶液 0.1 ~ 0.2ml（0.1% 毒毛花苷 K 溶液 0.2ml ）观察心脏及曲线的变化；③加入 1% 氯化钙溶液 3 ~ 6 滴，观察心脏及曲线的变化。将结果记录于表 8-7。

表 8-7　强心苷对心脏的直接作用及其与 Ca^{2+} 的关系

观察项目	心肌收缩幅度	心肌收缩频率
无钙林格液		
5% 洋地黄		
1% 氯化钙		

注意事项

1. 标本制备是成功的关键，手术要细致，以免漏夜或过分牵拉。
2. 插管和冲洗心脏时避免气泡进入心脏。管道应保持通畅，防止扭曲。
3. 心脏表面经常滴加林格液，保持湿润。
4. 加入毒毛花苷溶液的剂量要准确，以免过量引起心脏毒性反应。

联系临床

强心苷在临床上主要用于治疗心力衰竭、心房颤动、心房扑动及阵发性室上性心动过速。临床有效量已达中毒量的 60%，故较易发生不良反应。因此，使用时应根据具体情况选择适当剂型、用量及给药方法，减少中毒的机会。在用药过程中应密切注意患者的反应，一旦出现中毒症状应立即停药。苯妥英钠和利多卡因等抗心律失常药对治疗强心苷引起的快速型心律失常非常有效。强心苷引起的窦性心动过缓及传导阻滞则使用阿托品治疗。

思 考 题

强心苷的治疗量与中毒量都很接近，中毒量与致死量也很接近，因此在使用强心苷前后应注意什么问题？一旦有中毒症状出现，应怎样处理？

（长沙医学院　鲍美华）

第九章 在体实验

第一节 刺激强度对蛙骨骼肌与心室肌收缩影响的同步比较

实验目的

1. 掌握电刺激肌肉的方法以及肌肉收缩的记录方法。
2. 熟悉刺激强度与骨骼肌和心室肌收缩之间的关系。
3. 了解刺激强度对骨骼肌和心肌收缩的影响的异同。

实验原理

1. 刺激强度对骨骼肌收缩的影响　一块骨骼肌是由许多肌纤维构成的，而这些肌纤维的兴奋性高低不同，当用电刺激骨骼肌时，如果刺激强度小于该块骨骼肌所有肌纤维的阈值，该骨骼肌不发生收缩反应，当逐渐增加刺激强度时，一旦刺激强度超过该块骨骼肌中某些肌纤维的阈值时，可引起少数肌纤维发生收缩反应，这种使骨骼肌发生最小收缩反应的有效刺激强度称为该骨骼肌的阈强度。继续增加刺激强度，随着刺激强度的加大，参加收缩反应的肌纤维数量逐渐增多，骨骼肌收缩的幅度也随之增大，当刺激强度增加到使该块骨骼肌中全部肌纤维都发生收缩时，则出现最大的收缩反应，即使再增加刺激强度，肌肉收缩的力量也不再随之加大。这种能使肌肉发生最大收缩反应的最小刺激强度称为该块骨骼肌的最适强度。

2. 刺激强度对心室肌收缩的影响　心肌细胞的结构与骨骼肌细胞不同，骨骼肌肌纤维之间是互相隔离的，一个肌纤维兴奋不会影响到其他肌纤维的兴奋，而心肌细胞之间有闰盘结构，闰盘上有缝隙连接，一个心肌细胞兴奋后可以通过缝隙连接使其他的心肌细胞产生兴奋，几乎没有潜伏期，所以心肌可以看作功能上的合胞体，这样可以使左右心房同时产生收缩，左右心室同时产生收缩，有利于心脏的泵血。当电刺激心室肌时，如果刺激强度小于心室肌细胞的阈强度，则不会使心室肌产生收缩，但是只要刺激强度达到心室肌细胞的阈强度就会使整个心室肌收缩，产生最大的收缩力量，所以心肌在收缩时具有"全或无的"特点。

实验对象

蟾蜍。

实验器材和药品

RM6240 多道生理信号采集处理系统、张力换能器 2 个、两栖类动物手术器械 1 套、蛙心夹 1 个、铁支架 2 个、双凹夹 4 个、电刺激器 2 个、吸管 1 支、林格液。

实验步骤及观察项目

（一）标本制备

1. 捣毁蟾蜍中枢神经系统　左手中指和环指夹住蟾蜍的前肢，拇指压背，示指按住蟾蜍头部的前端，使蟾蜍头部下俯，右手持金属探针在蟾蜍头部前端沿正中线由前往后触划，当触到有一凹陷的地方即为枕骨大孔所在部位，将金属探针由此垂直刺入枕骨大孔，针头折向前方插入颅腔，左右搅动，捣毁脑组织，然后将探针退回至刺入点的皮下，针尖倒向后方，插入脊椎管捣毁脊髓，当蟾蜍出现肌肉松弛，呼吸消失，表示蟾蜍的中枢神经系统完全破坏。

2. 制备在体腓肠肌标本　将蟾蜍仰卧位用蛙钉固定在蛙板上，剪开蟾蜍小腿皮肤，用玻璃分针分离腓肠肌及肌腱，在肌腱下穿线结扎，并剪断肌腱。

3. 制备在体蛙心标本

（1）暴露心脏　用镊子提起胸部剑突下的皮肤，剪一小口，然后向左右两侧锁骨外侧方向剪开并剪去皮肤，剪出一倒三角形的窗口，按同样的方法剪开胸壁肌肉，以及两侧锁骨，并将肌肉、胸骨等去掉，再用眼科镊轻轻夹起心包膜，用眼科剪将其剪开，暴露心脏。

（2）观察心脏结构　见第四章第七节"离体蛙心标本的制备"。

（3）结扎房室沟　为阻断静脉窦的兴奋传递，在心房与心室之间用一丝线结扎，心室舒张时用蛙心夹夹住心尖约 1mm。

（二）连接装置

1. 将腓肠肌肌腱上的结扎线系在一张力换能器的弹片上，调整张力换能器的高度，使连线不紧不松，肌肉自然拉直，该张力换能器的另一端与 RM6240 多道生理信号采集处理系统的传感器的通道 1 相连，将刺激电极搭在腓肠肌上，紧贴腓肠肌的表面。

2. 将蛙心夹的丝线系在另一张力换能器的弹片上，调整张力换能器的高度，使连线不紧不松，该张力换能器的另一端与 RM6240 多道生理信号采集处理系统的传感器的通道 2 相连，将另一刺激电极搭在心室肌上，紧贴心室肌的表面。

（三）观察项目

1. 打开 RM6240 多道生理信号采集处理系统软件，在"示波"菜单的下拉菜单中点击"开始示波"→"开始记录"。在左边"选择"栏"显示刺激标柱"中选择"强度"（图 9-1）。

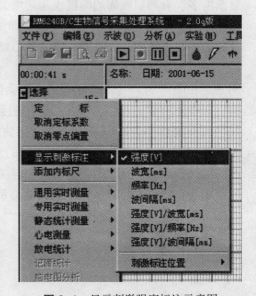

图 9-1　显示刺激强度标注示意图

2.在"刺激器"对话框中选择刺激模式"强度递增刺激"、强度设为0V、强度增量设为0.1V,其余参数不变,点击"开始刺激"进行实验观察。当骨骼肌收缩不再增大时,马上点击"停止刺激",保存实验结果。找出骨骼肌和心室肌的阈强度、最适强度。并将结果记录于表9-1。

表 9-1 刺激强度对骨骼肌和心室肌收缩的影响的比较

观察项目	阈强度(V)	最适强度(V)
骨骼肌		
心室肌		

注意事项

1.在制备在体腓肠肌标本和蛙心标本时,应经常在标本表面滴加林格液保持其湿润。
2.刺激电极应与肌肉表面密切接触。
3.每次刺激时间不宜过长,以保持标本的兴奋性。

联系临床

心肌收缩之所以呈现"全或无"式,主要是因为心肌细胞之间有缝隙连接。当心肌处于病理条件下,如出现缺血-再灌注、肥厚、衰竭,或者当机体由于高胆固醇或患有糖尿病而引起心肌损伤的条件下,心肌细胞的缝隙连接可以发生重塑,导致缝隙连接的电与化学脱偶联,从而容易引发心律失常。

思考题

刺激强度对骨骼肌和心室肌收缩的影响有何异同?为什么?

(长沙医学院 董 俊)

第二节 刺激频率对蛙骨骼肌与心室肌收缩影响的同步比较

实验目的

1.掌握电刺激肌肉的方法以及肌肉收缩的记录方法。
2.熟悉刺激频率与骨骼肌和心室肌收缩之间的关系。
3.了解刺激频率对骨骼肌和心肌收缩的影响的异同。

实验原理

1.刺激频率对骨骼肌收缩的影响 当骨骼肌受到一次有效刺激时，肌肉会发生一次等长或等张收缩，称为单收缩，单收缩的全过程可分为潜伏期、收缩期和舒张期。若给予骨骼肌一连串有效刺激，可因刺激频率不同，骨骼肌呈现不同的收缩形式。如果刺激频率很低，即相邻两个刺激的时间间隔大于单收缩的总时程，骨骼肌则出现一连串彼此分开的单收缩。若逐渐增大刺激频率，使后一个刺激总是落在前一个刺激引起的肌肉收缩的舒张期，肌肉收缩会出现舒张不完全，呈现锯齿状的收缩波形，称为不完全强直收缩。若再增大刺激频率，使后一个刺激总是落在前一个刺激引起的肌肉收缩的收缩期，肌肉将处于持续的收缩状态，看不出舒张的痕迹，称为完全强直收缩。由于刺激频率的增加，导致细胞内 Ca^{2+} 浓度升高持续的时间逐渐延长，故在一定范围内，在其他因素不变时，肌肉的收缩幅度随着刺激频率的增大而增大。

2.刺激频率对心室肌收缩的影响 心室肌在受到一次有效刺激时也会产生一次等长或等张收缩，但是由于心室肌兴奋后有效不应期比较长，相当于整个收缩期和舒张早期，所以当心室肌受到一连串有效刺激时，只有当后一刺激落在前一个刺激引起的心室肌收缩的舒张中晚期时，才能使心室肌再次产生兴奋和收缩，所以心室肌不会出现完全强直收缩。

实验对象

蟾蜍。

实验器材和药品

RM6240 多道生理信号采集处理系统、张力换能器 2 个、两栖类动物手术器械 1 套、蛙心夹 1 个、铁支架 2 个、双凹夹 4 个、电刺激器 2 个、吸管 1 支、林格液。

实验步骤及观察项目

（一）标本制备

步骤同实验"刺激强度对蛙骨骼肌与心室肌收缩影响的同步比较"。

（二）连接装置

步骤同实验"刺激强度对蛙骨骼肌与心室肌收缩影响的同步比较"。

（三）观察项目

1.打开 RM6240 多道生理信号采集处理系统软件，在"示波"菜单的下拉菜单中点击"开始示波"→"开始记录"。在左边"选择"栏"显示刺激标柱"中选择"频率"（图 9-2）。

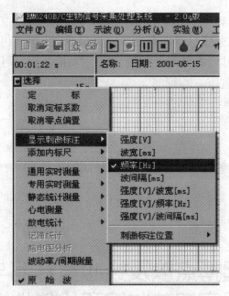

图 9-2　显示刺激频率标注示意图

2. 在"刺激器"对话框中选择刺激模式"频率递增刺激"、强度设为按照实验"刺激强度对蛙骨骼肌与心室肌收缩影响的同步比较"中的方法得到的最适强度，频率增量设为 1Hz，其余参数不变，点击"开始刺激"进行实验观察。待骨骼肌出现完全强直收缩后，点击"停止刺激"→"停止记录"，保存实验结果。找出使骨骼肌和心室肌出现不完全强直收缩和完全强直收缩的频率。将结果记录到表格中（表 9-2）。

表 9-2　刺激频率对骨骼肌和心室肌收缩的影响的比较

观察项目	骨骼肌	心室肌
不完全强直收缩（Hz）		
完全强直收缩（Hz）		

注意事项

1. 在制备在体腓肠肌标本和蛙心标本时，应经常在标本表面滴加林格液保持其湿润。
2. 刺激电极应与肌肉表面密切接触。
3. 每次刺激时间不宜过长，以保持标本的兴奋性。

联系临床

心室肌细胞的有效不应期很长，相当于收缩期和舒张早期，所以如果在心室肌收缩的舒张中晚期，即正常窦房结传来兴奋之前，受到一次额外的有效刺激，心室肌可以提前出现一次收缩，在临床上称为室性期前收缩（ventricular extrasystole），也称室性过早搏动（ventricular premature beats,VPBs），简称室性早搏，是一种最常见的心律失常。正常人也可以出现，发生室性早搏的机会会随着年龄的增长而增加。当发生心肌炎、心肌缺血、心肌缺氧或麻醉、手术等均可以使心脏受到机械、电、化学性刺激而发生室性早搏。电解质紊乱，精神刺激，过量烟、酒、咖啡也可以诱发室性早搏。当发生室性早搏时，患者可以感到心悸不适，当发作频繁时，可以导致心输出量减少，若此时还伴有左心室功能减退，则可以出现晕厥，如果发作时间持续过长，还可能出现低血压、心绞痛。

思 考 题

刺激频率对骨骼肌和心室肌收缩的影响有何异同？为什么？

（长沙医学院　董　俊）

第三节　蛙心起搏点以及蛙心室舒缩与心电图同步记录观察期前收缩和代偿性间歇

实验目的

1. 观察正常蛙心起搏点及心脏各部分自律性高低。
2. 掌握蛙类手术器械使用和操作技能以及在体蛙心搏曲线记录方法。
3. 利用心搏曲线和心电图同步观察电刺激在体蛙心室引起的期前收缩与代偿间歇。

实验原理

　　人和其他哺乳类动物的心脏特殊传导系统都具有自动节律性，一般而言，窦房结的自律性最高，故窦房结被称为哺乳动物的心脏起搏点。但是在蛙和其他两栖类动物的心脏组织中，由于没有窦房结，而其静脉窦的自律性最高，故两栖类动物心脏正常起搏点是静脉窦。正常情况下，静脉窦先产生兴奋，该兴奋依次通过心脏的特殊传导系统传到心房和心室引起心房和心室产生兴奋，接着产生收缩。

　　心肌细胞每兴奋一次，其兴奋性依次会经历有效不应期、相对不应期和超常期的周期性变化。与神经细胞和骨骼肌细胞相比，心肌细胞的有效不应期特别长，相当于整个收缩期和舒张早期，在此期间，无论给予心肌细胞多大的刺激都不能再次引起心肌细胞产生兴奋和收缩，故心肌不会像骨骼肌那样发生完全强直收缩，而始终进行着收缩和舒张交替进行的活动，从而可以保证心脏泵血功能的正常进行。在正常情况下，正常起搏点产生的每次兴奋传到心房和心室时，心房肌和心室肌前一次兴奋的不应期均已结束，使整个心脏按照正常起搏点的节律进行活动。但是如果在有效不应期后，下一次正常兴奋传来之前，若额外给予心室一次有效刺激，便可在下一次正常窦性节律到达心室之前，提前产生一次兴奋与收缩，分别称为期前兴奋（premature excitation）和期前收缩（premature systole）。期前兴奋也有自身的有效不应期，在期前兴奋后正常起搏点的兴奋传导心室时，如果正好落在期前兴奋的有效不应期内，则该次正常下传的兴奋将不能引起心室的兴奋和收缩，即形成一次兴奋和收缩的"脱失"，须待下一次正常兴奋传来时才引起兴奋和收缩。故在期前兴奋后往往会出现一段较长时间的心室舒张期，称为代偿间歇（compensatory pause），然后恢复窦性节律。但是当窦性节律较慢时，下一次正常兴奋也可以在期前兴奋的有效不应期结束后传到心室，此时将不会出现代偿间歇。在心电图中，QRS 波代表心室去极化的过程，故当心室出现期前兴奋时，在心电图中也会提前出现一次 QRS 波，称为期前收缩，故用心电图也可以记录心室的期前收缩和代偿间歇。

实验对象

蟾蜍。

实验器材和药品

RM6240 系统、张力换能器、蛙类手术器械一套、蛙心夹、铁架台、刺激电极、心电图记录电极、计时器、滑轮、双凹夹、滴管、培养皿、丝线若干、林格液。

实验步骤及观察项目

1. 观察蛙心起搏点

（1）暴露心脏 取蟾蜍一只，用金属探针捣毁其大脑和脊髓，将其仰卧固定于蛙板，在剑突下用镊子提起腹部皮肤，用组织剪剪一小切口，然后向左右两侧锁骨外侧方向剪开并剪去皮肤，使之呈倒三角形"▼"，按同样的方法将肌肉、胸骨等剪掉，再用眼科镊轻轻夹起心包膜，用眼科剪将其剪开，暴露心脏。

（2）观察心脏结构 从心脏的腹面可以看到一个心室，其上方有左右两个心房，房室之间有房室沟。心室右上方有一动脉圆锥（动脉球）和左右主动脉干（图 9-3a）。心脏背面可见两心房的下端有与两心房相连的静脉窦（图 9-3b）。心房和静脉之间有一半月形白色条纹称窦房沟。静脉窦与前后腔静脉相连。

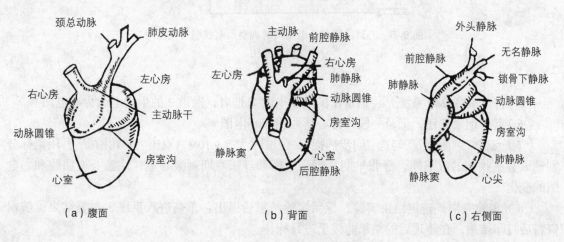

图 9-3 蛙心外形结构图示意图

（3）观察心搏过程　仔细观察静脉窦、心房、心室收缩顺序并分别记录它们的搏动频率。在左右主动脉干下穿一丝线，再用玻璃分针将心尖翻向头端，暴露心脏背面。然后将主动脉干下的那根线在窦房沟处结扎，以阻断静脉窦和心房之间的传导，此为斯氏第一结扎（图9-4 Ⅰ），观察并记录各部分搏动频率的变化。待心房、心室恢复跳动后，再取一丝线在房室沟做第二次结扎，此为斯氏第二结扎（图9-4 Ⅱ），阻断房室之间的传导后，记录心房搏动频率。待心室恢复跳动后记录心室的搏动频率。将记录结果填入（表9-3）中。

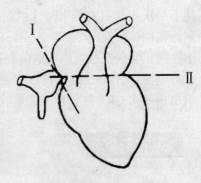

图9-4　斯氏结扎部位
Ⅰ：第一结扎　Ⅱ：第二结扎

2.利用心搏曲线和心电图同时观察期前收缩与代偿间歇

（1）待心房、心室恢复正常跳动后，在心舒张期用蛙心夹夹住心尖约1mm备用。

（2）将蛙心夹的丝线绕过滑轮缚于张力换能器的弹片上，调整松紧度，张力换能器另一端连于 RM6240 系统通道 1。

（3）模拟二导联，将心电图电极连接在蛙肢体上，另一端连接 RM6240 系统通道 2。

（4）将刺激电极紧贴心室表面，刺激电极的另一端插入 RM6240 系统的刺激输出孔（图9-5）。

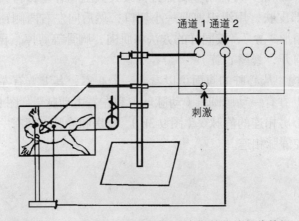

图9-5　心搏曲线和心电图同时观察期前收缩与代偿间歇装置示意图

（5）打开 RM6240 系统，将通道 1 的生物电改为张力，通道 2 的生物电改为心电图。

（6）点击记录按钮，记录一段正常心搏曲线和心电图。

（7）点击"刺激器"，勾选"同步捕捉"，强度改为 5～10V，点击"开始捕捉"，用鼠标分别选取心室收缩的收缩期，舒张早期，舒张中期和舒张晚期刺激心室，注意心搏曲线和心电图的变化。

（8）实验完毕，选定结束实验，保留实验结果后退出，重新进入系统，重显结果，剪辑资料后打印结果。在整理后的结果曲线上进行标注。

表 9-3　实验结果记录表

项目	频率（次/分）		
	静脉窦	心房	心室
对照			
第一结扎			
第二结扎			

注意事项

1. 结扎位置要准确且线要扎紧。第一结扎时不能扎到静脉窦；第二结扎只能扎房室沟，不能扎心房或心室。
2. 要待心房心室恢复搏动后再行第二结扎。
3. 蛙心夹夹住心尖时，一定要在心室舒张期夹。
4. 刺激电极应与心室密切接触，切勿将刺激电极直接刺入心脏。
5. 整个实验过程随时滴加林格液以保持心脏活性。

联系临床

期前收缩又名早搏，是指窦房结以外的异位起搏点提前发出冲动，是临床上最常见的心律失常。产生机制包括折返激动、触发活动、异位起搏点的兴奋性增高。根据异位搏动发生的部位，又可分为房性、交界性和室性期前收缩，其中以室性期前收缩最为常见。临床上心肌病、缺血、缺氧、麻醉和手术均可使心肌受到机械、电、化学性刺激而发生室性期前收缩。洋地黄、奎尼丁、三环类抗抑郁药中毒发生严重心律失常之前常先出现室性期前收缩。电解质紊乱、精神不振，过量烟、酒、咖啡亦能诱发室性期前收缩。

思考题

1. 临床上哪些疾病可能导致室性期前收缩？
2. 一旦出现期前收缩就要用药物治疗吗？为什么？

（长沙医学院　杨　纲）

第四节　减压神经放电、动脉血压的调节及药物的影响

实验目的

1. 学习家兔动脉血压直接描记法。
2. 学习家兔减压神经放电的记录方法。

3. 观察减压神经放电频率与动脉血压之间的关系，以加深对压力感受性反射的理解。

4. 观察某些神经体液因素以及肾上腺素和乙酰胆碱拟似药与阻断剂对动脉血压的影响。

实验原理

动脉血压的形成主要取决于心脏泵血、外周阻力和循环血量3个方面。凡影响上述过程的因素，均能影响动脉血压。动脉血压主要受神经、体液因素的调节。通常情况下，动脉血压发生波动时可通过压力感受器反射维持其相对稳定。当动脉血压升高或降低时，主动脉弓和颈动脉窦压力感受器受到的刺激增加或降低，相应的传入冲动也随之增多或减少，压力感受器反射便会增强或减弱，以调节动脉血压的相对稳定。兔的主动脉弓压力感受器的传入神经在颈部自成一束，与迷走神经伴行，称为减压神经。减压神经是传入神经，当主动脉弓处血压升高时，主动脉管壁被扩张，减压神经传入冲动频率增多。反之，传入冲动频率减少。此外动脉血压还受某些体液因素和药物的影响，例如肾上腺素和乙酰胆碱拟似药与阻断药，可通过作用于心血管的相应受体，引起心血管的功能发生相应改变，从而影响动脉血压。

实验对象

家兔。

实验器材和药品

RM6240 多道生理记录仪、哺乳动物手术器械1套、婴儿秤、兔手术台、压力换能器、三通阀、塑料动脉插管、保护电极、引导电极、铁支架、固定夹、动脉夹、注射器（1ml、5ml、10ml 各1支）、25% 乌拉坦、0.5% 肝素、0.0001% 乙酰胆碱、0.05% 新斯的明、0.05% 阿托品、1∶10 000 肾上腺素溶液、1∶10 000 去甲肾上腺素溶液、0.005% 异丙肾上腺素溶液、1% 酚妥拉明。

实验步骤及观察项目

1. 实验准备

（1）仪器装置　减压神经放电通过引导电极连至记录仪的1通道。将压力换能器［注意有机玻璃内压力腔应充满矿物油（液体石蜡），无血液和气泡］固定于铁支架上，压力换能器的位置应大致与心脏在同一水平面上。然后将压力换能器连至记录仪的2通道，压力换能器的另一端与三通阀相连。刺激电极接于记录仪面板上刺激输出插孔。

（2）软件操作　开启电脑，点击桌面"RM6240 生物信号采集处理系统"图标进入系统；在"实验"下拉菜单中选择"减压神经放电、血压、心电同步实验"。

2. 动物准备

（1）麻醉　由家兔耳缘静脉缓慢推注 25% 乌拉坦（4ml/kg），密切观察角膜反射、痛觉、肌张力及呼吸变化，以免麻醉过深导致动物死亡。

（2）固定　将已麻醉的家兔仰卧位固定于手术台上。

（3）手术　剪去颈部手术野的兔毛，用手术剪于正中部位切开皮肤6~9cm，钝性分离皮下组织和肌肉，暴露气管及左右颈总动脉。先不破坏颈部血管神经鞘膜，观察其结构。在迷走神经（最粗）和交感神经（较细）之间最细的为减压神经。用玻璃分针轻轻分离左侧减压神经2~3cm，右迷走神经分离2~3cm，并分别在神经下穿线备用，分离左右颈总动脉2~3cm，其中左颈总动脉穿两根丝线，右颈总动脉穿一根丝线备用。

（4）动脉插管　拨动三通阀开关，使注射器端与动脉插管端相通，从注射器注入肝素溶液，使动脉插管内充满肝素溶液。将左颈总动脉远心端结扎，用动脉夹夹闭近心端，用眼科剪在尽可能靠近远心端结扎处作一斜行切口，将动脉插管向心方向插入动脉并结扎固定，将结扎线头在插管的橡皮圈上缚紧，以防插管滑脱。

（5）减压神经放电引导　轻轻提起减压神经下的丝线，并将其搭在引导电极上。

3.观察项目

（1）描记减压神经放电波形（图9-6）。

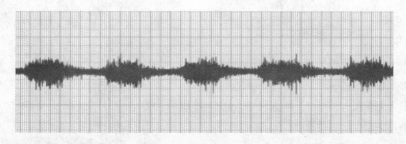

图9-6　减压神经放电

（2）描记正常血压曲线。拨动三通阀换向开关，使压力换能器与动脉插管相通，观察正常血压曲线。血压曲线可见一级波、二级波，有时可见三级波。一级波（心波）由心室舒缩引起的血压波动；二级波（呼吸波）由呼吸运动引起的血压波动；三级波不常出现，可能由于血管运动中枢紧张性周期性变化所致（图9-7）。

（3）牵拉同侧颈总动脉。手持左颈总动脉远心端结扎线，稍用力向心脏方向牵拉，持续5~10s（注意不要用力过猛，以免扯断血管），观察血压曲线和减压神经放电的变化。

（4）夹闭对侧颈总动脉。用动脉夹夹闭右颈总动脉10~15s（注意勿使动脉血管受到牵拉刺激），观察血压曲线和减压神经放电的变化。

（5）从耳缘静脉注射0.0001%乙酰胆碱0.5ml/kg，观察血压曲线和减压神经放电的变化。

（6）从耳缘静脉注射0.05%新斯的明0.2ml/kg，观察血压曲线和减压神经放电的变化。

（7）先从耳缘静脉注射0.05%阿托品，再紧接着注入0.0001%乙酰胆碱0.5ml/kg，观察

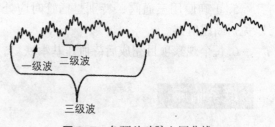

图9-7　兔颈总动脉血压曲线

血压曲线和减压神经放电的变化。

（8）从耳缘静脉注射 1∶10 000 肾上腺素 0.2ml/kg，观察血压曲线和减压神经放电的变化。

（9）从耳缘静脉注射 1∶10 000 去甲肾上腺素 0.2ml/kg，观察血压曲线和减压神经放电的变化。

（10）从耳缘静脉注射 0.005% 异丙肾上腺素 0.2ml/kg，观察血压曲线和减压神经放电的变化。

（11）先从耳缘静脉注射 1% 酚妥拉明 0.1ml/kg，再紧接着注射 1∶10 000 肾上腺素 0.2ml/kg，观察血压曲线和减压神经放电的变化。

（12）刺激迷走神经外周端：结扎右迷走神经，于结扎线靠中枢端剪断神经，用刺激电极刺激外周端，观察血压曲线和减压神经放电的变化。并将结果记录于表 9-4 中。

表 9-4　各种因素对家兔动脉血压及减压神经放电的影响

观察项目	动脉血压	减压神经放电
正常		
牵拉颈总动脉		
夹闭颈总动脉		
0.0001% 乙酰胆碱		
0.05% 新斯的明		
0.05% 阿托品 + 0.0001% 乙酰胆碱		
1∶10 000 肾上腺素		
1∶10 000 去甲肾上腺素		
0.005% 异丙肾上腺素		
1% 酚妥拉明 + 1∶10 000 肾上腺素		
刺激迷走神经外周端		

注意事项

1. 分离血管、神经时忌用手术刀直接分离或用有齿镊直接钳夹动脉和神经。

2. 将血管、神经上的结缔组织分离干净，以免影响插管和实验结果。

3. 动脉插管方向与动脉走行保持一致，防止插管头端刺破动脉壁，并固定好插管以防止滑脱造成大出血。

4. 为防止动脉插管内凝血，先向管内注入肝素，实验过程中如有需要，可再加注肝素溶液，但应避免将肝素推入血管内造成伤口出血。

5. 正确使用三通阀，特别是插管时应处于三不通位置，经三通管注液时，勿强行用力，以免折断注射器。

6. 每个观察项目完成后待血压基本恢复时再进行下一步。

联系临床

高血压是一种以动脉血压升高为特征，可伴有心脏、血管、脑和肾等器官功能性或器质性改变的全身性疾病，分为原发性高血压和继发性高血压。高血压诊断主要根据诊室测量的血压值，一般需同日测量 3 次血压值收缩压均 ≥ 140mmHg 和（或）舒张压均 ≥ 90mmHg 可诊断为高血压。患者既往有高血压史，正在使用降压药物，血压虽然正常，也诊断为高血压。

思 考 题

1. 压力感受性反射有何生理意义？
2. 一个心动周期中，减压神经放电与血压的关系如何？
3. 注射去甲肾上腺素后，为何会出现心率下降？
4. 总结动脉血压的影响因素及其调节。

（长沙医学院　罗官莉）

第五节　急性右心衰竭及抢救

实验目的

1. 学习复制实验性急性右心衰竭动物模型。
2. 观察右心衰竭时机体机能代谢的变化，并探讨有关的发病机制。
3. 熟悉中心静脉压的测定，熟悉动物尸体解剖的一般观察方法。
4. 观察强心药物对衰竭心脏的强心作用。

实验原理

心力衰竭是由于心肌收缩和（或）舒张功能障碍使心脏泵血功能障碍，导致心排血量降低，不能满足机体组织细胞代谢需要的一种病理过程，又称为泵衰竭。

强心苷通过抑制心肌细胞膜 $Na^+-K^+.ATP$ 酶使细胞内 Na^+ 增多，进而通过 Na^+-Ca^{2+} 交换蛋白提高细胞内 Ca^{2+} 浓度，由此发挥正性肌力作用而有效治疗心力衰竭。同时，强心苷通过加强迷走神经活性，以加速细胞钾外流、降低窦房结自律性、缩短心房不应期，并通过迷走神经兴奋减慢 Ca^{2+} 内流，从而减慢房室结传导速度，故也能有效治疗某些过速型心律失常。

本实验通过家兔耳缘静脉注射栓塞剂（矿物油）造成兔急性肺小血管栓塞，引起右心压力负荷过重；通过大量输液引起右心容量负荷增加。由于右心前、后负荷的过度增加，造成右室收缩和舒张功能降低，从而导致急性右心衰竭。并观察强心苷对衰竭心脏的强心作用。

实验对象

家兔。

实验器材和药品

兔手术台、哺乳类动物手术器械 1 套、动脉夹、气管插管、粗剪、动脉插管、连接三通阀的静脉插管、听诊器、缝合线、胶布、注射器（50ml、10ml、5ml、2ml 各 1 个）、针头、100℃温度计、电热恒温水浴箱、输液及 CVP 测量装置（水检压计）、RM6240 生理信号采集处理系统。25% 乌拉坦溶液、0.5% 肝素、1% 普鲁卡因、生理氯化钠溶液、矿物油（液体石蜡）、3% 戊巴比妥钠或 20% 氨基甲酸乙酯、0.125g/L 毒毛花苷 K。

实验步骤及观察项目

1. 取健康家兔一只，称重，经耳缘静脉注入 25% 乌拉坦溶液 4ml/kg 麻醉，麻醉后。将家兔仰卧固定在手术台上

2. 颈部手术。包括颈外静脉、颈总动脉和气管的暴露与分离。用弯头线剪或粗剪剪除颈部被毛。沿颈部正中线用 1% 普鲁卡因 2～3ml 作局部浸润麻醉。作颈部正中切口（5～7cm），用组织剪依次剪开皮肤、皮下组织和肌肉组织。用血管钳钝性分离出气管（勿损伤气管旁血管），在其下穿一线备用。细心分离一侧颈总动脉（长约 5cm），在其下穿两根线备用。仔细分离约 2cm 长的颈外静脉（静脉管壁薄，易损伤），在静脉下穿两根线备用。

3. 全身肝素化。耳缘静脉注射 0.5% 肝素 1ml/kg。

4. 插管

（1）动脉插管　用于描记血压。

（2）静脉插管　用于输液和 CVP 测量。先用动脉夹夹闭静脉近心端，结扎静脉远心端，提起结扎线，在靠近远心端结扎处用眼科剪 45° 剪一斜口（为管径的 1/3～1/2），小心插入预先充满生理氯化钠溶液的静脉插管，松开动脉夹，插管插入深度为 5～7cm，此时插管口在上腔静脉近右心房入口处，用备好的丝线结扎固定插管。

（3）气管插管　用于描记呼吸。

5. 连接 RM6240 生理信号采集与处理系统，双击桌面 RM6240 系统，依次点击"实验"—"循环"—"兔动脉血压调节"，进入实验模块，监测正常血压、心率、呼吸，测定 CVP，作肝-颈静脉回流征试验，用听诊器听心音强度、肺部呼吸音等。以上述资料作为正常对照值。

（1）中心静脉压（CVP）的测定　①调整水检压计的零点，使之与家兔右心房处于同一水平线上。②旋动三通阀开关，使水检压计与输液管相通，排除水检压计中气泡并使水充盈至满刻度。③旋动三通阀开关，使水检压计与静脉插管相通，这时可见水检压计中液面下降，直至液面不再明显下降为止（此时液面尚能随呼吸有轻微波动）。读取水检压计中液面高度，此高度即为 CVP（CVP 单位为 cmH_2O）。

（2）肝-颈静脉回流征试验　测定 CVP 后压迫肝区，若 CVP 升高，则肝-颈静脉回流征试验为阳性；反之则为阴性。

6. 急性右心衰竭模型复制，自家兔耳缘静脉缓慢注入（2～3min）加温至 37℃的矿物油（液体石蜡）0.5ml/kg，2～3min 后观察上述指标有何变化。待动物的血压、呼吸稳定后，加快生理氯化钠溶液输入速度 5～8ml/（kg·min），相当于每千克体重 70～120 滴/分。每10min 重复测定上述指标，观察有何变化（注意听诊肺部有无湿啰音）。

7. 待动物出现明显的心力衰竭血流动力学等变化后，0.125g/L 毒毛花苷 K 以 0.3ml/min 经颈静脉恒速推入，每 5min 记录一次上述指标，当出现心律不齐时为中毒指标。

8. 尸检，结果记录后处死家兔并进行尸检。

（1）腹腔　观察有无腹水（颜色、量），腹腔脏器尤其是肝、肠系膜血管有何变化。

（2）胸腔　观察心、肺变化，如有无心包积液、肺水肿。最后取出肺，观察切面有何改变。

9. 记录实验结果于表 9-5、表 9-6 中。

表 9-5　家兔急性右心衰竭及毒毛花苷 K 抢救效果

观察项目	实验前	心力衰竭时	注射毒毛花苷 K
血压			
心率			
呼吸			
中心静脉压			
肝 - 颈静脉回流征			
心音			
呼吸音			

表 9-6　家兔急性右心衰竭尸检结果

观察项目	腹水	肝	肠系膜	心脏	肺
尸检结果					

注意事项

1. 颈外静脉插管时须小心谨慎，如插管不顺利不能强行插入，可以将插管轻微旋转或将插管适当后退，否则易将血管壁插破，影响输液速度及 CVP 的测定。

2. 本实验中全身麻醉不宜过深，因麻醉过深后大量输液会引起动物排尿显著增加，这样容量负荷则难以很快增加。由于全麻程度浅，故应在切口部位追加局部浸润麻醉。

3. 本实验的关键是注射栓塞剂。若栓塞剂注入速度过快、量过多时会造成大范围的肺小动脉栓塞，动物会因急性肺梗死、急性肺源性心脏病、心源性休克很快死亡。这种情况虽然也是右心衰竭，但不能全面地进行实验项目的观察。若注入不够，肺小血管栓塞范围有限，不能有效提高右心后负荷，而主要需靠输液来增加容量负荷，这样不但输液量很大，而且实验较费时。为能掌握合适的栓塞剂量，在注射栓塞剂时要密切注意血压的变化。当出现血压明显降低时应暂停注射，观察 5min。若血压逐渐恢复到对照水平，可再缓慢注入少量矿物油（液体石蜡）。通常，矿物油（液体石蜡）的用量不超过 0.5ml/kg。

4. 本实验矿物油（液体石蜡）要加温（加温是为了降低石蜡的黏滞性，使其注入血液后能形成细小栓子）。

5. 注射矿物油（液体石蜡）后应尽量加快输液速度。

6. 尸检时注意不要损伤胸腔、腹腔血管。

联系临床

本实验采用矿物油（液体石蜡）栓塞肺动脉及快速输液增加血容量复制急性右心功能衰竭模型。体循环的各种栓子脱落均可引起肺栓塞。最常见的肺栓子为血栓。手术后 24～48h 内，腓静脉内血栓、盆腔静脉血栓是重要来源，多发生于妇科手术、盆腔疾病等。其他栓子如脂肪栓、空气栓、心脏赘生物等均可引起本病。根据栓子大小及其阻塞肺动脉的程度，临床表现有轻重之分。严重的可引起急性右心衰竭，出现右心衰竭的系列体征。

思 考 题

1. 本实验中家兔发生急性右心衰竭的机制是什么？
2. 实验中家兔呼吸、血压、心音强度、中心静脉压及肝–颈静脉回流征试验发生了什么变化，其变化说明了什么？
3. 强心苷的起到什么作用？其机制是什么？
4. 本实验中家兔是否发生肺水肿？若有，其发生机制是什么？
5. 本实验可能存在哪些类型的缺氧？

（长沙医学院   夏   妍）

第六节   奎尼丁对电刺激诱发心律失常的保护作用

实验目的

观察奎尼丁对电流刺激引起蟾蜍心律失常的保护作用。

实验原理

奎尼丁为广谱抗心律失常药，能适度阻滞 Na^+ 通道及轻度阻滞 K^+ 通道，减少 Na^+ 内流和 K^+ 外流。其抗心律失常作用表现为：①提高心肌兴奋阈值，降低浦肯野纤维自律性；②抑制心房肌、心室肌及浦肯野纤维 0 相上升速率，减慢传导速度；③延长动作电位时程及有效不应期，有利于消除折返。

实验对象

蟾蜍。

实验器材和药品

蛙类手术器械 1 套、方波电刺激器、刺激电极、张力换能器、RM6240 多道生理信号采集处理系统、蛙板、图钉、蛙心夹、注射器、0.5%硫酸奎尼丁溶液。

实验步骤及观察项目

取蟾蜍 1 只，破坏脑和脊髓后，背位固定于蛙板上，剪去腹部皮肤，先在胸骨下缘剪下横切口，再沿腹部两侧往下剪开腹壁。找到腹壁浅静脉，将注射器针头刺入，以线结扎固定备用，然后剪去胸骨，在胸腔正中剪一小口，用小镊子提起心包，小心剪破心包膜，以暴露心脏。用一端系有长线的蛙心夹夹在心尖，将连线系在换能器上，再将刺激电极的两极固定在接近房室间隔的心室肌表面，以备刺激。

打开 RM6240 多道生理信号采集处理系统，记录一段正常心电图后，给予电刺激（刺激频率 10Hz，电压强度可从 10V 试起，逐渐增大，以能引起明显的心律失常为度，每次刺激持续 30s）。待出现明显的心律失常后停止刺激，待其恢复。心脏恢复正常节律后经腹壁浅静脉慢慢注入 0.5%硫酸奎尼丁 0.1ml。用药 3min 后再给予同样电刺激，观察此时是否仍能引起心律失常，在程度上与注射奎尼丁前有无差别。

注意事项

1. 本实验宜在保持恒温的实验室（20℃以上）进行，从低温处携入的蟾蜍，实验前应先温暖 7~8h。
2. 心脏暴露后，经常滴加林格液以保持暴露面湿润，电极的安放应不影响心脏的收缩。
3. 刺激强度及时间可根据刺激器的类型进行调整，没有方波刺激时可用感应线圈代替。

联系临床

奎尼丁又名异奎宁、异性金鸡钠碱。口服适用于房性早搏、心房颤动、阵发性室上性心动过速、预激综合征合并室上心律失常、室性期前收缩、室性心动过速及颤动或心房扑动经电转复后的维持治疗。肌内注射及静脉注射已不用。

思考题

试述心律失常发生的可能机制。

（长沙医学院　鲍美华）

第七节　毛花苷 C 致心律失常与利多卡因的抗心律失常作用

实验目的

1. 观察强心苷类药物中毒时的心电图变化及利多卡因的抗心律失常作用。
2. 学习用心电图描记法检查药物对心脏影响的方法。

实验原理

毛花苷 C（西地兰）等强心苷类药物能抑制房室传导，提高浦肯野细胞自律性，缩短心肌的有效不应期（ERP），导致异位自律性提高等，其中毒可引起各种心律失常。利多卡因能降低浦肯野细胞自律性，相对延长 ERP，消除折返激动，能治疗毛花苷 C 等强心苷类药物引起的快速型室性心律失常。

实验对象

猫 1 只，体重 1.5 ~ 2.5kg，雌雄不拘。

实验器材和药品

心电图机、针形记录电极、手术台、手术器械、股静脉插管、铁支架、滴定管、注射器、0.025% 毛花苷 C 溶液、0.25% 利多卡因溶液、3% 戊巴比妥钠溶液、棉线等。

实验步骤及观察项目

1. 仪器装置　心电图机的使用，参见第二章第一节中心电图机的详细介绍。
2. 手术操作

（1）动物麻醉与固定　动物称重后，腹腔注射 3% 戊巴比妥钠 1.3ml/kg（39mg/kg）麻醉。麻醉好的动物仰卧固定于手术台上。

（2）分离股静脉并插管　切开一侧腹股沟处皮肤 3 ~ 5cm，分离出股静脉，安插与滴定管相连的静脉插管，用线结扎固定，以备注药。

3. 观察与记录

（1）记录正常心电图　在动物四肢安插针形电极，选用标准肢 II 导联，振幅 1 ~ 10mV，纸速 25mm/min，做描记心电图准备，先描记一段正常心电图。

（2）给药并观察与记录心电图　按 7 ~ 10 滴 / 分的速度连续向股静脉内输入含量为 0.025% 毛花苷 C 溶液，每隔 2min 记录心电图一次，出现明显心律失常时（约 0.5h），每隔 1min 记录一次，观察并分析所出现的各种心律失常。出现室颤时，经三通管缓慢给 0.25% 利多卡因 0.3ml/kg，观察并分析利多卡因能否抗此时的心律失常。

注意事项

1. 本实验最好用猫，因猫对强心苷类药物比较敏感，且心率较慢，心电图波形易辨认。
2. 给药速度要恒定，确保能观察到典型的心律失常。

联系临床

毛花苷 C（西地兰）是由毛花洋地黄中提出的一种速效强心苷，其作用较洋地黄、地高辛快，但比毒毛花苷 K 稍慢。临床用于急性和慢性心力衰竭、心房颤动和阵发性室上性心动过速。由于毛花苷 C 在溶液中不如去乙酰毛花苷 C 稳定，故注射多采用后者，毛花苷 C 仅有时用于口服给药；因从胃肠道吸收不如洋地黄毒苷，且吸收不规则，现口服亦少用。

思考题

1. 强心苷引起的快速型心律失常，为何能用利多卡因解救？
2. 临床使用强心苷类药物治疗时，要注意什么？

（长沙医学院　鲍美华）

第八节　普萘洛尔对抗氯化钡引起的心律失常作用

实验目的

1. 观察普萘洛尔对抗氯化钡引起的心律失常。
2. 掌握大鼠的捉拿、腹腔注射与舌下静脉注射方法。

实验原理

Ba^{2+} 干扰心肌细胞内 K^+ 外流，使 4 相自动除极的最大舒张期电位绝对值降低，与阈电位的差距减少，因此 4 期自动除极化达到阈电位水平所需时间减少，心肌细胞产生兴奋的频率增加，而使心肌细胞自律性提高，引起心律失常。普萘洛尔为 β 受体阻断药，可降低心肌细胞自律性，减慢传导速度，延长不应期，发挥抗心律失常作用。

实验对象

大白鼠。

实验器材和药品

心电图机、1ml 注射器、大鼠板、10% 水合氯醛、0.4% 氯化钡、0.025% 普萘洛尔。

实验步骤及观察项目

1. 取大白鼠 1 只，称体重，腹腔注射 10% 水合氯醛 0.3ml/100mg（300mg/kg），麻醉后，仰卧固定在大白鼠板上。

2. 用标准肢体导联 Ⅱ 记录正常心电图后，由舌下静脉（或颈外静脉）注射 0.4% 氯化钡 0.1ml/100g（4mg/kg），立即出现心律失常（多为室性心动过速或室性早搏，约持续 20min 后恢复窦性心律），记录注射后 1min、3min、5min、7min、9min、11min 时的心电图，直到心律恢复正常，记录心律失常维持时间。

3. 待心律恢复正常后，再过 10min 静脉或腹腔注射 0.025% 普萘洛尔 0.1ml/100g（0.25mg/kg），5min 后再静脉注射同样剂量的氯化钡，并用同样的方法记录心电图及心律失常维持时间（图 9-8）。

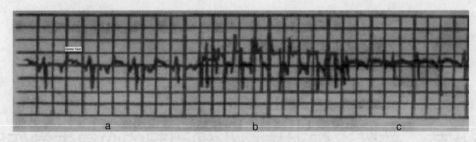

图 9-8　普萘洛尔抗氯化钡的心电图
a、c. 正常心电图；b. 室性心律失常心电图

$$心率（次/分）= \frac{60（秒）}{H-R 间期（秒）}$$

注意：第一次注射氯化钡后 30min，如果心律失常尚未恢复可以接着注射普萘洛尔，心律能很快恢复。

4. 统计全实验室结果，比较前后两次氯化钡引起的心律失常时间并作 "t" 检验。将结果填入表 9-7 中。

表 9-7　心律失常维持时间

		心律失常维持时间（min）					
	1组	2组	3组	4组	5组	6组	
平均							
第一次氯化钡							
第二次氯化钡							

注意事项

1. 实验用的药物应新鲜配制。
2. 各种药物的给药途径及剂量应准确。
3. 针形电极应插入皮下，针尖指向心脏。

联系临床

普萘洛尔为 β 受体拮抗药。临床上用于治疗多种原因所致的心律失常，如房性及室性期前收缩（效果较好）、窦性及室上性心动过速、心房颤动等，但室性心动过速宜慎用。此外，也可用于心绞痛、高血压、嗜铬细胞瘤（手术前准备）等。治心绞痛时，常与硝酸酯类合用。可提高疗效，并互相抵消其不良反应。对高血压有一定疗效，不易引起体位性低血压为其特点。

思考题

1. 氯化钡引起心律失常的原因是什么？
2. 普萘洛尔抗心律失常的机制是什么？临床上主要用于何种心律失常？

（长沙医学院 罗怀青）

第九节 大白鼠心脏缺血 - 再灌注实验

实验目的

1. 学习复制大白鼠心脏缺血 - 再灌流损伤实验模型。
2. 观察再灌注时心律失常的表现及缺血预适应的保护作用。

实验原理

心肌缺血 - 再灌注损伤，临床常见于各种心脏直视手术，心肺旁路后恢复心脏灌流时，如冠状动脉旁路移植术（冠脉搭桥术）后、冠脉溶栓术后、冠脉成形术后等，这种损伤甚至可造成严重的致死性心律失常、心肌梗死、心功能严重障碍。组织细胞发生再灌注后的损伤甚至比持续缺血更为严重。心肌缺血 - 再灌注损伤可用心肌缺血预适应来预防。

实验对象

雄性大白鼠（250～300g）。

实验器材和药品

RM6240 生理信号采集系统、心电图机、小动物人工呼吸机、小动物手术台、小动物手术器械 1 套、小拉钩 1 副、电烧灼器及其配件、气管插管、充气硅胶管（直径 3mm，长 2cm）、3% 戊巴比妥钠溶液、肝素（125IU/ml）。

实验步骤及观察项目

1. 实验分组
（1）持续缺血组。
（2）心脏缺血 - 再灌注组。
（3）缺血 - 预适应组。

2. 将健康雄性大白鼠称重后腹腔注射 3% 戊巴比妥钠溶液（45mg/kg）麻醉，仰卧固定于小动物手术台上，用标准 II 导联连接心电图机，准备记录大白鼠心电图。

3. 去除大白鼠颈前手术部位的被毛，行一长约 2.5cm 的颈前正中切口，分离气管，插入气管插管，接上小动物呼吸机。

4. 在胸骨左侧旁约 0.5cm 处用电烧灼器从第 3～5 肋间纵行切开皮肤与肌层，自切口处开胸，立即接通小动物人工呼吸机电源，做正压人工通气（吸入室内空气，通气量为 2ml/100g 体重，频率为 60～70 次 / 分）。

5. 剪开心包，暴露心脏，以左冠状动脉主干为标志，在左心耳根部下方 2mm 处进针，用 5-0 线从左冠状动脉的左侧进针，在穿过左冠状动脉下方的心肌表层后，在肺动脉圆锥旁出针（图 9-9），将心脏放回原位，待心电图恢复稳定 10min 后，描计正常心电图。

6. 结扎冠状动脉，结扎时将充气硅胶管置于结扎线与血管之间，利用充气硅胶管的弹性压迫使冠状动脉闭塞 5min，在其闭塞期间，每分钟记录一次心电图。

7. 在结扎冠状动脉 5min 后松开结扎线，解除闭塞，恢复灌流 10min，动态记录恢复灌流后心电图的变化（即在解除结扎后 0s、10s、20s、30s、60s 及 2min、4min、6min、8min、

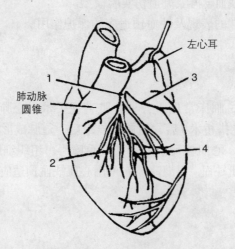

图 9-9 大白鼠的冠状动脉主要分支及其伴行静脉

10min 记录各项指标），观察心律失常的类型（异位节律、室性心动过速、心室颤动，图 9-10）、出现的时间及动物是否死亡。

8. 持续缺血组除不松开冠状动脉结扎线外，其余均与缺血 - 再灌注组相同。

9. 缺血 - 预适应组大白鼠，先结扎冠状动脉 2min，之后松开结扎线 5min，然后再结扎动脉 2min，松开结扎线，时间同之前相同，共重复 3 次，再结扎冠状动脉 5min，恢复灌流 10min 后，动态记录心电图改变。

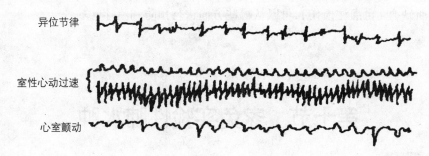

图 9-10　大白鼠心律失常的类型

10. 记录实验结果于表 9-8。

表 9-8　心肌再灌注时心律失常的表现及缺血预适应的保护作用

	心律失常类型	出现时间	是否死亡
缺血 - 再灌注损伤组			
持续缺血组			
缺血 - 预适应组			

注意事项

1. 本实验宜选用雄性大白鼠，因为雌性大白鼠冠状动脉结扎需要 10min 以上，才较易发生缺血 - 再灌注损伤，而且模型稳定性也不够。

2. 行左心室插管时要小心，防止出血，且勿刺破主动脉壁及心室壁；行冠状动脉穿线动作要轻，位置要准，进针宜浅，否则易引起传导阻滞而导致动物死亡。

3. 严格掌握缺血时间，过长或过短不易诱发灌流性心律失常。

联系临床

缺血心肌再灌注过程中发生的心律失常称为再灌注性心律失常，以室性心律失常最常见。再灌注性心律失常的发生与再灌注前心肌缺血的时间长短有关，缺血持续 20～30min 达最高峰，随后下降，以致完全不发生。因为再灌注性心律失常只出现在心肌缺血性损伤处于可逆状态时。临床治疗冠状动脉粥样硬化性心脏病（冠心病）时，溶栓再通的判断标准之一是 2h 内出现再灌注性心律失常。缺血预处理是指多次短暂缺血能显著减轻随后长时间缺血引起的再灌注损伤，是一种自我保护现象，应用药物诱发的急性预处理来调动机体内源性抗损伤机制以减轻细胞的缺血 - 再灌注损伤，已受到越来越广泛的关注。

思考题

1. 心肌缺血后再灌注为什么会发生缺血 - 再灌注损伤？
2. 心肌缺血 - 再灌注损伤有哪些临床表现？
3. 对心肌缺血 - 再灌注损伤，可以从哪些方面进行预防和治疗？

（长沙医学院　夏　妍）

第十节　家兔实验性肺水肿

实验目的

1. 复制实验性肺水肿动物模型。
2. 观察急性肺水肿的表现，了解并探讨其发病机制。

实验原理

肺水肿是临床常见的危急病症。水肿的产生与两个失平衡有关。分别是体内外液体失衡和血管内外液体失衡。其中影响血管内外液体交换的因素有血管内流体静压、血浆胶体渗透压及毛细血管壁通透性和淋巴回流障碍。如果血管内流体静脉压升高，血浆胶体渗透压降低及毛细血管壁通透性增加从而促使水肿产生。

快速滴注生理氯化钠溶液致血容量急剧增多，因此血管内流体静压上升，同时血液稀释而致胶体渗透压下降，有利于水肿的发生。在此基础上，输注肾上腺素，可引起外周血管广泛收缩，导致血液由体循环急速转移到肺循环，加之毛细血管通透性增高，未能为左心所代偿，结果使左心房压力和肺毛细血管流体静压突然升高，液体进入肺泡及间质增多，影响肺呼吸功能，而出现肺水肿。

实验对象

家兔。

实验器材和药品

普通光学显微镜、气管插管、马利氏气鼓、张力换能器、RM6240 生物信号采集处理系统、静脉导管和静脉输液装置、颈部手术器械、婴儿秤、天平、听诊器、兔手术台、烧杯、注射器、丝线、纱布、滤纸、肾上腺素（1mg/ml）、生理氯化钠溶液、1% 普鲁卡因等。

实验步骤及观察项目

1. 将家兔准确称重后仰卧固定于兔手术台上，常规备皮，剪去家兔颈前部手术区被毛，用 1% 普鲁卡因局部菱形麻醉。

2. 气管插管　常规切开颈前部皮肤，然后分离气管和一侧颈外静脉并穿双线备用，在甲状软骨下方做倒 "T" 形气管切口，插入 "Y" 形气管插管，用丝线结扎固定后，将一侧出气管与马利氏气鼓相连，后者通过张力换能器与 RM6240 生物信号采集处理系统相连，记录呼吸频率和幅度。

3. 颈外静脉插管　动脉夹夹闭颈外静脉近心端，见颈外静充盈后结扎其远心端，在远心端靠近结扎处剪一斜形小口，沿近心端方向插入静脉导管（排尽管内气泡），用近心端丝线结扎并固定，打开输液装置试行滴注，5 ~ 10 滴 / 分，以保持输液管通畅。

4. 大量、快速输液　先描记一段正常呼吸，并用听诊器听正常呼吸音，然后大量、快速输入 37℃ 生理氯化钠溶液，输液量按 160ml/kg 体重计算，输液速度为 150 ~ 180 滴 / 分（从输液装置上的莫菲滴管观察为成滴不成线），在输入输液量的 2/3 时将肾上腺素 1 支（1mg/kg 体重计算）加入输液瓶中，继续滴注。在肾上腺素输完后可酌情加少量生理氯化钠溶液，以 5 ~ 10 滴 / 分速度维持输液，以便必要时再次用药。

5. 在输液过程中应密切观察的情况
（1）呼吸快慢、深浅，有无呼吸困难、发绀。
（2）肺部是否出现啰音，是何性质。
（3）气管插管口有无粉红色泡沫液体流出。

6. 在家兔发生肺水肿后，即可夹住气管，剪开胸腔前壁，在气管分叉处用丝线结扎，以防止肺内水肿液漏出，将全肺取出，分离心脏和血管，在气管结扎上方剪断气管，用滤纸吸干肺表面水分后准确称出肺重量，以计算肺系数。

肺系数 = 肺重量（g）/ 体重（kg）
肺系数的正常值为 4 ~ 5。

7. 观察肺大体观　切开肺叶，注意切面的变化，有无液体溢出，并注意其颜色、性质、量的改变。

8. 光镜下对比观察肺水肿与正常肺组织切片（切片已预先制作）。

9. 将实验结果记录于表 9-9 中。

表 9-9　家兔实验性肺水肿的表现

观察项目	变化结果
呼吸	
气管插管口情况	
肺部听诊	
肺脏外观	
肺重量	
肺系数	
切面情况	

注意事项

1. 在进行颈外静脉插管的时候一定严格操作顺序，先夹闭近心端，等其充盈后再结扎其远心端。

2. 输液装置内要排空气。

3. 输液速度要控制好，保证其为 150～180 滴 / 分内，过快和过慢都影响模型的制备。

4. 取肺时避免损伤和挤压肺组织，防止水肿液流出，影响肺系数计算。

联系临床

临床上很多疾病，如肝硬化、营养不良、肾病综合征、充血性心力衰竭等都可以引起水肿。例如，在心血管内科中，心脏病患者非常多，很多心脏病会进展为心力衰竭，特别是右心衰竭。

思考题

1. 肺水肿依发病轻重程度分类有哪几种？其发生机制是否一样？

2. 大量、快速输液引起肺水肿时，其血管内外液体是如何失平衡的？

（长沙医学院 米文生）

第十一节 小白鼠实验性肺水肿

实验目的

1. 复制小白鼠肺水肿的模型。

2. 观察急性肺水肿小鼠的表现。

3. 分析实验性肺水肿的发病机制及肺水肿发生后对呼吸功能的影响。

实验原理

血管内外液体交换障碍是引起水肿的一个重要机制。本实验通过给小白鼠腹腔注射肾上腺素（ADR），复制肺水肿模型。由于体循环外周血管的 α 受体密度较大，注入肾上腺素后，引起外周血管广泛收缩，导致血液由体循环急速转移至肺循环，导致左心房压力和肺毛细血管流体静压突然升高，液体渗入间质空隙增多，从而发生水肿。

实验对象

小白鼠。

实验器械和药品

2ml 注射器及针头 2 个，普通天平 1 台，组织剪、镊子各 2 把，滤纸，线，0.1% 肾上腺素注射液。

实验步骤及观察项目

1. 取 20～25g 左右的小白鼠两只，做好标记，观察其呼吸频率、深度及肤色、肺部听诊和黏膜颜色。

2. 甲鼠腹腔注射 0.1% 肾上腺素 0.25～0.3ml/10g，乙鼠腹腔注射生理氯化钠溶液，记录时间，观察动物各项指标变化，注意口鼻有无泡沫液体流出以及皮肤、黏膜颜色的变化。

3. 甲鼠死亡后，相同时间处死乙鼠，准确称取小白鼠尸体重量，分别进行尸体解剖，打开胸腔，用线在气管分叉处扎牢。在结扎处上方切断气管取出心肺，然后将心脏与肺分离，清除其他结缔组织，用滤纸擦去肺表面血迹后准确称重。

4. 肉眼观察肺大体改变，并切开肺叶，观察切面的改变，注意有无泡沫液体流出。并注意颜色、性质、量的改变。

5. 计算肺系数。计算公式：

$$肺系数 = 肺重量（g）/ 体重（g）$$

正常小白鼠的肺系数为 0.0094。

6. 将实验结果记录于表 9-10 中。

表 9-10 小白鼠实验性肺水肿的表现

观察项目	甲鼠	乙鼠
呼吸（频率、深度）		
肤色		
肺部听诊		
黏膜颜色		
肺大体改变		
肺系数		
切面情况		

注意事项

1. 解剖动物时，不要损伤肺表面和挤压肺组织，以防止水肿液流出，影响肺系数。

2. 尽可能地将除肺之外的组织分离干净，将肺表面的血迹清除干净。

联系临床

肺水肿是一种急症，因此应积极抢救，同时也包括针对肺水肿的病因方面的治疗。相应的治疗原则有：纠正缺氧，保证呼吸道畅通，为了降低肺毛细血管的压力，可以使用利尿剂，强心苷和氨茶碱类药物。必要时加用糖皮质激素和抗生素。

思考题

1. 肾上腺素的主要作用有哪些？引起肺水肿的机制是什么？
2. 小鼠活动有无改变？为什么？
3. 肺大体有哪些特点？肺系数有无变化，其意义是什么？

（长沙医学院　米文生）

第十二节　家兔呼吸功能不全

实验目的

1. 观察血液中化学因素（PCO_2、PO_2、H^+）的改变对家兔呼吸运动（频率、节律、幅度）的影响，探讨其作用机制。
2. 通过造成动物窒息、气胸和肺水肿，以复制通气功能障碍、气体弥散障碍及肺泡通气与血流比例失调所引起的Ⅰ型或Ⅱ型呼吸功能不全模型。

实验对象

家兔4只（体重2～3kg，性别相同，体重相近）。

实验器材和药品

RM6240生物信号采集处理系统，张力换能器，气管插管，马利氏气鼓，手术器械一套，连接三通道活塞的动脉插管，1ml、2ml、5ml、20ml注射器，6号、9号、16号针头，小橡皮块若干，棉球，胶布，天平与砝码，弹簧夹，枕式氧气袋，血气分析仪。1%普鲁卡因溶液、1%戊巴比妥钠溶液、1%肝素生理氯化钠溶液溶液、0.9%氯化钠溶液、10%葡萄糖溶液、1%盐酸吗啡、25%尼可刹米、0.5%丁卡因、油酸。

实验步骤及观察项目

1. 一般步骤及要求
（1）固定　将各家兔称重后仰卧固定于兔台上。
（2）气管插管　常规备皮，局麻下分离气管，并插入气管插管。
（3）动脉插管　分离颈总动脉，结扎远心端，近心端插入充满生理氯化钠溶液带三通管活塞的动脉插管。

（4）记录呼吸运动　用橡皮管将气管插管一个侧管通过马利氏气鼓连于压力换能器，然后与 RM6240 系统相应端口连接。气管插管的另一侧管开口于大气，调整其口径（约夹闭 1/2、2/3）。使记录的呼吸运动有一定的幅度，再调节 RM6240 系统的放大倍数及记录速度，使描记的呼吸曲线疏密及振幅均适宜。

（5）动物采血及血气分析　用 1ml 注射器从三通管的侧管抽出动脉插管内的无效腔液。然后，用预先以 1% 肝素生理氯化钠溶液溶液浸润管壁的 1ml 注射器取血 0.2ml，取下注射器迅速套上插有橡皮块的针头，柔和地充分摇匀，立即送做血气分析。取血时切忌与空气接触，如针管内有小气泡要立即排除。采血后动脉插管内再补充生理氯化钠溶液，采血时用肛表测体温。

（6）观察指标

呼吸：频率和幅度。

血气分析：动脉血氧分压，动脉二氧化碳分压，pH 值等。

肉眼观察肺解剖变化，计算肺系数。肺系数的计算公式：肺系数 = 肺重量（g）/ 体重（kg），正常肺系数为 4～5。

2. 窒息实验

（1）用弹簧夹将 "Y" 形气管插管上端侧管所套的橡皮管完全夹住，使家兔处于完全窒息状态 60s；或在完全夹住的橡皮管上插两个 9 号针头，造成家兔不完全窒息 8～10min，取动脉血作血气分析并记录呼吸变化。

（2）立即放开弹簧夹约 10min，待家兔呼吸恢复正常。

（3）分别于窒息前、窒息时（完全窒息状态 60s，不完全窒息 8～10min）及窒息解除后 10min 采动脉血并做血气分析。

3. 气胸实验

（1）用压力换能器法记录胸膜腔内压（胸内压）。

（2）用粗的穿刺针头插入右侧胸腔，造成开放性气胸，然后用胶布将针尾固定在胸部皮肤上，防止针头移位或滑脱。

（3）观察不同呼吸状态时胸内压的变化。调节记录仪器适当的扫描速度或走纸速度，记录胸内压变化曲线。

平静呼吸的胸内压：以 1～2.5mm/s 的走纸速度，记录平静呼吸运动 1～3min，而后将走纸速度改为 5mm/s，记录一段呼吸运动，大致以每厘米纸画出一个呼吸周期为宜。如呼吸频率较快，可改为 10mm/s 走纸速度。对照胸内压曲线，比较吸气时和呼气时的胸内压，读出胸内压数值（数值乘以 1.36 即为 cmH_2O 数）。

加强呼吸运动的效应：将气管套管一侧短橡皮管夹闭，另一侧与连接长橡皮管的玻璃管连接，增大无效腔，使呼吸运动加快。观察并记录呼吸时的胸内压数值，此时的胸内压与平静呼吸时的胸内压有何异同。

憋气的效应：在吸气末或呼气末，分别堵塞或夹闭气管套管两侧管。此时动物虽用力呼吸，但不能呼出肺内气体或吸入外界气体，处于用力憋气状态。观察此时胸内压变动的最大幅度，胸内压是否可高于大气压？

（4）用 50ml 注射器将胸腔内空气抽尽，拔出针头。最后等 10～20min，等动物呼吸恢复正常。

（5）血气分析：分别于气胸前、气胸 10min 时及解除气胸后 10min 时取动脉血做血气分析，同时描记呼吸运动。

4. 高渗葡萄糖液引起的肺水肿

（1）抬高兔台头端约30°，保持气管位于正中部位。

（2）用2ml注射器取10%葡萄糖溶液1~2ml（依动物大小取量），将针头（带塑料管）插入气管内，5min内缓慢匀速地将葡萄糖液滴入气管内造成肺水肿。于5~10min后，放平兔台，取动脉血做血气分析并描记呼吸。

（3）出现明显血气分析及呼吸变化后，处死动物，解剖观察肺变化。在气管分叉处结扎气管，取出肺称重，计算肺系数。

$$肺系数 = 肺重量（g）/体重（kg）$$

5. 呼吸中枢抑制实验

（1）耳缘静脉快速注射1%吗啡1.2~2ml/kg，观察并记录呼吸振幅和频率变化。

（2）待呼吸明显抑制时（几乎成一条直线），取动脉血做血气分析，描记呼吸变化，立即耳缘静脉缓慢注射25%尼可刹米0.3~0.5ml/kg，观察并记录呼吸变化。

（3）血气分析：分别于注射吗啡前、吗啡后呼吸抑制时及注射尼可刹米解救后取动脉血作血气分析，同时描记呼吸运动。

6. 急性呼吸功能不全

（1）实验三气胸未解除前和实验四动物发生明显的血气变化后，将气管插管的上端连接氧气袋使动物吸入纯氧5min。

（2）取动脉血作血气分析，比较因不同原因所致呼吸功能不全的氧疗效果。

7. 将实验结果记录于表9-11至表9-16中。

表9-11　正常指标

观察项目
呼吸（频率、幅度）
动脉血 PO_2
动脉血 PCO_2
pH 值
肺系数

表9-12　窒息实验

观察项目	窒息前	窒息时（完全窒息）	窒息时（不完全窒息）	窒息后
动脉血 PO_2				
动脉血 PCO_2				
pH 值				

表9-13　气胸实验

观察项目	气胸前	气胸时	解除气胸后
动脉血 PO_2			
动脉血 PCO_2			
pH 值			
呼吸运动			

表 9-14 肺水肿实验

观察项目
动脉血 PO_2
动脉血 PCO_2
pH 值
呼吸运动
肺系数

表 9-15 呼吸中枢抑制实验

观察项目	注射吗啡前	注射吗啡时	注射尼可刹米解救后
动脉血 PO_2			
动脉血 PCO_2			
pH 值			
呼吸运动			

表 9-16 急性呼吸功能不全

观察项目	气胸氧疗后	肺水肿氧疗后
动脉血 PO_2		
动脉血 PCO_2		
pH 值		

注意事项

1. 穿刺时不要插得过猛过深，以免刺破肺组织和血管，形成气胸和出血。
2. 静脉注射吗啡应快速，否则呼吸抑制不明显。
3. 注射吗啡时，应备好尼可刹米，呼吸明显抑制时，应按原针头注入尼可刹米，速度应慢，否则动物会惊厥而死亡。

联系临床

呼吸功能不全发展到终末阶段就是呼吸衰竭，临床上多种常见疾病都可以引起呼吸衰竭，例如慢性支气管炎、肺气肿等常见病多发病。因此对于呼吸衰竭的治疗尤为重要，通过本次实验加深了对其发病机制和临床表现的掌握，促进了对其治疗的理解，呼吸衰竭患者必有低氧血症，应尽快将动脉血氧分压提高到 50mmHg 以上，但是这里需要注意的是，不同类型的呼吸衰竭氧疗是不一样的，Ⅱ型呼吸衰竭患者的氧疗特别需要注意，需要低浓度、低流量进行氧疗，避免加重病情。

思考题

1. 窒息、气胸、肺水肿、呼吸中枢抑制可引起哪种类型的呼吸衰竭？

2.氧疗对上述哪种病因所致的呼吸衰竭效果最佳？为什么？

3.吗啡引起的严重呼吸抑制，为何用尼可刹米解救而不用其他中枢呼吸兴奋药？

（长沙医学院 米文生）

第十三节　平喘药实验

实验目的

1.学习离体肺支气管灌流实验操作。

2.观察所用药物对豚鼠支气管灌流量的影响，分析药物对支气管平滑肌的作用。

实验原理

离体肺支气管灌流法是通过观察药物对灌流液流出速率的影响，用来测定全部呼吸道平滑肌的张力情况，如果增加灌流液的流量，呼吸道平滑肌张力减低，则说明该药有扩张呼吸道平滑肌的作用。

实验对象

豚鼠。

实验器材和药品

支气管灌流装置、超级恒温水浴器、培养皿、镊子、大小剪刀、血管钳、棉线、注射器、秒表、烧杯、量筒、乐氏液、0.05% 乙酰胆碱溶液、0.01% 组胺溶液、0.01% 异丙肾上腺素溶液、0.02% 苯海拉明溶液。

实验步骤和观察项目

1.预先准备好灌流装置并连接恒温水浴器，使储液瓶内充满含氧的乐氏液，经 37℃恒温水浴中的蛇形管到达灌注套管。储液瓶的低面要高出灌注套管水平 20～30cm。

2.取一只豚鼠，将其处死，固定于蛙板上，剪断颈动脉放血，之后迅速打开胸腔暴露心肺，剪下一段气管连同心肺一并取出。置于 37℃乐氏液培养皿中，轻轻挤压肺数次排出肺内气体。

3.用注射器吸取乐氏液数毫升，经气管注入肺内使肺膨胀。然后除去心脏，将气管用线扎于灌注装置的套管上，用乐氏液灌流，取针头在肺脏表面散在性穿孔数个至数十几个。最后调节灌流速度至流出量约 30ml/min。

4.待灌流量恒定后即可给药，给药顺序如下：

（1）0.01% 组胺溶液 0.5ml，30min 后开始记录每分钟液体流出量，观察组胺作用的高峰时间和维持时间。

（2）重复注射组胺溶液，待其作用明显后，再给予 0.01% 异丙肾上腺素溶液 0.5ml。观察其灌流量与（1）相比有何变化。

（3）注入 0.02% 苯海拉明溶液 0.4ml，待 5~10min 后，再重复注入组胺，观察灌流量与（1）相比有何变化。

（4）0.05% 乙酰胆碱溶液 0.5ml，30min 后开始记录每分钟液体流出量，观察乙酰胆碱作用高峰时间和维持时间。

（5）重复注入乙酰胆碱，待作用明显后，注入 0.01% 异丙肾上腺素溶液 0.5ml，观察其灌流量与（4）比较有何变化。

5.将观察结果填入表 9-17 中。

表 9-17　豚鼠肺支气管灌流量（ml/min）

给药前	给 药 后（min）									
	1	2	3	4	5	6	7	8	9	10
组胺										
异丙肾上腺素（组胺后）										
组胺（苯海拉明后）										
乙酰胆碱										
异丙肾上腺素（乙酰胆碱后）										

注意事项

1.放血时勿将气管一并剪断，否则血流会堵塞气管。放血要彻底，灌流好的肺脏应无萎陷或凝血区域。

2.挤捏肺时动作应轻巧，应尽量把肺内气体排出。

3.操作速度要快，使肺尽快得到乐氏液灌流。

4.灌流压不宜过大，否则易致肺发生水肿。

联系临床

支气管哮喘和哮喘性支气管炎是多种原因引起的肺部速发型变态反应性疾病，是支气管平滑肌痉挛和支气管黏膜炎症所致小气道阻塞的结果。平喘药是指能作用于诱发哮喘的不同环节，缓解或预防哮喘发作的一类药物。临床上常用的平喘药可分为 5 类：

（1）β 受体激动剂，如非诺特罗、沙丁胺醇、克仑特罗、妥布特罗等。

（2）M 胆碱受体拮抗剂，如异丙托溴铵等。

（3）磷酸二酯酶抑制剂，如茶碱及其衍生物。

（4）过敏介质阻释剂，其主要作用是稳定肺组织肥大细胞膜，抑制过敏介质释放。主要药物有色苷酸钠、曲尼司特、氮卓斯汀等。

（5）肾上腺素皮质激素类，此类药物主要通过其抗炎作用、免疫抑制作用、增强机体对此茶酚胺的反应而达到平喘作用，临床常用局部作用强、吸收很少的丙酸培氯米松气雾剂等。

（6）其他，如核酸口服液等。

思 考 题

实验过程中哪些药物能引起灌流量减少，其机制是什么？

（长沙医学院 黄晓珊）

第十四节 小白鼠缺氧实验

实验目的

1.复制低张性、血液性缺氧的动物模型，了解缺氧的分类。
2.观察各型缺氧对呼吸的影响和血液颜色的变化。

实验原理

由于氧的供应不足或氧的利用障碍导致机体组织器官的功能、代谢、形态结构发生异常变化的病理过程，称为缺氧。机体内的氧储备量有限，机体必须依赖呼吸、血液循环等功能的协调，不断从外界吸入 O_2，完成气体的交换和运输，以保证组织细胞氧的供应。任何原因引起的氧供应不足，即使是短时间，也会引起严重后果。

实验对象

小鼠。

实验器材和药品

小鼠缺氧瓶、CO发生装置（图9-11）、广口瓶、5ml及2ml刻度吸管、1ml注射器、酒精灯、剪刀、镊子等、钠石灰（$NaOH \cdot CaO$，系 NaOH 和 CaO 混合物，均有吸附 CO_2 的作用）、凡士林、甲酸（HOOH）、浓硫酸、5%亚硝酸钠、1%亚甲蓝（美蓝）、生理氯化钠溶液等。

实验步骤及观察项目

（一）低张性缺氧

1.取小鼠1只放入装有钠石灰的缺氧瓶内，观察小鼠呼吸频率、节律、深度以及皮肤（口唇、趾）和尾部的颜色。然后盖紧瓶塞并用凡士林密封后再记录时间。

2. 每 5min 观察上述内容一次并作记录，直至小白鼠死亡。待下述实验完成后，再依次打开腹腔，比较血液或肝颜色的变化。

（二）CO 中毒性缺氧

1. 如图 7-26 所示，连接好 CO 发生装置。

2. 将小鼠 1 只放入广口瓶中，观察其正常表现（内容同上），然后与 CO 发生装置相连。

3. 取甲酸（HOOH）3ml 放入试管中，再沿试管壁缓慢加入浓硫酸 2ml，立即塞紧试管口，此时即有 CO 生成。其反应过程为：

$$HOOH \xrightarrow{H_2SO_4} H_2O + CO\uparrow$$

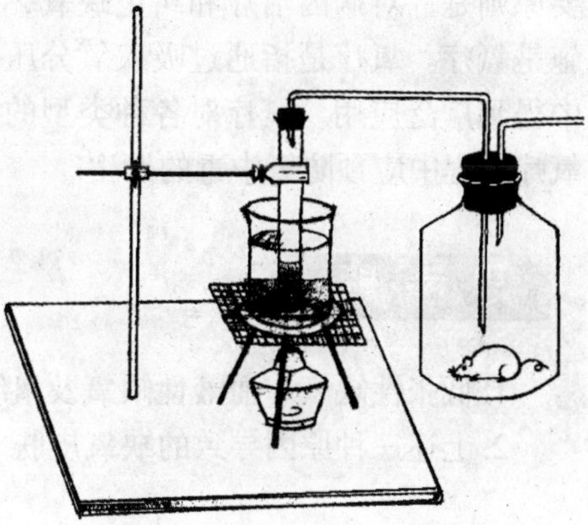

4. 2～3min 后可用酒精灯于试管底部加热，促使 CO 产生，但不可过热以至液体沸腾，因 CO 产生过多过快，可致小白鼠迅速死亡，导致血液颜色变化不明显。

5. 观察内容与方法同低张性缺氧。

图 9-11 小鼠 CO 发生装置

（三）亚硝酸钠中毒性缺氧

1. 取体重相近的小鼠 2 只，分别标记为甲鼠（解救组）、乙鼠（中毒组），观察其呼吸及唇、趾、尾部颜色等指标后，分别腹腔注射 5% 亚硝酸钠 0.3ml。

2. 两分钟后甲鼠腹腔注射 1% 亚甲蓝溶液 0.3ml，乙鼠腹腔注射生理氯化钠溶液 0.3ml 进行对照。

3. 观察内容与方法同低张性缺氧，比较两鼠观察指标及死亡时间有无差异。将结果填入表 9-18 中。

表 9-18 各型缺氧表现

	正常	低张性缺氧	CO中毒	亚硝酸盐中毒	
				中毒组	解救组
呼吸（次/分）					
唇、尾颜色					
尸检结果					

注意事项

1. 缺氧瓶应干净透明，以方便对观察项目的观察。

2. 缺氧瓶一定要密闭，可用凡士林涂在瓶塞周围。

3. 小鼠腹腔注射时，勿伤及内脏，应避免将药液注入肠腔或膀胱。

联系临床

缺氧是多种疾病共有的病理过程，也是许多疾病引起死亡的最重要原因。缺氧治疗的主要原则是针对病因治疗和纠正缺氧，去除缺氧病因是缺氧治疗的关键，而纠正缺氧的首要措施是氧疗。氧疗是指通过吸入氧分压较高的空气或纯氧治疗疾病的方法，目前已在临床医疗中得到广泛应用。氧疗对各种类型的缺氧都有一定的疗效，尤其是低张性缺氧。但在长时间氧疗过程中应预防氧中毒的发生。

思 考 题

1.低张性缺氧、血液性缺氧及组织性缺氧血氧指标变化各有何特点？
2.上述三种原因导致的缺氧皮肤、黏膜颜色有何不同？为什么？

（长沙医学院　卞艳慧）

第十五节　呼吸运动的调节

实验目的

1.观察无效腔、PCO_2、PO_2 和 $[H^+]$ 改变对家兔呼吸运动（呼吸频率、节律、幅度）的影响，初步探讨其作用部位与机制。
2.观察迷走神经在家兔呼吸运动调节中的作用，初步探讨其机制。
3.掌握气管插管术和神经分离术。

实验原理

呼吸运动是呼吸中枢节律性活动的反映。在不同生理状态下，呼吸运动所发生的适应性变化有赖于神经系统的反射性调节，其中较为重要的有呼吸中枢、肺牵张反射以及外周化学感受器的反射性调节。因此，体内外各种刺激，可以直接作用于中枢部位或通过不同的感受器反射性地影响呼吸运动。

动脉血或脑脊液中的一些化学因素（PO_2、PCO_2、H^+）可直接作用于中枢或外周化学感受器，传入冲动到达中枢后，再经传出神经纤维（膈神经、肋间神经等）调节呼吸肌的运动，从而引起呼吸运动的改变。

实验对象

家兔。

实验器材和药品

RM6240 生物信号采集处理系统、哺乳动物手术器材 1 套、婴儿秤、兔手术台、马利氏气鼓、张力换能器、铁支架、固定夹、注射器 3 支（5ml）、气管插管、50cm 长橡皮管 1 根、保护电极、球胆 2 个（分别装入 CO_2 和空气）、钠石灰瓶、25% 乌拉坦、3% 乳酸。

实验步骤及观察项目

1. 麻醉固定　将家兔用 25% 乌拉坦（4ml/kg）耳缘静脉注射麻醉，背位交叉法固定于兔台。

2. 手术　用粗剪刀去颈前部兔毛于烧杯中，颈前正中切开皮肤 6～8cm，直至下颌角上 1.5～2cm，用止血钳钝性分离软组织及颈部肌肉，暴露气管及与气管平行的左、右血管神经鞘，细心分离迷走神经，在迷走神经下穿线备用。用止血钳分离气管，在气管下穿 1 根粗棉线备用。

3. 气管插管　在环状软骨下约 1cm 处，行倒 "T" 形剪口，将气管切口及气管里的血液和分泌物擦净，气管插管由剪口处向肺端插入，插时应动作轻巧，避免损伤气管黏膜引起出血，用棉线将插管口结扎固定。

4. 装置连接　将气管插管中的一个侧管经橡皮管通过马利氏气鼓连于张力换能器，再与 RM6240 生理信号记录系统通道 1 连接。气管插管的另一侧管开口于大气，调整其口径使记录的呼吸运动有一定的幅度。

5. 观察项目

（1）描记正常呼吸曲线　记录一段正常呼吸运动曲线作为对照。辨认曲线上吸气、呼气的波形方向。

（2）增加吸入气中 CO_2 浓度　将装有加有 $CaCO_3$ 与稀 HCl 的试管口对准气管插管侧管（二者有一定距离），15s 左右。记录高浓度 CO_2 时呼吸运动的变化。

（3）缺氧　将气管插管侧管通过钠石灰与盛有一定容量空气的球胆相连，家兔呼吸球胆中的空气，呼出的 CO_2 可被钠石灰吸收，随着呼吸的进行，球胆中的 O_2 愈来愈少，记录呼吸运动的变化。待呼吸运动恢复正常再进行下项观察。

（4）增大无效腔　把 50cm 长的橡皮管连接在侧管上，观察呼吸运动的变化，呼吸发生明显变化后立即去掉橡皮管，使其呼吸恢复正常。

（5）注射乳酸　由耳缘静脉较快注入 3% 乳酸 2ml，观察呼吸运动的变化过程。

（6）剪断迷走神经　先结扎一侧迷走神经，靠外周端剪断，观察呼吸变化；稍后，剪断另一侧迷走神经，观察呼吸变化。

（7）刺激迷走神经中枢端　以 5～10V 电压强度连续单刺激一侧迷走神经中枢端，观察呼吸运动的变化。将上述项目结果填入表 9-19。

表 9-19 各种因素对家兔呼吸运动的影响

观察项目	呼吸运动变化
增加吸入气中 CO_2 浓度	
缺氧	
增大无效腔	
注射乳酸	
剪断迷走神经	
刺激迷走神经中枢端	

注意事项

1. 用于调整气管插管一侧管口径的夹子在实验全过程中不得更动，以做振幅前后比较。
2. 增大无效腔的时间不宜过长。
3. 注射乳酸时，注意勿漏出血管外，以免家兔躁动。
4. 每观察一个项目之前应记录一段正常波形。

联系临床

呼吸困难的临床表现如下：

1. 肺源性呼吸困难

（1）吸气性呼吸困难　此种表现提示为喉、气管与大支气管狭窄与阻塞。

（2）呼气性呼吸困难　见于下呼吸道阻塞疾病，如呼吸困难呈发作性。

（3）混合性呼吸困难　主要见于广泛肺实质或肺间质病变。

2. 心源性呼吸困难　急性左心衰竭时，常出现阵发性呼吸困难，多在夜间熟睡中发生。

3. 中毒性呼吸困难　急性发热性疾病呼吸快速、急促。也可有气味异常，如 Cheyne-Stokes 呼吸、Biots 呼吸。

4. 精神神经性呼吸困难　神经症患者常述胸部压抑感、气急，但仔细观察并无呼吸困难客观表现。

思考题

1. 分析各项实验结果。
2. 迷走神经在节律性呼吸运动中作用如何？

（南华大学　胡弼）

第十六节 硫酸镁的导泻作用及原理分析

实验目的

1. 掌握小鼠灌胃给药的方法。
2. 熟悉硫酸镁的导泻作用及其机制。

实验原理

硫酸镁的药理作用可以因为给药途径的不同而不同，口服给药有导泻和利胆的作用，外用热敷可以消炎去肿，注射给药则具有抗惊厥、降压等全身作用。

硫酸镁导泻的原理是：大剂量口服硫酸镁后，在肠道内解离出难吸收的 Mg^{2+}，使肠内渗透压迅速升高，阻碍了肠内水分吸收，并使肠壁内水分向肠腔转移，因而增大了肠内容物的容积，刺激肠壁作用加强，反射性的增强肠蠕动，此外，镁盐还可以刺激十二指肠，使之分泌胆囊收缩素，促进小肠和结肠的分泌和蠕动，产生导泻作用，排出稀便或水样便，故硫酸镁属于容积性导泻药。

实验对象

小鼠（体重 18～22g）。

实验器材和药品

哺乳动物手术器械 1 套、小鼠灌胃器、测量尺、蛙板、10% 亚甲蓝硫酸镁溶液、1% 亚甲蓝（美蓝）氯化钠溶液。

实验步骤及观察项目

1. 灌胃给药　将小鼠禁食 6～8h，取体重相近的小鼠 2 只，称重，编号，其中一只小鼠以 10% 亚甲蓝硫酸镁溶液 0.2ml/10g 灌胃，另一只小鼠以 1% 亚甲蓝氯化钠溶液 0.2ml/10g 灌胃。
2. 解剖小鼠　灌胃后约 30min 后，将小鼠行颈椎脱臼致死，置于蛙板上，剖开腹腔。
3. 观察项目
（1）比较两鼠的肠蠕动、肠膨胀情况。
（2）将胃幽门至回肠的肠系膜进行分离，将小肠拉成直线，测量两鼠肠腔内亚甲蓝的终点距回盲部的距离。
（3）将肠壁剪开，比较两鼠粪便的性状。将结果记录在表格中（表 9-20）。

表 9-20 小鼠灌胃硫酸镁和生理氯化钠溶液的结果比较

鼠号	肠蠕动	肠膨胀	亚甲蓝距回盲部距离	粪便性状
甲鼠（MgSO$_4$）				
乙鼠（NaCl）				

注意事项

1. 给药量必须准确，每只小鼠灌胃给药与处死时间尽量保持一致。
2. 给小鼠灌胃时，动作要轻柔，切勿插入气管或胸腔。
3. 避免过度牵拉肠管，否则会影响测量长度的准确性。
4. 亚甲蓝染色溶液在肠腔内可能有中断现象，应以移动最远处为测量起点。

联系临床

导泻作用：内服不被吸收，在肠内形成一定的渗透压，使肠内保持有大量水分，肠内容积扩大，肠道被扩张，使小肠内容物迅速进入大肠，排出水样便。一般空腹应用，并大量饮水，1～3h 即发生导泻作用，临床主要用于排除肠道内毒物，有时也作某驱虫药的导泻。

利胆作用：口服高浓度（33%）硫酸镁溶液，或用导管直接灌入十二指肠，可刺激十二指肠黏膜，反射性地引起胆总管括约肌松弛，胆囊收缩，促使胆囊排空，产生利胆作用。临床用于阻塞性黄疸及慢性胆囊炎。

思考题

试述硫酸镁的导泻机制及其临床用途。

（长沙医学院 韩 丽）

第十七节 胆汁分泌与胃肠运动的神经体液调节

实验目的

1. 学习胆总管插管以及引流胆汁的方法。
2. 观察神经体液因素对胆汁分泌、胃肠运动的影响并分析其机制。

实验原理

胆汁分泌受神经体液因素的控制。非消化期，由于胆总管括约肌收缩阻止胆汁排入十二指肠而进入胆囊内贮存。消化期通过神经体液的调节，一方面促进肝细胞分泌胆汁，另一方面促进胆囊收缩和胆总管括约肌舒张，从而将胆汁排入十二指肠。

胃肠道平滑肌受交感和迷走神经的双重支配。迷走神经兴奋时通过其节后纤维末梢释放的神经递质乙酰胆碱（Ach）与平滑肌细胞膜上的 M 受体结合，产生兴奋效应，使胃肠运动加强。交感神经兴奋时，通过其节后纤维末梢释放的 NA 与平滑肌细胞膜上的 α_2、β_2 受体结合，产生抑制效应，使胃肠运动减弱。

实验对象

家兔。

实验器材和药品

哺乳动物手术器械、电刺激器、保护电极、注射器（1ml、5ml、10ml）、针头、纱布、细塑料管、小烧杯、生理氯化钠溶液、1% 戊巴比妥钠（或 20% 氨基甲酸乙酯）、1：10 000 肾上腺素溶液、1：10 000 乙酰胆碱溶液、阿托品注射液、粗制促胰液素（附制法）。

（粗制促胰液素制备法：取兔十二指肠，将肠腔冲洗干净，纵向剪开肠壁，平铺板上，刮下全部黏膜，置于研钵中并加 0.5%HCl 1～10ml 研磨，再加 0.5%HCl 100ml 混匀倒入烧杯中煮沸 10～15min，随即加入 10%NaOH 中和，用石蕊试纸检查至中性，用滤纸趁热过滤，滤液中即含促胰液素，置冰箱保存备用。）

实验步骤及观察项目

（一）实验前准备

1. 麻醉与固定动物　耳缘静脉缓慢注入 1% 戊巴比妥钠（按 3～4ml/kg 体重）或 20% 氨基甲酸乙酯（按 5ml/kg 体重），待兔麻醉后，仰卧固定于手术台上。

2. 颈部手术　沿颈正中线切开皮肤，分离气管，行气管插管。分离左侧迷走神经（支配肝）穿线备用。

3. 腹部手术　沿剑突下正中切开长约 10cm 的切口，打开腹腔，沿胃幽门找到十二指肠，在十二指肠上端背面可见一黄绿色较粗的肌性管道，即胆总管（图 9-12）。

4. 胆总管插管　在十二指肠处仔细分离胆总管（避免出血），在其下方穿两条线，先结扎胆总管至十二指肠入口处，再在其上方剪一斜形小口，朝胆囊方向插入细塑料管，即见绿色胆汁流入插管，如未见胆汁流出，则可能是未插入胆总管内，或塑料管口被堵，需取出重插，注意插管应与胆总管平行，使引流通畅，插好后结扎固定。

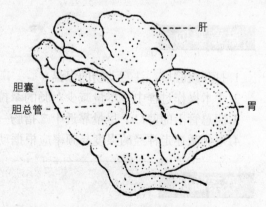

图 9-12　兔胆总管

5. 收集胆汁　用小烧杯收集胆汁备用，待胆汁流出速度稳定后，开始观察下列实验项目。

二、实验观察项目

1. 正常胆汁分泌：记录每分钟的滴数。

2. 用中等强度和频率的电脉冲刺激左侧迷走神经外周端 1～3 分钟，观察胆汁分泌的变化。记录每分钟滴数，并同时观察胃肠运动的变化。

3. 静脉缓慢注射稀释胆汁（用生理氯化钠溶液将流出胆汁稀释一倍）4ml，观察胆汁分泌的变化和胃肠运动变化。

4. 静脉注射粗制促胰液素 4～6ml，观察记录胆汁分泌的变化，并同时观察胃肠运动的变化。

5. 静脉注射 1：10 000 肾上腺素 0.5ml，记录胆汁每分钟分泌的滴数，并同时观察胃肠运动的变化。

6. 静脉注射 1：10 000 乙酰胆碱 0.5ml，记录胆汁每分钟分泌的滴数，并同时观察胃肠运动的变化。

7. 先用电刺激迷走神经外周端 1～3min，待胃肠运动加强后（如不明显，可多刺激几次），停止刺激，然后静脉注射 1ml 阿托品，再用电刺激迷走神经，观察胃肠运动有无加强。将结果记录于表 9-21。

表 9-21　神经、体液因素对胆汁分泌、胃肠运动的影响

观察项目	胆汁分泌（滴 / 分）	胃肠运动
正常		
电刺激迷走神经外周端		
胆汁		
促胰液素		
肾上腺素		
乙酰胆碱		
电刺激 + 阿托品		

注意事项

1. 打开腹腔后，注意动物的保温。

2. 手术操作过程中，尽量减少对肠的牵拉。

3. 胆总管上的剪口，尽量靠近十二指肠一侧，插管方向与胆总管平行，不能扭转。

4. 电刺激迷走神经的强度与频率应根据动物的机能状况和观察效应来选择。

联系临床

临床上治疗功能性胃肠疾病的药物，如西沙必利是 5-HT$_4$ 受体激动剂，其通过作用于消化道平滑肌肌间神经丛中间和末端神经元受体，使胆碱能神经纤维末端释放乙酰胆碱，发挥对胃肠道的促动力作用，另外，其还可加速胆囊的收缩和排空。因此，西沙必利在治疗胃食

管反流性疾病、功能性消化不良、胃轻瘫等方面具有很好疗效。

思考题

1. 刺激左颈迷走神经外周端，胆汁分泌和胃肠运动有何变化？为什么？
2. 胆汁中什么成分影响胆汁分泌？正常情况下是通过什么途径影响胆汁分泌的？
3. 正常生理情况下，促胰液素通过什么途径影响胆汁分泌？对胆汁的分泌有何作用？

（长沙医学院　韩　丽）

第十八节　肝功能损害对药物作用的影响

实验目的

1. 观察肝功能损害对药物作用的影响。
2. 学习筛试肝功能保护药的方法。

实验原理

四氯化碳对肝细胞有严重损害，是一种化学药品。动物大剂量应用可致肝功能严重损害（中毒性肝炎），使肝解毒功能降低。中毒性肝炎的动物模型常以给予大剂量四氯化碳的方法造模，用于观察肝功能损害对药物作用的影响和筛试肝功能保护药的实验方法。

实验对象

小鼠2只（体重18~22g）。

实验器材和药品

大烧杯、针头（5号）、1ml注射器、电子天平、组织剪、50g/L四氯化碳、2.5g/L戊巴比妥钠溶液、生理氯化钠溶液。

实验步骤及观察项目

1. 实验前48h，取小鼠2只，称重、编号。
2. 甲鼠皮下注射四氯化碳溶液5mg/10g（按0.1ml/10g给药），作为中毒性肝炎动物模型。
3. 乙鼠皮下注射生理氯化钠溶液0.1ml/10g，作对照实验。
4. 8h后甲、乙鼠分别腹腔注射戊巴比妥钠溶液5mg/10g（按0.2ml/10g给药），观察两鼠给药后的反应。

5. 记录实验结果于表 9-22 内，包括甲、乙鼠翻正反射消失的潜伏时间（从注药到翻正反射消失的间隔时间）和持续时间（从翻正反射消失到翻正反射恢复的间隔时间）。

6. 待小鼠苏醒后，采取颈椎脱臼法将其处死，剖腹取出肝，观察其颜色和充血程度，比较两鼠肝大小。

表 9-22　肝功能损害对药物作用的影响

鼠号	体重（g）	药物及剂量 g/kg	翻正反射		肝变化
			潜伏时间	持续时间	
甲					
乙					

注意事项

实验室内温度应控制在 24～25℃，如温度过低，小鼠会因代谢减慢而不易苏醒。

联系临床

肝被称为"人体的综合化工厂"，具有代谢、解毒、凝血、免疫、胆汁生产及排泄等功能。肝损害的原因有：感染、药物性肝病、酒精性肝病、自身免疫性肝病、非酒精性脂肪性肝病等。肝病目前尚无特效的治疗药物，许多患者都是经综合治疗而康复的。综合治疗一般包括一般治疗、病因治疗、护肝药物的应用、人工肝、并发症的防治、介入或外科治疗等措施。临床上选用药物的一般原则：慢性肝炎病情稳定时最好不用药、精简用药、宜采用中西医结合治疗、不过分依赖护肝药物、综合治疗。

思考题

简述肝功能不良时临床用药应注意的问题。

（长沙医学院　黄晓珊）

第十九节　家兔肠缺血 - 再灌注实验

实验目的

1. 学习复制家兔肠缺血 - 再灌注损伤实验模型。
2. 观察肠缺血再灌注损伤时血液循环及肠管病理学变化，并进一步探讨其发病机制。

实验原理

器官在缺血情况下治疗的唯一办法是血液再灌注，避免组织因缺血缺氧而发生损伤。但在一定条件下，组织器官缺血后再灌注时，会引起比缺血时更加严重的器官组织结构损伤和功能障碍，以及一系列临床综合征。如肠扭转、嵌顿疝复位、心脏外科手术体外循环、断肢再植后等，这种现象称为缺血-再灌注损伤综合征，或称再灌注损伤。目前认为其发生机制主要与大量氧自由基的产生及细胞内钙超载等因素有关。

实验对象

成年健康家兔，实验前禁食过夜，自由饮水。

实验器材和药品

RM6240生物信号采集系统、血压换能器、张力换能器、兔固定台、婴儿秤、大动物手术器械一套、动脉导管、100ml烧杯、5ml注射器、10ml注射器、针头、三通管、动脉夹、纱布垫、丝线、0.3%肝素生理氯化钠溶液、1%普鲁卡因、生理氯化钠溶液。

实验步骤和观察项目

1. 实验分组
（1）持续缺血组（对照组）。
（2）缺血-再灌注组（实验组）。
2. 准备仪器装置　按操作规程安装好RM6240生物信号采集系统，血压换能装置及呼吸记录装置。
3. 动物手术
（1）动物称重与备皮后将家兔仰卧固定于兔台上，剪去颈部和腹部被毛。
（2）麻醉　1%普鲁卡因颈部局部麻醉。
（3）颈部手术　在颈部正中切开长4~5cm的皮肤、皮下组织，分离一侧颈总动脉，穿丝线备用；分离气管，行气管插管并将插管的一侧接呼吸描记装置，描记呼吸。
（4）腹部手术　麻醉后从剑突下1.5cm处起向下作一长约5cm的腹部正中切口，打开腹腔，用温生理氯化钠溶液纱布将内脏轻轻推向左前方，暴露脊柱和腹膜后组织，将从腹主动脉平右肾门处发出的肠系膜上动脉分离出来，穿线备用（图9-13）。行颈总动脉插管，并连接压力换能器，以记录血压。
4. 实验观察
（1）观察记录正常动脉血压、腹腔渗出情况、小肠

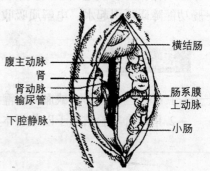

横结肠
腹主动脉
肾
肾动脉
输尿管
下腔静脉
肠系膜上动脉
小肠

图9-13　肠系膜上动脉示意图

形态学变化（有无淤血、点状出血、水肿等）。

（2）夹闭或结扎肠系膜上动脉 轻轻提起肠系膜上动脉的穿线，用尖端套有硅胶管的小止血钳夹闭肠系膜上动脉。也可将肠系膜上动脉捆紧在一条硬塑料管上，以远端小动脉完全停止搏动为成功夹闭标准。观察并记录结扎后 0min、5min、15min、30min、60min 时各项指标的变化。

（3）再灌注 在结扎后 60min，松开止血钳或剪开捆线，使肠系膜动脉血流恢复。观察并记录松开结扎后 0min、5min、15min、30min 和 60min 时的各项指标变化。持续缺血组则不松开，继续阻断肠系膜上动脉的血流。

5. 记录实验结果于表 9-23。

表 9-23 肠缺血再灌注损伤时血液循环及肠管病理学变化

	持续缺血组			缺血 - 再灌注组	
	结扎前	结扎后	再灌注后	结扎前	结扎后
动脉血压					
腹腔渗出情况					
小肠形态学变化					

注意事项

1. 在分离血管和神经时要采用钝性分离的方法，操作要小心细致，以避免损伤血管而发生大出血和神经损伤。

2. 牵拉肠管时要轻巧，以免引起创伤性休克。

3. 每次观察完肠壁形态学变化后，要用生理氯化钠溶液湿润的纱布覆盖小肠，以防肠壁干燥而影响各项指标的观察。

联系临床

肠套叠、血管外科手术等，可伴有胃肠道缺血 - 再灌注损伤，引起消化道局部的组织损害，表现为广泛上皮与绒毛分离，固有层破损、出血及溃疡形成，可以导致肠内细菌和毒素移位到体循环，引起网状内皮系统发生系列反应，进而导致大量炎症介质和细胞因子的释放。肠功能障碍可引起水、电解质吸收障碍，造成水、电解质和酸碱失衡。

思 考 题

1. 哪些因素会影响缺血 – 再灌注损伤的发生？

2. 请结合实验结果予以分析本实验中为什么会发生缺血再灌注损伤？

（长沙医学院 夏 妍）

第二十节　氨在肝性脑病发病机制中的作用

实验目的

1. 采用肝大部分结扎术，复制急性肝功能不全实验动物模型。
2. 观察肝性脑病的表现，并探讨血氨升高在肝性脑病发病机制中的作用。

实验原理

肝性脑病的发病机制目前尚未完全阐明，其中氨中毒学说在肝性脑病发病机制中备受关注。正常情况下，机体氨的生成和清除维持着动态平衡。当氨生成/摄入过多或清除障碍时，可使血氨水平升高，大量的氨通过血脑屏障进入脑内，可作为神经毒素诱发肝性脑病。

进入脑内的氨可使脑内神经递质发生改变，引起脑内神经递质平衡失调，导致中枢神经系统功能紊乱；还可干扰脑细胞能量代谢，导致脑细胞完成各种功能所需的能量严重不足，从而不能维持中枢神经系统的兴奋活动；此外，脑内氨升高可干扰神经细胞上的 Na^+-K^+，ATP 酶的活性，影响神经细胞膜内外 Na^+、K^+ 的分布，导致神经细胞膜电位、兴奋、传导等活动出现异常。

实验对象

家兔。

实验器材和药品

婴儿秤，兔手术台，兔手术器械 1 套，5ml、10ml 注射器，100ml、200ml 烧杯，导尿管，细线，粗棉线。1% 普鲁卡因，复方氯化铵溶液（氯化铵 25g、碳酸氢钠 15g、以 5% 的葡萄糖溶液稀释至 1000ml），复方氯化钠溶液（氯化钠 25g、碳酸氢钠 15g，以 5% 的葡萄糖溶液稀释至 1000ml）。

实验步骤及观察项目

1. 实验分组
（1）Ⅰ组：肝大部分结扎术 + 复方氯化钠溶液组。
（2）Ⅱ组：肝大部分结扎术 + 复方氯化铵溶液组。
（3）Ⅲ组：肝叶假手术 + 复方氯化铵溶液组。
2. 取家兔 1 只，称重后将其仰卧固定于兔手术台上，剪去上腹部被毛，在上腹部切口部位用 1% 普鲁卡因局部浸润麻醉。
3. 行上腹部正中切口，长 6～8cm，左手按压肝膈面，剪断肝与横膈间的镰状韧带，将肝叶向上翻起，剥离肝胃韧带，使肝叶游离（图 9-14），以右手示、中两指夹持粗棉线沿肝左外叶、左中叶、右中叶、方形叶（留下肝脏右外叶）之根部围绕 1 周，将粗棉线留置备用。

4. 沿胃幽门部找出十二指肠，分离、穿双线并结扎十二指肠上端（胃幽门端），在靠近结扎下方剪开一小口，将一根导尿管向肠腔下游插入，用线结扎并固定，防止十二指肠插管滑出。

5. 第一组（肝大部分结扎术 + 复方氯化钠溶液组）和第二组（肝大部分结扎术 + 复方氯化铵溶液组）的家兔，用已备好的粗棉线将已选出的肝叶在根部结扎，以阻断血流，被结扎肝叶将逐渐变为暗褐色；第三组（肝叶假手术 + 复方氯化铵溶液组）的家兔则不进行肝叶结扎；手术完成后用止血钳对合夹住腹壁切口，关闭腹腔，以免实验过程中腹腔脏器外溢。

6. 每隔 5min 通过十二指肠插管向十二指肠腔内注入复方氯化钠溶液（第一组）或复方氯化铵溶液（第二、三组）3ml/kg，记录各项指标，直至动物死亡。将结果填入表 9-24 中。

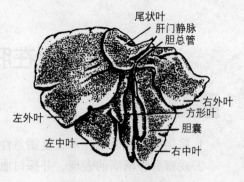

图 9-14 家兔肝背面观

表 9-24 氨在肝性脑病发病机制中的作用

	Ⅰ组	Ⅱ组	Ⅲ组
注药前肌紧张			
第一次注药时间			
兴奋反应出现时间			
适应性出现时间			
抽搐出现时间			
角弓反张出现时间			
死亡时间			
存活时长（min）			
注药次数			
注药总量（ml）			

注意事项

1. 肝手术要轻柔，剪肝镰状韧带时不要刺破膈肌，剥离肝胃韧带时切勿损伤周围大血管。
2. 结扎应在肝叶的根部，避免损伤脆弱的肝组织。
3. 关闭腹腔前注意十二指肠是否通畅，十二指肠插管要插向胃肠道的下游，不要插向胃的方向；十二指肠插管固定要牢固，注意防止注入药液溢出进入腹腔。

联系临床

氨的负荷过度是诱发肝性脑病最常见的原因。肝性脑病患者可表现为人格改变、智力减弱、意识障碍等特征，晚期可发生不可逆性肝性脑病，甚至死亡。根据氨中毒学说，可以采用低蛋白饮食、口服新霉素、口服乳果糖、应用门冬氨酸鸟氨酸制剂防治肝性脑病。

思考题

1. 对于本实验来说，分组是否正确？为什么？
2. 血氨升高与肝性脑病有何关系？

（长沙医学院 卞艳慧）

第二十一节 影响尿生成的因素

实验目的

1. 学习引流尿液的方法。
2. 观察某些因素对尿生成以及动脉血压的影响，并分析其作用机制。

实验原理

尿生成的基本过程包括肾小球滤过作用，肾小管、集合管的重吸收和分泌作用。凡能影响上述 3 个过程的因素都能影响尿生成，引起尿量的改变。呋塞米作用于髓袢升支粗段，抑制 Na^+-K^+-$2Cl^-$ 同向转运系统，减少肾小管对氯化钠的重吸收，降低肾脏对尿液浓缩功能而发挥利尿作用。本实验主要观察神经、体液因素以及某些药物对尿生成的影响。

实验对象

家兔。

实验器材和药品

RM6240 多道生理记录仪，压力换能器，兔手术器械 1 套，刺激电极，兔手术台，输尿管插管，1ml、10ml 及 50ml 注射器，培养皿，尿液计滴器，生理氯化钠溶液，20% 葡萄糖溶液，1∶10 000 肾上腺素溶液，抗利尿激素，呋塞米，尿糖试纸，0.5% 肝素，25% 乌拉坦。

实验步骤及观察项目

1. 用 25% 乌拉坦 4ml/kg 经耳缘静脉注射麻醉后，将兔仰卧位固定于手术台上，剪去颈部和下腹部的毛。
2. 气管插管术。行颈部正中切口；分离气管并插入气管插管。
3. 分离左颈总动脉，描记动脉血压波形；分离右迷走神经，穿线备用（详见动脉血压的调节）。

4. 尿液收集方法

（1）膀胱插管导尿法 从耻骨联合向上沿正中线行一长约 4cm 的切口，再沿腹白线打开腹腔，用手触及有波动感的袋状膀胱，将膀胱翻至体外（勿使肠管外露，以免血压下降）。在膀胱底部找到两侧的输尿管，辨认两侧输尿管在膀胱开口部位。小心地在两侧输尿管下方穿一丝线，将膀胱上翻，结扎膀胱颈部。用两把止血钳对称夹住膀胱顶部，轻提膀胱，于中心处做一小切口，插入充有生理氯化钠溶液的膀胱插管，用一丝线结扎固定插管。膀胱插管的另一端连至记滴器，再将记滴器连至 RM6240 多道生理记录仪的通道 1 上。手术完毕后，用浸有 38℃生理氯化钠溶液纱布覆盖手术部位。

（2）输尿管插管导尿法 切口方法同上，但切口要长一些，约 7cm。在膀胱底部找到并分离两侧输尿管，在近膀胱处穿线结扎，然后在离此结扎处约 2cm 的输尿管下方穿线，在管壁向上剪一斜切口，向肾方向插入充满生理氯化钠溶液的输尿管插管，并结扎固定。最后将左右两根插管合二为一套入一根稍粗的塑料导管，并使尿液从导管滴出至记滴器上，再连至 RM6240 系统的通道 1 上。手术完毕后，用浸有 38℃生理氯化钠溶液纱布覆盖手术部位。

5. 观察项目

（1）观察并记录正常血压、尿量。

（2）取尿液用一尿糖试纸做尿糖定性实验。

（3）按 10ml/kg 静脉快速输入生理氯化钠溶液，观察血压和尿量变化。

（4）静脉注射抗利尿激素 2U，观察血压和尿量变化。

（5）静脉快速输入 20% 葡萄糖（4ml/kg），5min 内注完，观察同上。在尿量明显增多时，再取尿液做尿糖定性实验。

（6）静脉注射 1:10 000 肾上腺素 0.2～0.3ml，观察血压和尿量变化。

（7）静脉注射呋塞米（5mg/kg），观察血压和尿量变化。

（8）结扎右侧迷走神经，并于中枢端剪断神经，用阈上刺激连续刺激其外周端，使血压降至 50mmHg 左右，观察尿量变化，且注意观察尿量与血压两者的关系。并将结果记录于表 9-25 中。

表 9-25 各种因素对家兔血压及尿量的影响

观察项目	血压	尿量
正常		
生理氯化钠溶液 10ml/kg		
抗利尿激素 2U		
20% 葡萄糖（4ml/kg）		
1：10 000 肾上腺素 0.2～0.3ml		
呋塞米 5mg/kg		
刺激迷走神经外周端		

注意事项

1. 做膀胱插管时，切勿将双侧输尿管入膀胱处结扎。

2. 行输尿管插管时，动作要轻柔，防止出血。同时要避免刺激输尿管使其痉挛扭曲。如为雄性家兔，应与输精管区别。

3. 膀胱或输尿管的插管内应充满生理氯化钠溶液。

4. 每项实验前后，均应有对照记录，并待血压、尿量基本恢复后再进行下一步。

5. 实验中若耳缘静脉无法继续注射，可做颈静脉注射。

6. 家兔体重最好在 2.0～3.0kg 之间，实验前应多喂水和蔬菜。

7. 刺激迷走神经时，注意刺激的强度不要过强，时间不要过长，以免血压急剧下降，导致心搏骤停。

联系临床

临床上可通过影响尿生成的各个基本环节以达到治疗某些疾病的效果。例如临床上利用渗透性利尿的原理，给患者静脉滴注可经肾小球滤过而不被肾小管重吸收的物质（如甘露醇等），可用作脱水剂治疗脑水肿和青光眼等，也可用于心、肾功能正常的水肿少尿和预防肾衰竭。糖尿病患者的多尿也是基于此原理。另外，利尿剂主要通过影响肾小管和集合管的重吸收功能，增加电解质和水的排除，在临床上主要用于治疗各种原因引起的水肿，也可用于某些非水肿性疾病，如高血压、肾结石、高钙血症等的治疗。

思考题

1. 试分析尿生成的主要环节，讨论各因素影响尿生成的机制。

2. 一次性口服大量清水和静脉滴注大量生理氯化钠溶液时，尿量变化有何异同？其作用机制是怎么的？

（长沙医学院　罗官莉）

第二十二节　急性肾衰竭

实验目的

1. 用汞引起进行中毒性肾小管坏死复制急性肾衰竭（acute renal failure）的动物模型。
2. 观察急性肾衰竭少尿期的临床表现。
3. 熟悉评价肾衰竭的常用指标。

实验原理

汞可引起肾小管上皮细胞变性坏死，坏死脱落的上皮细胞可在小管内形成各种管型，阻塞肾小管管腔，使原尿不易通过；同时原尿可经受损肾小管壁处反漏入周围肾间质，引起肾间质水肿，压迫肾小管。肾小管阻塞及肾间质压迫均可造成囊内压升高，有效滤过压降低，使肾小球滤过率降低，从而出现少尿，发生急性肾衰竭。

实验对象

家兔。

实验器材和药品

1. 实验药品　1%HgCl₂、生理氯化钠溶液、5% 葡萄糖溶液、0.2% 肝素钠、1% 普鲁卡因、氢氧化钠、碳酸氢钠、1% 酚酞、苦味酸、0.1mol/ 盐酸、肌酐标准应用液、标准尿素氮溶液、二乙酰 - 肟液、酸性尿素氮显色剂、磺基水杨酸液。

2. 实验器材　721 型分光度计、火焰光度计、离心机、恒温水浴箱、10ml 离心管试管、0.5ml 及 5ml 刻度吸管、5ml 及 10ml 注射器、容量瓶、量筒、烧杯、兔手术器械 1 套、兔手术台、输尿管插管、棉线、纱布。

实验步骤及观察项目

1. 复制模型。取家兔 2 只，称重后，一只皮下注射 1% HgCl₂（1.2ml/kg），构建急性肾衰竭动物模型。另一只在相同部位皮下注射生理氯化钠溶液（1.2ml/kg）作为对照。

2. 将上述两兔分别固定于兔手术台上，经耳缘静脉注射 5% 葡萄糖溶液（15ml/kg，5min 内注完），以保证有足够多的尿量。

3. 剪去下腹部被毛，1% 普鲁卡因在手术切口处进行局部浸润麻醉，在耻骨联合上方 1.5cm 处做腹正中切口，长约 4cm，分离皮下组织，沿腹白线切开肌肉层，暴露膀胱，分离两侧输尿管，行输尿管插管，收集 1h 尿液，记录尿量，然后按 1∶100 稀释，以备测定尿中肌酐含量。

4. 除去颈部被毛，1% 普鲁卡因局麻，颈部正中切口，分离颈总动脉，穿线，行颈总动脉插管，取血置于盛有肝素的离心管内，离心后取血浆，以备测定血浆中肌酐、血钠和血钾浓度。

5. 另从颈总动脉插管取血 2ml 置离心管中，待血凝固后 2000r/min，离心 5min，将血清移入干燥小试管中，以备测定血尿素氮。

6. 测定血、尿肌酐。方法见表 9-26。

表 9-26　血浆和尿液中肌酐含量测定操作步骤

空白管 R₀	标准管 S	标准空白管 S₀	测定管 R	测定空白管 R₀
肌酐标准液（ml）	0.25	0.25		
血浆或尿液（ml）			0.25	0.25
测定苦味酸（ml）	5.0		5.0	
空白苦味酸（ml）		5.0		5.0

将上述试管内液体混匀，置 37℃水浴 20min，再放到冷水中转动 1min，使之冷却，在

520nm 波长处各以其相应的空白管调零，比色测定光密度后按下列算式计算血浆和尿液中的肌酐含量。

$$\text{血中肌酐（Cr）含量} = 2 \times \frac{R-0.01}{S-0.01} - 0.23 \qquad \text{（mg\%）}$$

$$\text{尿中肌酐（Cr）含量} = \left(2 \times \frac{R-0.01}{S-0.01} - 0.23\right) \qquad \text{（mg\%）}$$

$$\text{肌酐（mg\%）} \times 88.402 = \qquad \text{（μmol/L）}$$

7. 测定血尿素氮（BUN）。方法见表 9-27。

表 9-27　血尿素氮测定操作步骤

	测定管	标准管	空白管
血清（ml）	0.02	/	/
BUN 标准液（20mg 氮/dl）（ml）	/	0.02	/
蒸馏水（ml）	/	/	0.02
二乙酰 - 肟（ml）	0.5	0.5	0.5
酸性尿素氮显色剂（ml）	5.0	5.0	5.0

将上述试管中溶液混匀，置沸水锅中煮沸 10～12min，放入流动冷水中冷却 3min，用 540nm 波长滤色板比色，以空白管调零，记录光密度后按照下列算式计算血中尿素氮含量。

$$\text{BUN 含量} = \frac{\text{测定管光密度}}{\text{标准管光密度}} \times 0.004 \times \frac{100}{0.02} = \frac{\text{测定管光密度}}{\text{标准管光密度}} \times 0.004 \times 20 = \qquad \text{（mg\%）}$$

8. 用火焰光度计测定血浆钾、钠和尿钠浓度。

9. 计算内生肌酐清除率、滤过钠排泄分数和肾衰指数：

$$\text{内生肌酐清除率} = \frac{\text{尿肌酐含量}}{\text{血肌酐含量}} \times \text{尿量（ml/min）} = \qquad \text{（ml/min）}$$

$$\text{滤过钠排泄分数} = \frac{\text{尿}[Na^+]/\text{血浆}[Na^+]}{\text{尿}[Cr]/\text{血浆}[Cr]} \times 100 = \qquad \text{（ml/min）}$$

$$\text{肾衰指数} = \frac{\text{尿}[Na^+]}{\text{尿}[Cr]/\text{血浆}[Cr]} = \qquad \text{（ml/min）}$$

10. 尿蛋白定性试验：取膀胱尿 5ml，加入磺基水杨酸 1ml，3～5min 后观察结果

　　无浑浊　　　　（－）　　　　乳样浑浊　　　（＋）
　　轻微混浊　　　（±）　　　　絮状浑浊　　　（＋＋）
　　白色混浊　　　（＋）　　　　凝聚成块　　　（＋＋＋）

11. 比较两组家兔尿量、尿蛋白、血清尿素氮、血肌酐、尿肌酐、血钾、血钠、尿钠、肌酐清除率、滤过钠排泄分数、肾衰指数。

12. 肾形态学观察。处死动物，取出双侧肾，沿肾的凹面中部做一水平切面，深达肾盂，注意切开后肾包膜变化情况，切面的色泽、皮质与髓质分界是否清楚等，并且注意两组兔肾的比较。

将结果填入表 9-28 中。

表 9-28 急性肾衰竭各项指标检测结果

观察指标	ARF 模型组（HgCl₂ 组）		正常对照组（组 NaCl）	
尿量（ml/h）				
尿蛋白定性				
尿肌酐（μmol/L）				
尿钠（mmol/L）				
血肌酐（μmol/L）				
血钠（mmol/L）				
血钾（mmol/L）				
血清尿素氮（mg%）				
内生肌酐清除率				
滤过钠排泄分数				
肾衰指数				
肾形态学观察				

注意事项

1. 注射汞针头要细，勿使汞从注射部位渗出体外，以防汞注射量不足或污染环境，甚至引起中毒。

2. 各种溶液配制要准确。

3. 煮沸和冷却时间也要准确，否则会影响颜色反应，降低比色结果可靠性。

4. 所需试剂宜在使用前两周内配置，逾期则苦味酸颜色加深，光密度值随之升高，影响检测结果。

5. 肌酐计算公式中的 0.23 为血浆中蛋白质含量在正常范围的蛋白干扰系数，若血浆蛋白质过高或过低，则宜采用传统的无蛋白滤液测定法测定肌酐。

6. 正常家兔血清尿素氮为 14～20mg%，急性汞中毒性肾衰竭家兔血清尿素氮可升高至正常值的 1～2 倍。

7. 苦味酸其有爆炸性，配制时应先在容器内加少许蒸馏水以防意外。

联系临床

急性肾衰竭（ARF）以内环境紊乱的表现为主，如氮质血症、水中毒、高钾血症、代谢性酸中毒，并且多数患者伴有少尿或无尿。ARF 是临床上较为常见的一种危重症，病情凶险，但若及时诊断、治疗，大多数 ARF 患者的肾功能可恢复正常。根据引起 ARF 的病因可将 ARF 分为肾前性、肾性、身后性 ARF。在治疗 ARF 时，除针对病因治疗原发病之外，还应及时纠正内环境紊乱。

思 考 题

1. 汞引起急性肾衰竭的机制是怎么的？

2. 如何区分功能性肾衰竭与器质性肾衰竭？

3. 血中非蛋白氮（nonprotein nitrogen）、尿素氮（blood urea nitrogen）、肌酐（creatinine）以及内生肌酐清除率（creatinine clearance rate）、滤过钠排泄分数、肾衰指数（renal failure index），这几个指标在判断肾功能障碍方面各有什么优、缺点？

［附 1］ 试剂配置

1. 0.1mol/L 碳酸缓冲液（pH 10.6） 取 10.5g 碳酸钠（AR）和 0.9g 无水碳酸氢钠（AR），用蒸馏水稀释至 1000ml。

2. 测定用缓冲液 取 0.1mol/L 碳酸缓冲液 700ml 加入 0.4mol/L 氢氧化钠 300ml。

3. 空白用缓冲液 取 0.1ml/L 碳酸缓冲液 700ml 加入 0.1mol/L 氢氧化钠 300ml。

4. 苦味酸溶液（12g/L） 取苦味酸 20g 加蒸馏水 1000ml，煮沸冷却，待结晶析出后，吸出上清液进行滴定，滴定时取苦味酸上清液 5ml，加入 1% 酚酞 1 滴，用 1.0 mol/L 氢氧化钠溶液进行滴定，见到液体变成橘红色为止（每毫升 1.0 mol/L 氢氧化钠相当于 0.2292g 苦味酸），计算后苦味酸浓度常超过 12 g/L，最后用蒸馏水稀释至 12 g/L。

5. 测定用苦味酸 取测定用缓冲液加等量的 12 g/L 苦味酸液。

6. 空白用苦味酸 取空白用缓冲液加等量的 12 g/L 苦味酸液。

7. 肌酐标准贮存液（1.0 g/L）精确称取肌酐 100mg，加 0.1 mol/L 盐酸溶液，待肌酐溶解后加入蒸馏水至 100ml。

8. 肌酐标准应用液（0.02mg/ml） 取肌酐标准贮存液 2ml 加 0.1 mol/L 盐酸至 100ml。

9. 尿素氮标准液（20mg 氮 /100ml） 精确称取干燥纯尿素 42.8mg（每 2.14mg 尿素相当于 1mg 氮，42.8mg 尿素就相当于 20mg 氮），加蒸馏水溶解后转入 100ml 容量瓶中，加蒸馏水至 100ml；加入氯仿 6 滴做防腐剂，置于冰箱中可保半年不变。

10. 酸性尿素氮显色剂 在 1L 容量瓶中加入蒸馏水约 100ml，然后加入浓硫酸 44ml 及 85% 磷酸 66ml，待冷却至室温后，加入硫氨脲 50mg 及硫酸镉 2g，溶解后用蒸馏水稀释至 1000ml，置于棕色瓶中放入冰箱可保半年不变。

11. 2% 二乙酰 - 肟 精确称取二乙酰 - 肟 20g，加入蒸馏水约 900ml，溶解后用蒸馏水稀释至 1000ml，置于棕色瓶中放入冰箱保存。

［附 2］ 不去除蛋白质的肌酐含量测定

肌酐含量测定传统方法是以全血为标本，做无蛋白滤液方能检测，程序颇为繁琐，需血量较大。本方法血浆用量少，而且不需先去除蛋白质，程序较为简化，省时省力，测定中使用的测定用缓冲液 pH 约为 12，空白用缓冲液 pH 约为 10。本方法利用 pH 为 12 时，血清肌酐与碱性苦味酸作用比较完全，且受假阳性肌酐干扰的影响较少的特点，在 pH 为 10 的条件下做一个样本（血浆或尿液）空白管，用 pH 为 12 时的光密度减去空白管光密度以及蛋白质干扰常数 0.23 求出血浆肌酐含量。实际操作时，学生可用标准空白管（S0）调零，测出标准管（S）的光密度，用测定空白管（R0）调零，测出测定管（R）的光密度。肌酐浓度计算的完整公式如下：

$$\frac{R-0.01}{S-0.01} \times (0.02 \times 0.25) \times \frac{100}{0.25} = 2 \times \frac{R-0.01}{S-0.01} - 0.23 \qquad （mg\%）$$

上式中 0.01 为试剂空白管的光密度，0.02 为肌酐标准应用液的浓度（mg%），括弧中的

0.25 和分母中的 0.25 分别为标准液和血浆的量（ml），0.23 为蛋白干扰常数。

（长沙医学院 卞艳慧）

第二十三节 肾功能损害对药物作用的影响

实验目的

观察肾功能损害对药物作用的影响。

实验原理

氯化汞是一种能诱导急性肾衰竭的剧毒物质。链霉素是氨基糖苷类抗生素，主要经肾排泄，肾功能损害后小白鼠经肾排泄链霉素能力下降，故血药浓度要高于正常小白鼠，易出现链霉素所致的神经麻痹毒性，主要表现为肌张力降低，小鼠活动减弱，呼吸变慢、变浅及口唇发绀，中毒严重者可因呼吸肌麻痹而死亡。

实验对象

小鼠。

实验器材和药品

1ml 注射器 1 支、小鼠观察木盒、电子天平、0.06% 氯高汞、2.5% 链霉素溶液。

实验步骤及观察项目

1. 取小鼠 2 只，分别称其体重：其中 1 只已在实验前 24h 腹腔注射 0.06% 氯化汞 0.1ml/10g，作为肾功能破坏组；另 1 只作为正常对照组。

2. 分别由腹腔注射 2.5% 链霉素溶液 0.15ml/10g。

3. 观察小鼠活动情况、呼吸状况、翻正反射等，比较两组小鼠变化有何不同，将结果记录于表 9-29 中。

表 9-29 肾功能损害对药物作用结果

鼠号	体重（g）	药物及剂量 g/kg	活动情况	呼吸状况	翻正反射
甲					
乙					

注意事项

观察小鼠活动情况，包括一般状况、呼吸及翻正反射等。翻正反射是指正常动物能保持站立姿势，将小鼠尾部提起，使其翻转于腹面朝上平放实验台上，如能迅速翻正说明翻正反射存在，否则翻正反射消失。

联系临床

肾在物质的排泄、体液的控制、电解质平衡以及激素内环境的稳定等方面均起重要作用。肾也是体内特别易受到药物毒性影响的器官之一。药物可能通过直接或间接的毒性或者免疫学的影响，对肾产生损害。如果通过肾药物浓度相对较高，肾组织要接受大量的药物及代谢产物，加重了肾的负担，从而造成肾损害。肾受损的患者，口服、肌内注射药物可能导致药物吸收下降，静脉注射药物可能导致游离药物增加、代谢及排泄减慢。因此，肾功能损害患者要调整给药剂量：①给常规剂量，延长给药的间隔时间；②减小剂量，给药的间隔时间不变；③根据肾功能实验调整剂量；④根据血药浓度检测结果制定个体化给药方案。

思考题

1. 常见的致肾衰竭的药物有哪些？
2. 肾功能受损后对机体有何影响？如何合理用药？

（长沙医学院 黄晓珊）

第二十四节 碱化尿液对水杨酸经肾排泄的影响

实验目的

1. 学习水杨酸钠排出量的测定方法。
2. 观察碳酸氢钠碱化尿液对水杨酸经肾排泄的影响。

实验原理

弱酸或弱碱性药物在肾小球滤过液中，存在解离与非解离型，后者为脂溶性，能通过肾小管细胞的脂质膜扩散，再吸收回血浆。通过碱化或酸化尿液，使尿中 pH 变化从而影响药物的解离度，使其易于再吸收或排泄。

实验对象

家兔(体重 1.5~2kg)。

实验器材和药品

722 分光光度计，兔手术台，哺乳类动物手术器械 1 套，50ml、30ml、5ml 注射器，25ml、50ml 量筒，试管，试管架，烧杯，滴管，蕈形管，头皮针，0.5ml、1ml、10ml 吸管，吸耳球，玻璃笔，pH 试纸，棉球，0.0025%、0.005%、0.01%、0.02%、0.04% 水杨酸标准尿液，10% 水杨酸钠溶液，4% 碳酸氢钠，10% 三氯化铁溶液，2mol/L 盐酸(滴瓶)，3% 戊巴比妥钠，生理氯化钠溶液。

实验步骤及观察项目

1. 膀胱插管 取家兔 2 只，称重，分别用 3% 戊巴比妥钠溶液 1ml/kg 静脉麻醉，仰卧位固定。剪去下腹部毛，在耻骨联合上缘向上沿正中线作约 5cm 长的皮肤切口，再沿腹白线剪开腹壁及腹膜，找出膀胱，在膀胱腹侧面，避开血管作 1cm 长的切口。用镊子提起切口，把蕈形管插入膀胱，并用线将膀胱与套管固定。

2. 给药及收集尿液

(1)分别给两兔耳缘静脉缓慢注射生理氯化钠溶液 30ml/kg 以保证尿量。

(2)给药前先测定兔尿的 pH，给 pH 较高的乙兔耳缘静脉注射 4% $NaHCO_3$ 10ml/kg，甲兔耳缘静脉注射生理氯化钠溶液 10ml/kg，静脉注射速度宜慢。要求 10min 后乙兔尿 pH 达 8 左右，分别收集甲、乙两兔的尿液。

(3)分别给两兔耳缘静脉注射 10% 水杨酸钠溶液 1.5ml/kg 并立即收集尿液(共收集 60min)。

3. 测定尿中水杨酸的排出量 取给水杨酸钠前后的尿量各 0.5ml 置于试管(空白管、测定管)中，分别加蒸馏水 8ml，摇匀，再分别加入 2mol/L 盐酸 0.5ml 和 10% 三氯化铁溶液 1ml，摇匀，然后用 722 分光光度计在 520nm 波长处比色。根据光密度值，按标准曲线计算尿中水杨酸的浓度，浓度乘以尿量便得 60min 内水杨酸钠排出的总量。操作步骤详见表 9-30，结果填入表 9-31 中。

表 9-30 测定尿中水杨酸含量实验步骤

兔号	试管号	实 验 步 骤				
		(1)取尿液	(2)加生理氯化钠溶液	(3)加 2mol/L 盐酸	(4)加 10% 三氯化铁	(5)比色测光密度(D)
甲兔	空白管	0.5ml	8ml	0.5ml	1ml	
	测定管	0.5ml	8ml	0.5ml	1ml	
乙兔	空白管	0.5ml	8ml	0.5ml	1ml	
	测定管	0.5ml	8ml	0.5ml	1ml	

表 9-31 尿中水杨酸含量测定结果

药物	尿液 PH	尿量 (ml)	光密度 (D)	尿中药物浓度 (mg/L)	药物排出总量 (mg)	相当于给药量的百分比 (%)
水杨酸钠						
水杨酸钠+NaHCO₃						

[附]

（1）标准曲线的制作 调分光光度计波长为 520nm。取试管 6 支，编号为 1~6 号，准确吸取空白尿液及浓度为 0.0025%、0.005%、0.01%、0.02%、0.04% 水杨酸钠标准尿液各 0.5ml，依次置于 1~6 号试管中，分别加入蒸馏水 8ml，摇匀，加 2mol/L 盐酸 0.5ml，再加入 10% 三氯化铁溶液 1ml，摇匀，以 1 号管作为空白对照管调"零"，测定其余各管的光密度值，以光密度值为纵坐标、浓度 mg/L 为横坐标，制作标准曲线。

（2）计算公式 60min 内水杨酸钠排出的总量（mg）= 待测尿样本浓度 × 稀释倍数 × 尿总量。

（3）反应原理 水杨酸钠排泄为水杨酸，与 $FeCl_3$ 生成一种呈紫色的络合物。

$$\text{COOH-OH} + FeCl_3 \longrightarrow \left[Fe(\text{COOH-O})_6 \right]^{3-} + 3HCl + 3H^+$$

注意事项

1. 应在实验前筛选 2 只尿液 pH 相差较大的家兔。
2. 加试剂后如果不显色或混浊可再加盐酸酸化。
3. 如尿量过少，或排泄浓度过高难以比色时，可用蒸馏水稀释。
4. 给兔注射生理氯化钠溶液以增加尿量时，两兔的注射时间、速度应平行。

联系临床

碱化尿液可加速弱酸性药物苯巴比妥的排出。碱化尿液使酸性药物在尿中离子化，酸化尿液使碱性药物在尿中离子化，两者利用离子障原理阻止药物再吸收，加速其排泄，这是药物中毒常用的解毒方法。

思考题

1. 哪些因素可以影响药物的吸收、分布、排泄？怎样才能减慢或促进有机酸性或碱性药物从肾排泄？

2. 服磺胺类药时碱化尿液和巴比妥类药物中毒碱化尿液的目的有何不同？用链霉素治疗尿道感染时为什么要加服 NaHCO₃？

（长沙医学院 韩丽）

第二十五节　家兔酸碱平衡紊乱

实验目的

1. 复制多种急性酸碱平衡紊乱实验模型。
2. 观察静脉输入碱性药物对纠正代谢性酸中毒的效果。

实验原理

　　机体的组织细胞必须处于适宜酸碱度的体液环境中，才能进行正常的生命活动。正常人体细胞外液适宜的 pH 值为 7.35～7.45，为变动范围很窄的弱碱性环境。如果酸碱负荷过度或者调节功能障碍，则会导致体液环境酸碱度稳态的破坏，发生酸碱平衡紊乱。基于上述原理而复制酸碱平衡紊乱动物模型。

实验对象

　　家兔。

实验器材和药品

　　RM6240 生物采集系数统，血气分析仪，火焰光度计，721 分光光度计，兔手术器械一套，兔手术台，体温计，2ml、5ml、10ml 注射器及针头，小软木塞，三通管，气管导管，丝线、纱布及输液装置，1% 普鲁卡因，0.3% 肝素生理氯化钠溶液，12% 磷酸二氢钠，0.5mol/L 盐酸，5% 碳酸氢钠溶液，生理氯化钠溶液。

实验步骤及观察项目

　　1. 实验分组
　　（1）磷酸二氢钠组。
　　（2）盐酸组。
　　2. 颈部手术
　　（1）将家兔称重后仰卧固定于兔手术台上，剪去颈部和一侧股部的被毛。
　　（2）局部麻醉　将 1% 普鲁卡因注入颈前区皮内及皮下行局部麻醉。
　　（3）气管插管　行颈前部正中切口切开皮肤，钝性分离皮下组织暴露气管，分离气管，在气管下方穿一丝线，于 2～4 气管软骨环做倒"T"字形气管切口，插入气管插管并固定。
　　（4）颈总动脉插管　先分离好颈总动脉，再将颈总动脉远心端结扎，近心端用动脉夹夹闭，在靠近远心端结扎线处用眼科剪成 45° 沿近心端方向剪开血管（为血管直径的1/3～1/2），将与三通阀相连的充满 0.3% 肝素生理氯化钠溶液的细塑料管尖端插入动脉血管内，然后结扎并固定，以防滑脱。

（5）建立输液通道 先分离颈外静脉 2~3cm 后，于静脉下方穿两根丝线，在远心端用眼科剪剪开颈外静脉（方法同动脉），将静脉导管插入颈外静脉内，然后结扎并固定好。

3.股部手术 局麻下沿股动脉行走方向切开股三角区皮肤皮下，分离股神经，穿双线，以备疼痛刺激用（切口用湿生理氯化钠溶液纱布覆盖，保护好创面）。

4.正常动脉血分析 用 2ml 注射器吸取少量 0.3% 的肝素生理氯化钠溶液，将管壁湿润后推出，保证注射器死腔和针头内都充满肝素，然后将针头插入软木塞，以隔绝空气。打开三通阀开关，松开动脉夹，弃去最先流出的两三滴血，迅速去掉注射器上的针头，立即将注射器头插入三通阀（注射器端），取血 1.5ml（勿在血中混入气泡），关闭三通阀开关，拔出注射器并立即套上原针头，用双手搓动注射器 30s，使血液与肝素混合，防止凝血。将血样经血气分析仪检测各项酸碱指标，作为实验前的正常对照值。注射器内余血经离心后取出血浆，用火焰光度计测血浆中的钾、钠离子浓度，用硫氰酸汞比色法测定血浆中氯离子浓度。

5.复制酸碱平衡紊乱动物模型

（1）代谢性酸中毒的复制与纠正

①甲兔静脉注入 12% 磷酸二氢钠溶液（5ml/kg 体重）；乙兔静脉注入 0.5mol/L 盐酸溶液（3ml/kg 体重）。

②给药后 10min 经三通阀取血样，检测各项指标。

③根据注入酸性溶液后测得的 BE 值，按下列公式计算出纠酸所需要的碱性溶液量（5% 碳酸氢钠的毫升数）：

所需补碱量（ml）= BE 绝对值 × 体重（kg）×0.3 ÷ 0.6

式中常数 0.3 是 HCO_3^- 进入体内分布的间隙，即体重 ×30%；常数 0.6 则是因为 5% 的碳酸氢钠溶液 1ml 相当于 0.6mmol 的碳酸氢钠绝对量。

④经过 5% 碳酸氢钠治疗后 10min，取血样检测各项酸碱指标，观察指标是否恢复，如接近正常水平，继续进行下面的实验。

（2）复制呼吸性酸中毒模型 用止血钳完全夹闭气管插管上的乳胶管 1~2min，立即取血测定血样各项酸碱指标。此时，可见血液呈暗紫色，家兔因窒息而挣扎，故取血后应立刻解除夹闭，以免家兔窒息而死亡。

（3）复制呼吸性碱中毒模型

①待家兔解除气管夹闭后约 10min，动物基本恢复正常后，取血样检测各项指标，用对照值。

②用 RM6240 生物采集系统对股神经进行疼痛刺激：a.刺激输出选用连续单刺激，频率为 10 次/秒，电压 5V，计时；b.将输出的无关电极末端的鳄鱼夹夹住股部切口周围组织，刺激电极末端的蛙心夹夹住股神经，并使其稍离开周围组织，以防短路；c.刺激时按启动键，可见家兔疼痛尖叫，并伴快速呼吸，当显示时间 15s 时按停止键，随即取血样测定各项指标。

（4）复制代谢性碱中毒模型 待动物从呼吸性碱中毒恢复后，经家兔静脉内注入 5% 碳酸氢钠溶液 3ml/kg 体重，10min 后取 1.5ml 血样测定各项酸碱指标以及血清钾、钠和氯离子的浓度。此后，血液酸碱参数在短期内难以恢复正常，所以该兔不宜再做其他实验。

6.记录实验结果于表 9-32 中。

表 9-32　各型酸碱失衡检测结果

| | 对照组（磷酸二氢钠组） | | | | | | 实验组（盐酸组） | | | | | |
	PH	PaCO$_2$	AB	SB	BB	BE	PH	PaCO$_2$	AB	SB	BB	BE
正常												
代谢性酸中毒												
呼吸性酸中毒												
代谢性碱中毒												
呼吸性碱中毒												

注意事项

1. 取血时防止气泡进入血样，否则会影响血气参数。
2. 酸碱平衡紊乱模型复制过程中，在两实验之间要给动物一定的恢复时间。
3. 在动物手术过程中，如因伤口疼痛而挣扎时，可加滴少量 1% 普鲁卡因。

联系临床

　　酸碱平衡紊乱是临床上非常常见的病理过程，许多因素可以引起酸碱负荷过度或调节机制障碍引起酸碱平衡紊乱的发生。如严重腹泻时造成富含 HCO$_3^-$ 的碱性液体直接大量丢失可发生代谢性酸中毒；有些儿童吸食果冻时出现意外，将果冻吸入气管，造成气管阻塞引起急性呼吸性酸中毒；当机体出现剧烈呕吐时，HCl、K$^+$ 随胃液大量丢失，可使机体发生代谢性碱中毒；有些去高海拔地区旅游的人因吸入气氧分压过低发生通气过度，造成 CO$_2$ 排出量增多，可发生呼吸性碱中毒。酸碱平衡紊乱会引起机体各系统出现功能代谢紊乱，特别是心血管系统和中枢神经系统，所以一旦发生，要尽早采取相应措施治疗。

思 考 题

1. 机体调节酸碱平衡的方式主要有哪几种？各有什么优缺点？
2. 复制的两种酸中毒的血气指标是否有差异？为什么？

（长沙医学院　夏　妍）

第二十六节　高钾血症及抢救

实验目的

1. 观察高钾血症时家兔心电图变化的特征。
2. 了解血钾进行性升高的不同阶段，高血钾对心肌细胞的毒性作用。

3.了解高钾血症的基本治疗方法和抢救。

实验原理

高钾血症是临床上常见的电解质紊乱，其危害主要表现为膜电位异常引发的一系列障碍（尤其是对心肌细胞）和酸碱平衡紊乱。高钾血症对心肌的毒性作用极强，可发生致命性的心室纤颤和心搏骤停，主要表现为心肌生理特性的改变和心电图变化。心肌兴奋性在急性轻度高钾血症时升高，急性重度高钾血症时降低；而自律性、传导性、收缩性均降低。高钾血症的心电图特征在早期出现 T 波高耸，P 波和 QRS 波压低增宽。

对急性高钾血症的抢救措施是及时输入钙剂、钠剂或葡萄糖 - 胰岛素溶液。其原理是拮抗高血钾对心肌的毒害作用和促进钾向细胞内转移。

实验对象

家兔。

实验器材和药品

兔手术器械，注射器，头皮针，取血器，RM6240 生物信号采集处理系统，AVL 电解质分析仪，5% 戊巴比妥钠溶液，2%、4%、5%、10% 氯化钾氯化钠溶液，10% 氯化钙溶液，4% 碳酸氢钠溶液，葡萄糖胰岛素溶液（50% 葡萄糖 4ml 加 1 单位胰岛素），肝素生理氯化钠溶液（125 单位）。

实验步骤及观察项目

1.称重、麻醉和固定动物 取家兔 1 只称重后，用 5% 戊巴比妥钠溶液（2ml/kg）经耳缘静脉注射进行麻醉，麻醉后将家兔仰卧固定于兔手术台上，剪去家兔颈前部手术野被毛。

2.分离颈总动脉 作颈部正中切口，长 6~8cm，钝性分离皮下组织，充分暴露气管，在气管两侧找到颈总动脉，并分离出颈总动脉，插入动脉导管取血 0.5~1ml 测定实验前的血钾浓度。

3.心电图描记 将针型电极分别插入家兔四肢皮下。导联线按左前肢（黄），右前肢（红），左后肢（绿），右后肢（黑）的顺序连接，依 RM6240 生物信号采集系统使用方法描记实验前的心电图波形与实验过程中的心电图波形进行分析。

4.氯化钾溶液注入方法 可任选下列两种方法之一注入氯化钾，复制家兔高钾血症模型。

（1）耳缘静脉推注法 将充满有肝素生理氯化钠溶液的头皮针向耳缘静脉近心端方向刺入，见到回血后推注少量液体，用胶布固定针头。以 0.5ml/min 的速度缓慢推注 2% 氯化钾溶液 1ml/kg，每间隔 5min 再注射同浓度氯化钾共 3 次。再每间隔 5min 注射 5% 氯化钾溶液 1ml/kg 共 3 次。最后按同样方法推注 10% 氯化钾。

（2）用 4% 氯化钾（15~20 滴 / 分）耳缘静脉滴注。

5.观察记录 注射氯化钾的过程中，观察心电图波形的变化规律。出现 P 波压低增宽、

QRS 波群压低变宽和高尖 T 波时，描记存盘。同时取血 0.5 ~ 1ml 测定血钾浓度。

6. 抢救　从耳缘静脉推注 10% 氯化钾（3ml/kg），当出现心室扑动或颤动波形后立即停止推注氯化钾。迅速准确地由另外一侧耳缘静脉注入已预先准备好的抢救药物（10% 氯化钙 2ml/kg，或 4% 碳酸氢钠 5ml/kg，或葡萄糖胰岛素溶液 7ml/kg）。如果 10s 内无法注入抢救的药物，救治效果将不佳。

待心室扑动或颤动波消失，心电图基本恢复正常时，再次由颈总动脉采血测定救治后的血钾浓度。

7. 注入致死剂量的 10% 氯化钾（8ml/kg），开胸观察心肌纤颤及心搏骤停时的状态。

将结果填入表 9-33 中。

表 9-33　高钾血症及抢救

观察指标	实验前	高钾血症时	抢救成功后
血钾（mmol/L）			
心电图变化			
呼吸变化			

注意事项

1. 麻醉药物注射速度要慢，一旦达到麻醉效果时，停止继续给药。

2. 保持动、静脉导管的通畅，每次由颈总动脉取血后，均需用肝素生理氯化钠溶液 2ml 冲洗管道内的余血，防止导管内血液凝固。

3. 记录心电图波形。有时家兔 T 波高出正常值 0.5mV 或融合在 ST 段中而不呈现正向波，这与动物个体差异有关，此时要变换导联。若在头胸导联、肢体标 II 导联及 aVF 导联上描记出正向 T 波就可进行实验，否则需要更换动物。

联系临床

高钾血症对心肌具有强烈的毒性作用，严重时可发生室颤或心脏骤停。因此低钾血症患者在临床补钾治疗过程中必须遵循以下原则：①最好的补钾方式为口服，若不能口服或病情严重者才考虑静脉补钾；②静脉补钾时所配溶液浓度要低，滴注速度要慢，并且在补钾过程中要观察心率、心律，定时测定血钾浓度。一旦发生高钾血症要及时治疗，措施如下：减少钾的摄入、采用透析或阳离子交换树脂增加钾的排出、应用葡萄糖胰岛素注射使钾向细胞内转移、应用钙剂和钠剂拮抗高钾血症的心脏毒性作用等。

思考题

氯化钙、碳酸氢钠和葡萄糖 - 胰岛素溶液对高钾血症的抢救机制是怎样的？

（长沙医学院　卞艳慧）

第二十七节　犬失血性休克及抢救

实验目的

1. 通过放血法建立犬失血性休克的模型，然后再用多种抢救方法对其进行治疗。
2. 通过比较各种抢救方法的效果，以找出治疗效果最佳的方法。
3. 探讨失血性休克的发病机制。

实验原理

休克是机体在严重失血、失液、感染、创伤等强烈致病因素作用下，有效循环血量急剧减少、组织血液灌流量严重不足，以致各重要生命器官和细胞功能代谢障碍及结构损害的全身性病理过程。在本次实验中，我们通过给实验动物犬放血，使其血压达到 5.33kPa（40mmHg）左右，此时犬失血量在 20% 左右，并通过维持这一血压 30min 来控制犬处在休克 I 期，复制犬失血性休克动物模型。

实验对象

体重相当生理情况相似的成年犬 3 只。

实验器材和药品

大动物手术器械、BL-410 生物信号采集分析系统、压力传感器、微循环观察装置（显微镜、恒温灌流盒、电视监视器）、静脉输液装置、储血瓶、动脉导管和静脉导管、温度计、100ml 烧杯、注射器、止血纱布、磅秤。肝素、0.9% 氯化钠溶液、高晶高胶液（7.5% 氯化钠和 6% 右旋糖酐 -40 混合液）、纳洛酮、酚妥拉明。

实验步骤及观察指标

1. 复制犬失血性休克动物模型

（1）取成年犬一只，称记体重后，静脉注射 3% 戊巴比妥钠溶液（1ml/kg）全身麻醉（由老师完成）。

（2）将动物仰卧位固定于犬手术台上，剪去手术部位毛发，在甲状软骨下方做颈正中切口（长约 8cm），分离气管，做倒"T"形切口，插入"Y"形气管导管并固定，保证呼吸通畅。

（3）分离一侧颈总动脉，插入动脉导管，经压力传感器（插管前在动脉导管和压力传感器导管部分充满肝素溶液，以防止凝血后堵塞血压传导通路）与 BL-410 生物信号记录分析系统相连，记录平均动脉压（MAP）、脉压（Ps-d）、心率（HR）。

（4）在右侧股三角区沿动脉行走方向作一长约 3cm 切口，游离右股静脉，插入长度约为

50cm 股静脉导管至下腔静脉入右心房处（在剑突上 1～2cm 处，深度约 35cm），导管外端接三通管，一侧与输液瓶相连后，缓缓输入 0.9% 氯化钠溶液（5～8 滴 / 分）以保持导管及静脉通畅，另一侧经压力传感器与 BL-410 生物机能实验系统相连测犬的中心静脉压（CVP）。

（5）在犬腹白线处行一长约 8cm 的正中切口，钝性分离肌层，打开腹腔后，推开大网膜，找出一段游离度较大的小肠肠袢，轻轻拉出，置于微循环灌流盒内，用微循环观察分析系统观察肠系膜微循环毛细血管（Cap 数量、口径、流速）。

微循环的观察区别如下：

微动脉：色浅红、血流速快、由粗变细逐渐分支。

微静脉：色暗红、血流速较慢、由细变粗逐渐汇合。

毛细血管（Cap）：管径仅能通过单个血细胞。

（6）在左侧股三角区域触及股动脉后，沿动脉行走方向作长约 3cm 切口，游离左股动脉后插入股动脉导管（插管前在动脉导管和储血瓶内加入约 40ml 肝素溶液，以防止凝血后堵塞放血通道），在其尖端之前用动脉夹夹闭股动脉（放血时再松开），导管另一端与储血瓶相连，以备放血。

（7）将温度计插入直肠，测体温改变。

（8）记录各项指标后，降低储血瓶，松开动脉夹，快速从左股动脉放血，10min 内使MAP 降低至 5.33kPa（40mmHg），摇动储血瓶防止凝血并维持 20min（通过改变储血瓶高度来调节血压），使犬进入到休克 I 期，记录各项指标及储血瓶内血量。

2. 夹闭左股动脉停止放血，分组给药并记录各项指标变化于表 9-34。

（1）第一组：生理氯化钠溶液 + 纳洛酮 立即通过静脉输液系统向犬体内输入生理氯化钠溶液（4ml/kg），记录治疗后 5min、15min 犬的各项指标。在治疗 30min 后，向犬静脉内注入纳洛酮（4ml/kg），于 30min、60min 记录犬的各项指标。

（2）第二组：右旋糖酐 + 多巴胺 通过静脉输液系统向犬体内输入右旋糖酐（4ml/kg），记录治疗后 5min、15min 犬的各项指标。在治疗 30min 后，向犬静脉内注入多巴胺（4ml/kg），于 30min、60min 记录犬的各项指标。

（3）第三组：对照组不做任何处理。

3. 应用肝素预防 DIC，预备小剂量糖皮质激素以保护细胞功能，抑制过度炎症反应。将结果填入表 9-34：

表 9-34 分组给药后各项指标记录表

组别	MAP（mmHg）	Ps-d（mmHg）	HR（次 / 分）	CVP（cmH$_2$O）	体温（C°）	微循环		
						Cap 数	管径	速度
第一组								
第二组								
第三组								

注意事项

1. 牵拉肠袢动作要轻，以免引起严重低血压，影响休克实验。

2.尽量减少手术出血，分离血管及肌层时，应钝性分离，切勿使用手术刀或手术剪，若出血应设法止血。

3.所有动脉导管、静脉导管及压力传感器内均应充盈肝素或生理氯化钠溶液，并排尽气泡。

4.压力传感器高度均应与犬心脏水平一致。

5.观察微循环时，分清动脉、静脉及毛细血管，选好标志血管，固定视野，以保持前后观察结果一致。

联系临床

休克的病因有很多种，例如大量失血失液、感染、创伤、过敏等，它可以导致重要脏器组织中的微循环灌流不足，代谢紊乱和全身各系统的功能障碍。若没有及时治疗，则会出现血压会进行性下降、神志昏迷、皮肤发绀、花斑、无尿等临床表现，最后可导致弥散性血管内凝血（DIC）或多器官功能障碍综合征（MODS）的形成，甚至死亡。

思考题

1.失血性休克的主要病理生理变化是什么？讨论其发生机制。

2.血管活性药物在失血性休克救治中的作用及应用原则是什么？

（长沙医学院　彭　岚）

第二十八节　大白鼠失血性休克及抢救

实验目的

1.通过实验，复制大鼠失血性休克模型。

2.观察失血性休克时血流动力学的改变以及微循环的变化，并探讨其发病机制。

3.观察不同药物对大鼠失血性休克时，低血压的治疗效果。

实验原理

休克是一种全身性危重病理过程，失血、创伤、感染、过敏及大面积心肌梗死等多种原因都可以引起休克。一次急性失血超过人总血量20%以上，即可引起失血性休克。休克的最主要发病机制是微循环灌注障碍，本实验在通过股动脉放血复制大鼠失血性休克模型后，发生大鼠急性失血性休克后观察失血性休克时微循环变化及对大鼠全身的影响。再经股动脉给药，观察给药前后平均血压的变化及持续时间。

实验对象

大鼠（体重 200～230g ）。

实验器材和药品

RM6240 系统、压力换能器、大鼠手术器械 1 套、动脉插管、注射器、三通管、生理氯化钠溶液、2.5% 酚妥拉明、去甲肾上腺素、乌拉坦、肝素。

实验步骤和观察项目

1. 大鼠麻醉　按 0.6mg/100g 的剂量从大鼠腹腔注入乌拉坦使其全身麻醉，仰卧固定于手术台上。

2. 颈动脉插管　颈部剪毛，作正中切口，分离颈外浅静脉和双侧颈总动脉，引线备用。颈静脉插管，连接输液装置。一侧颈总动脉插管并连接 RM6240 系统，打开循环实验动脉血压调节模块，从计算机上读出正常时血压和心率；另一侧用作压力反射观察。

3. 股动脉插管　腹股沟内侧剪毛，作长约 3cm 切口，分离股动脉，插管，以备放血用。

4. 在左侧腹距中线 2～3cm 处剪毛，作一长约 5cm 纵形切口，打开腹腔以备观察小肠肠袢微循环。

5. 将小肠肠袢微循环置于微循环观察盒内，按表 9-35 首先观察并记录放血前后各项指标的变化。压力反射可通过拉紧颈总动脉引线，阻断血流，观察其血压变化。

表 9-35　放血前后和抢救后各项指标检测结果

	血压	心率及心律	心音强弱	呼吸	微循环	压力反射（ΔP）
放血前						
放血后						
抢救后						

6. 可用医学图像分析系统，将肠袢置入微循环观察盒内，打开系统微循环测量项，通过计算机采集图像，如上观察微循环的变化。详细操作参见 BI-2000 医用图像分析系统使用。

7. 从股动脉放血，至血压下降到 5.0kPa 停止放血，观察并记录上述指标的变化。

8. 静脉输入（可通过输液装置进行）去甲肾上腺素 0.2ml/kg，观察血压及心率等的改变。同上分别输入 2.5% 酚妥拉明 0.2ml/kg 观察。

9. 静脉输入生理氯化钠溶液，观察上述各项指标的变化。

注意事项

1. 麻醉深浅要适度，麻醉过浅，动物疼痛可致神经源性休克。麻醉过深可抑制呼吸出现呼吸暂停。

2. 插管所用的塑料管均应肝素化，以防止凝血。

3. 微循环观察，将肠系膜放置在灌流盒的凸形平台上，用固定板压住肠道，盒内注入的生理氯化钠溶液以与平台相齐为宜。要注意调整光源使之汇聚在平台上，以利显微镜观察。主要观察微循环血管的形态、颜色、大小、分支，血流速度、方向、流态，特别要注意动态观察。

联系临床

失血性休克在临床上十分多见，常规的休克治疗常常包括：随时调整治疗纠正酸中毒即使用 3% 碳酸氢钠，应用血管活性药物多巴胺，酚妥拉明等；立即对患者进行抢救，吸氧，给予中凹卧位，注意患者的尿量，密切观察患者的神志、瞳孔、血压等生命体征的变化，观察患者中枢神经系统心、脑、肾等变化。

思考题

1. 失血性休克的主要病理生理变化是什么？讨论其发生机制。
2. 失血性休克的抢救措施及原则是什么？

（长沙医学院 彭 岚）

第二十九节 自主神经递质的释放及药物对递质作用的影响

实验目的

1. 学习在体蛙心灌流的方法。
2. 观察药物对自主神经递质作用的影响。

实验原理

心肌受交感神经和迷走神经的双重支配。心交感神经节后纤维末梢释放去甲肾上腺素，与心肌细胞的 β_1 受体结合，使心肌兴奋，心率增快，收缩力度增强，传导速度增加。心迷走神经节后纤维释放乙酰胆碱，与心肌细胞的 M 受体结合，使心肌抑制，心率减慢，收缩力度减弱，传导速度降低。

在本实验中将两个蛙心用林格液灌流系统连接起来，当刺激甲蛙心的迷走神经时，该蛙心的搏动受到抑制，随后乙蛙心的搏动也受到抑制，这意味着在甲蛙心的迷走神经受到刺激时释放了某种递质经灌流液而传至乙蛙心。为了进一步证明迷走神经释放递质的本质，本实验用药物毒扁豆碱和阿托品分别观察它们对迷走神经递质作用的影响。

实验对象

蟾蜍。

实验器材和药品

RM6240 多道生理记录仪、张力换能器 2 个、电刺激器 1 台、钩式保护电极 1 个、常用蛙手术器械 1 套、蛙心夹 2 个、特制蛙心插管 4 个、特制 "T" 形管 1 个、滴管 1 个、螺旋夹 1 个、气门芯 1 根、500ml 下口抽滤瓶 1 个、林格液、2×10^{-5} 毒扁豆碱林格液、10^{-5} 阿托品林格液、细线、输液瓶 2 个、支架 1 个、三通管 1 个、细硅胶管。

实验步骤和观察项目

（一）实验步骤

1. 取蟾蜍两只，标记为甲、乙，分别破坏两只蟾蜍脑和脊髓，并将其仰卧固定在蛙板上。

2. 暴露甲蛙迷走 - 交感神经混合干：在左侧的下颌角与前肢之间剪开皮肤，分离提肩胛肌并小心剪断，在其深部寻找一血管神经束，内有皮动脉、颈静脉和迷走交感神经干，分离神经干穿线备用。

3. 甲、乙蛙心脏标本的制备：剪开胸骨及心包，暴露心脏，用蛙心夹在心舒张期夹住心尖部，轻轻提起心脏，仔细辨认进出心脏的血管，只保留左主动脉和左肝静脉，其余血管全部结扎。将左肝静脉作输入端，插管后用林格液灌流，待心脏完全变白后，再行左主动脉插管作输出管。用林格液灌流并保持灌流系统通畅。

4. 两心脏的连接：将甲蛙心作供递质的心，乙蛙心作受递质心，通过特制 "T" 形管的两侧管及气门芯将甲、乙两心连接起来（图 9-15），"T" 形管的中间管接一段胶管垂直放置，调

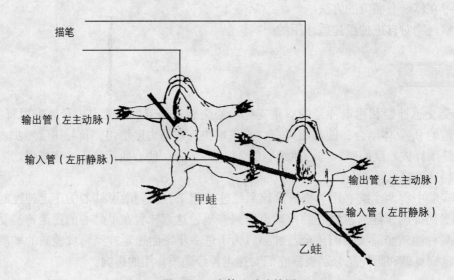

描笔

输出管（左主动脉）

输入管（左肝静脉）

输出管（左主动脉）

输入管（左肝静脉）

甲蛙

乙蛙

图 9-15　在体心脏连接图

节其高度使灌流液不至溢出为度。

5.将两蛙心夹上的细线分别连于张力换能器，并分别连接在 RM6240 生理记录仪 1 和 2 通道上。

（二）观察与记录

1.打开 RM6240 系统，记录一段正常心搏曲线，记录心率和心脏收缩幅度。

2.以 50Hz、1ms、4V 的强度刺激甲蛙迷走交感神经干，待甲蛙心出现明显效应后，停止刺激，观察乙蛙心搏动的变化。（一般认为，低频、低压刺激易产生迷走效应；高频、高压刺激易产生交感效应；中等频率和电压的刺激往往出现先迷走后交感的双重效应。左侧神经干的迷走作用较强，右侧交感作用较强。）

3.用 2×10^{-5} 毒扁豆碱（抗胆碱酯酶药）林格液灌流心脏，重复 1 和 2 项实验，观察该溶液对心搏曲线的影响。

4.用 10^{-5} 阿托品林格液灌流心脏，重复 1 和 2 项实验，观察心搏曲线的变化。将结果记录于表 9-36。

表 9-36　神经因素及药物对在体蛙心活动的影响

观察项目	甲		乙	
	收缩幅度	心率	收缩幅度	心率
正常				
刺激迷走交感神经干				
毒扁豆碱林格液				
毒扁豆碱林格液 + 刺激迷走交感神经干				
阿托品林格液				
阿托品林格液 + 刺激迷走交感神经干				

注意事项

1.选用的两蛙大小、性别、心搏频率、幅度相近为宜。
2.血管要扎紧，连接两蛙的胶管应尽量短。
3.灌流压和速度要适当，并保持恒定。

联系临床

心迷走神经节后纤维走行于心内膜下，支配窦房结、心房肌、房室束及其分支，愈近心室肌分布愈少。由于迷走神经走行分布特点使其易于在冠脉灌注不足及心室内膜压力增高等情况下产生缺血，使迷走神经对心室肌的控制作用降低，从而使交感神经兴奋性相对增加，易导致心律失常的形成。另外，充血性心力衰竭时交感神经紧张性增高，使血中儿茶酚胺释放增多，患者表现为心率加快，心缩力加强，此为正常代偿机制所致。但心率过快则可增加心肌耗氧，且由于舒张期缩短、心室充盈不佳，使冠脉血液灌注减少，从而更加重心功能的损害。

思 考 题

1. 简述自主神经递质对心脏活动的影响及其作用原理。
2. 当刺激迷走交感混合干后，乙蛙心出现的效应为什么与甲蛙心一致？
3. 毒扁豆碱和阿托品灌流蛙心，对心搏各有何影响？为什么？

（长沙医学院　罗官莉）

第三十节　普鲁卡因浸润麻醉和肾上腺素对其麻醉作用的影响

实验目的

1. 观察普鲁卡因浸润麻醉作用和肾上腺素对普鲁卡因浸润麻醉作用的影响，并分析它们的作用原理。
2. 学习豚鼠皮内浸润麻醉方法。

实验原理

局部麻醉药能可逆性地阻断神经冲动的发生与传导，产生局部麻醉作用。而由于肾上腺素对外周小血管的收缩作用，使其在加入局麻药中时可延缓局麻药吸收，同时延长局麻药的麻醉时间。

实验对象

豚鼠。

实验器材和药品

电子刺激器、标记笔、剃毛刀、4 号针头（2 个）、1ml 注射器（2 支）、5% 普鲁卡因溶液、5% 普鲁卡因溶液加肾上腺素溶液（每毫升中加入 10μg 肾上腺素）。

实验步骤及观察项目

1. 选取体重为 300～500g 的豚鼠 3 只，剃光背部的毛，在背部脊柱两侧刺激皮肤不同点，选择出对称的两对疼痛敏感点（前后各 1 对，分别编号为 A—a、B—b、C—c、D—d、E—e、F—f），并做好标记。
2. 用 1ml 注射器抽取 0.1ml 药液，注入皮内。为了便于比较，两种药液分别用不同的注射器，对称地分别注入两侧的疼痛点内。

3. 在皮丘周围用笔画一个圆，圆内作为实验刺激区域。

4. 用刺激器测试注药处皮丘的感觉情况，被刺激处皮肤出现局部收缩为阳性反应（即已出现局麻现象）。

5. 以后每隔 5～10min 做一次痛觉测定，共 6～8 次，将反应情况记录在表 9-37 中。

表 9-37　动物麻醉结果记录表

药物	5% 普鲁卡因溶液						5% 普鲁卡因溶液＋肾上腺素		
动物编号		1	2	3				1	2	3
给药痛点编号	A	B	C	D	E	F	a	b	c	d	e	f
开始出现局麻所需时间									
平均值									
麻醉持续时间									
平均值									

注意事项

1. 体重超过 350g 以上或年龄较大的豚鼠，对药物反应的个体差异较大。

2. 皮内注射后拔针，药液应不至漏出。

3. 注意准确记录各点给药时间，开始出现局麻时间以及局麻消失时间，以便推算局麻持续时间。

4. 刺激器之刺激参数要注意保持一致。

联系临床

普鲁卡因又名奴佛卡因，麻醉效果确切，价格低廉，毒副作用小。普鲁卡因的穿透性和弥散性差，故不适用于表面麻醉。临床上常以 2% 普鲁卡因溶液用神经阻滞麻醉，0.5%～.0% 普鲁卡因用于浸润麻醉，一次用量以 0.8～.0g 为限。普鲁卡因有轻度的血管扩张作用，常加入血管收缩剂。普鲁卡因偶能产生过敏反应。

思考题

综合本次实验，阐述普鲁卡因局麻作用的机制，分析肾上腺素对局麻作用的影响及其原因，并进一步讨论影响局麻药作用的其他因素。

（长沙医学院　龚　琳）

第三十一节　糖皮质激素抗内毒素休克实验

实验目的

观察地塞米松的抗感染性休克作用。

实验原理

糖皮质激素具有强大抗毒作用，能迅速退热和缓解毒血症状，减轻中毒反应；增加机体对细菌内毒素的耐受性；同时通过其抗炎、抗免疫及增强心肌收缩性，改善微循环和抑制血小板活化因子等机制，发挥抗休克作用。

实验对象

家兔。

实验器材和药品

RM6240 系统、血压换能器、气管插管、动脉插管、动脉夹、手术剪、止血钳、眼科镊、眼科剪、丝线、6 或 7 号针头、滴定管、注射器、手术台、3% 戊巴比妥钠注射液、大肠杆菌内毒素、0.5% 地塞米松注射液、去甲肾上腺素注射液。

实验步骤及观察项目

取 2.0～3.0kg 家兔 1 只，用 3% 戊巴比妥钠溶液 1～1.5ml/kg 采取耳缘静脉给药方式麻醉，背位交叉固定于兔台。从耳缘静脉刺入 6 号或 7 号针头，连于滴定管。游离气管并做气管插管术。游离一侧颈总动脉并做动脉插管术，插管与血压换能器相连。打开 RM6240 系统，观察家兔血压变化。

1. 预防给药方法　记录到稳定的正常血压后，静脉注射大肠埃希菌内毒素（9×10^9/ml）1ml/kg，观察家兔血压下降和恢复过程，待血压恢复到用内毒素以前的水平后，静脉注射地塞米松 2ml/kg，5～10min 后再次注射上述剂量的内毒素。比较两次注射内毒素后血压变化有何不同。

2. 治疗给药方法

（1）血压平稳后，再次静脉注射相同剂量的内毒素。待血压下降到最低点并维持一段时间后，静脉注射地塞米松 2～3mg/kg，观察血压变化。

（2）血压平稳后，再次静脉注射相同剂量的内毒素。待血压下降到最低点并维持一段时间后，静脉注射去甲肾上腺素 10mg/kg，观察血压变化。

（3）血压平稳后，再次静脉注射相同剂量的内毒素。待血压下降到最低点并维持一段时间后，静脉注射地塞米松 2～3mg/kg，5～10min 后静脉注射去甲肾上腺素 10mg/kg，观察血压变化。

3.实验结果 把实验结果记录在表 9-38 中。

表 9-38 实验结果记录表

	预防给药法			
	地塞米松 1	地塞米松 2	去甲肾上腺素	去甲肾上腺素 + 地塞米松
初始血压				
给内毒素后				
给药后				

注意事项

1.每次给药后由滴管给予 3～5ml 生理氯化钠溶液，使滴管内药物全部进入家兔血液循环内。

2.多次给予内毒素，血压下降程度会逐渐减弱，此时可适当增加 0.1～0.2ml 内毒素。

联系临床

内毒素是革兰阴性菌细胞壁中的一种成分，内毒素过多容易引起休克。内毒素主要作用于血管内皮细胞，血小板和中性粒细胞，还可以使心输出量减少，血压下降，进而可导致休克发生。而糖皮质激素具有较好的抗炎，抗免疫，增强心肌收缩力的作用，改善微循环，发挥抗休克的作用。其发挥抗休克的作用主要有如下机制：①抑制某些炎症因子的产生，减轻全身炎症反应及组织损伤；②稳定溶酶体膜，加强心肌收缩力；③抗毒作用；④解热作用；⑤降低血管对某些缩血管活性物质的敏感性，使微循环血流动力学恢复正常，改善休克。

思考题

为什么临床上治疗内毒素感染病情严重者需合用去甲肾上腺素与糖皮质激素？

（长沙医学院 杨 纲）

第三十二节 纳洛酮、尼可刹米对急性吗啡中毒的解救作用

实验目的

1.复制家兔急性吗啡中毒模型。

2.观察纳洛酮、尼可刹米对抗吗啡抑制呼吸作用的特点，并学习检测呼吸的实验方法。

实验原理

治疗量吗啡对呼吸中枢有抑制作用，中毒时呼吸频率可减慢 3～4 次/分，乃至呼吸完全停止。纳洛酮是阿片受体的特异性阻断药；尼可刹米是中枢兴奋药，它们对急性吗啡中毒呼吸抑制有对抗作用。

实验对象

家兔 2 只（约 2kg）。

实验器材和药品

RM6240 生物信号采集处理系统、张力换能器、家兔固定台、铁支架、双凹夹、蛙心夹、注射器（5ml、10ml）、针头（6 号）、棉线、1% 盐酸吗啡溶液、0.02% 纳洛酮溶液、25% 尼可刹米溶液。

实验步骤及观察项目

1. 将张力换能器正确与 RM6240 生物信号采集处理系统连接。

2. 将兔称重，背位固定于家兔固定台上，头部用棉线拉住上牙固定好。在剑突下 2cm 处皮肤夹上蛙心夹，蛙心夹的丝线连接于张力传感器上，调整好张力，用通道 1、2 分别记录甲乙两兔正常呼吸曲线。

3. 在不停机的情况下由耳缘静脉注射 1% 吗啡溶液 1～2ml/kg，观察呼吸频率和幅度，待呼吸抑制明显后，甲兔耳缘静脉注射 0.02% 纳洛酮溶液 2ml/kg，乙兔耳缘静脉注射 25% 尼可刹米 0.25～0.5ml/kg。继续观察呼吸变化。

4. 将实验结果记录于表 9-39 中。

表 9-39　纳洛酮、尼可刹米对急性吗啡中毒的解救作用

		给药前	注射吗啡后	注射纳洛酮后	注射尼可刹米后
甲兔	呼吸频率（次/分）				
	呼吸幅度（cm）				
乙兔	呼吸频率（次/分）				
	呼吸幅度（cm）				

注意事项

1. 静脉注射吗啡应快速注射完毕。

2. 纳洛酮、尼可刹米应事先抽好，以便呼吸抑制明显时可立即静脉注射。

3.静脉注射尼可刹米的速度不宜过快，否则易引起惊厥。

联系临床

吗啡中毒在临床上不是非常多见，除了以上的一些中毒抢救措施之外，其处理原则同时应该包括保持呼吸道通畅，口服者需要洗胃，静脉输液，维持水、电解质平衡，监测生命体征，注意呼吸、心肺功能，脑水肿的症状体征。多药滥用时应注意意识状态和惊厥发作对症处理。

思考题

1.急性吗啡中毒的特征、致死原因是什么？
2.哪些药物可以抢救急性吗啡中毒？其机制是什么？

（长沙医学院　米文生）

第三十三节　有机磷酸酯类中毒及解救

实验目的

1.观察有机磷酸酯类中毒时的症状，了解其产生机制。
2.通过对比阿托品、碘解磷定对有机磷酯类中毒的解救效果，分析两种药物解毒的作用特点和原理。

实验原理

有机磷酯类是持久性抗胆碱酯酶药，进入机体后，能与胆碱酯酶结合使之失活，造成乙酰胆碱（ACh）在体内大量堆积，从而激动 M、N 受体并作用于中枢神经系统，产生 M 样、N 样和中枢神经系统症状。阿托品为 M 受体阻断药，能迅速缓解 M 样症状和部分中枢神经系统症状，但不能复活 AChE，对 N_2 样症状（肌颤）无效。碘解磷定为胆碱酯酶复活药，复活 AChE，显著改善 N_2 样症状。两药合用可产生对症和对因双重解毒作用。

实验对象

家兔 2 只。

实验器材和药品

注射器（5ml、10ml）、针头（6 号）、量瞳尺、棉球、5% 美曲膦酯（敌百虫）溶液、2.5% 碘解磷定溶液、0.1% 硫酸阿托品溶液。

实验步骤及观察项目

1. 取家兔 2 只，称其体重并编号。分别观察并记录呼吸频率与幅度、瞳孔大小、唾液分泌、大小便、肌张力及肌颤等。

2. 两兔均背部皮下注射 5% 美曲磷酯溶液 2.5ml/kg，严密观察上述指标的变化情况。

3. 待中毒症状明显出现后，甲兔从耳缘静脉注射 0.1% 硫酸阿托品溶液 1ml/kg，乙兔从耳缘静脉注射 2.5% 碘解磷定溶液 2ml/kg，观察比较两药对家兔的解救效果。

4. 甲兔再从耳缘静脉注射 2.5% 碘解磷定溶液 2ml/kg，乙兔再从耳缘静脉注射 0.1% 硫酸阿托品溶液 1ml/kg。观察并比较甲、乙兔解救后呼吸、瞳孔大小、唾液分泌、大小便、肌张力及肌颤各项指标的变化情况，并将结果记录于表 9-40 中。

表 9-40　有机磷酸酯类中毒表现及解救效果

编号	体重	观察阶段	瞳孔	呼吸情况	唾液分泌	大小便	肌张力及肌震颤	活动情况
甲		给药前						
		注射美曲磷脂溶液药后						
		注射阿托品后						
		注射解磷定后						
乙		给药前						
		注射美曲磷脂溶液药后						
		注射解磷定后						
		注射阿托品后						

注意事项

1. 注入美曲磷酯溶液后，应先抽好阿托品溶液和准备注射阿托品的耳缘静脉。

2. 阿托品应快速静脉注射，以迅速缓解中毒症状。

3. 一般在出现中度症状时，才开始解救。

联系临床

对疑似患者除询问其接触史外，可对其进行以下实验检查：

1. 检验患者的呕吐物或洗胃时初次抽取的胃内容物，以及呼吸道分泌物。

2. 测定尿中的有机磷分解产物，可以作为接触毒物的指标。

3. 血液胆碱酯酶活力测定，如胆碱酯酶活力降低至正常人的 80% 以下，即有诊断意义，并可据此数值估计中毒程度的轻度及作为用药的参考。轻症患者血液胆碱酯酶活力降至正常人的 70% ~ 50%，中度者达 50% ~ 30%，重度者在 30% 以下。

思 考 题

1. 试述有机磷酸酯类中毒的机制及临床表现。
2. 解救有机磷酸酯类中、重度中毒，为什么阿托品需与碘解磷定合用？

（长沙医学院 龚 琳）

第三十四节 链霉素的毒性反应及氯化钙的拮抗作用

实验目的

1. 观察链霉素的毒性反应及氯化钙的拮抗作用。
2. 掌握小鼠腹腔注射方法。

实验原理

大剂量的链霉素通过腹腔注射可产生神经肌肉阻滞作用，表现为急性肌肉麻痹。其产生的机制：由于药物与突触前膜钙结合部位结合，阻抑钙离子内流，抑制神经末梢 ACh 释放，阻断神经肌肉接头处兴奋传递，从而出现肌肉麻痹症状。氨基糖苷类抗生素还具有耳毒性（使前庭神经和蜗神经损伤）及肾毒性（影响肾小管上皮细胞，造成肾小管损伤）。

实验对象

小白鼠（体重 18～22g）。

实验器材和药品

普通天平、大烧杯 2 只、注射器 3 支（1ml）、1% 氯化钙溶液、生理氯化钠溶液、4% 硫酸链霉素溶液。

实验步骤及观察项目

1. 取个体性状相近的小白鼠 2 只，称重并编号，观察正常活动情况、肌张力和呼吸情况。
2. 甲鼠腹腔注射 1% 氯化钙溶液 0.1ml/10g，乙鼠腹腔注射生理氯化钠溶液 0.1ml/10g，6～7min 后两鼠分别腹腔注射 4% 硫酸链霉素溶液 0.1ml/10g，观察两鼠活动情况、肌张力和呼吸情况有何变化。将记录结果填在表 9-41。

表 9-41　链霉素的毒性反应及氯化钙的拮抗作用

分组	体重	活动情况	肌张力	呼吸情况
甲鼠				
乙鼠				

注意事项

腹腔注射时，注意采取头低位，自左下腹朝头部方向刺入腹腔，迷路形进针路线，注意针头不要刺入太深，以免刺破内脏。

联系临床

临床上，常见的氨基苷类抗生素有链霉素、卡那霉素、妥布霉素、新霉素、大观霉素，为广谱抗生素，对多种细菌的增长都有抑制作用，特别是金黄色葡萄球菌和需氧革兰阴性杆菌，且效果较好。但是这类的抗生素用后可能出现不良反应：对前庭功能障碍和听神经损伤；可能损害近曲小管上皮细胞；也可能引起心肌抑制、血压下降、肢体瘫痪和呼吸衰竭；甚至可能出现严重的过敏性休克。所以临床上应用这类型的抗生素时，一定要注意用药剂量。

思考题

链霉素毒性反应有哪些？分析本实验链霉素毒性反应的机制。

（长沙医学院　徐倩）

第三十五节　青霉素钾盐和钠盐快速静脉注射的毒性比较

实验目的

1. 比较青霉素钾盐和钠盐快速静脉注射的毒性作用。
2. 学习小鼠尾静脉注射方法。

实验原理

青霉素钾盐在快速大剂量静脉注射时，因大量注入钾离子，可致心脑骤停，小鼠很快死亡。

实验对象

小白鼠 2 只（体重 18～22g）。

实验器材和药品

天平、小鼠固定器、烧杯、注射器（1ml）、针头（4号）、棉球、10万 U/ml 青霉素钾盐、10万 U/ml 青霉素钠盐、乙醇或二甲苯。

实验步骤及观察项目

1. 取小白鼠2只，称重并编号，放入小鼠固定器。
2. 用乙醇棉球或二甲苯擦鼠尾，使尾静脉充分扩张。
3. 甲鼠从尾静脉注射10万 U/ml 青霉素钾盐溶液 0.1ml/10g，乙鼠从尾静脉注射10万 U/ml 青霉素钠盐溶液 0.1ml/10g。
4. 观察两鼠的活动情况，并将实验结果填写在表9-42中。

表 9-42　青霉素钾盐和钠盐快速静脉注射的毒性作用比较

编号	注射药物	给药后小鼠反应情况
甲	青霉素钾盐	
乙	青霉素钠盐	

注意事项

1. 两鼠静脉注射的速度力求一致，全部药量应在2s内注射完毕。
2. 小鼠体重不宜过重（18～22g），因为体重越重，尾静脉越难注入。

联系临床

青霉素钾盐溶解迅速，但是严禁静脉注射，钾进入血管速度过快会导致血钾浓度迅速升高，引起心搏骤停。注射青霉素钾盐疼痛感较强，用苯甲醇或利多卡因稀释可以降低疼痛感。青霉素钠盐可以静脉注射但是溶解困难，一般临床上根据病情使用。

思考题

1. 快速静脉注射青霉素钾盐和钠盐，为什么作用不同？
2. 临床注射青霉素钾盐时应注意什么问题？

（长沙医学院　龚　琳）

第三十六节   磺胺类药物血浆半衰期的测定

实验目的

了解机体内磺胺类药物血浆半衰期（即 $t_{1/2}$）的测定方法。

实验原理

具有游离氨基的磺胺类药物都可在酸性溶液中与亚硝酸钠起反应，形成重氮盐。后者又可在碱性溶液中与麝香草酚发生反应，所形成的偶氮化合物为橙红色。本实验利用上述反应，用光电比色法测定体液和组织中的磺胺类药物含量。

$$磺胺类药物 + 亚硝酸钠 \xrightarrow{\text{酸性溶液}} 重氮盐$$

$$重氮盐 + 麝香草酚 \xrightarrow{\text{酸性溶液}} 偶氮化合物（橙红色）$$

由于各种磺胺类药物发生反应最后形成的偶氮化合物颜色基本相同，利用这个原理也可将用一种磺胺类药物绘制的标准曲线转换成另一种磺胺类药物的含量测定，因各种磺胺类药物的分子量有差别，最后需乘一个转换系数。

如静脉注射一定量的 SD 后，在某一特定时间点取血样，检查此时血浆药物浓度，以此浓度的对数为纵坐标，时间为横坐标作图，多为一条直线，多数药物的血浆浓度变化是一级动力学反应。

$$C_t = C_0 e^{-kt}$$

药物清除半衰期 $t_{1/2}$：

$$t_{1/2} = -\ln（0.5）/K = 0.693/K$$

根据不同时间的药物血浓度，则可求出药物清除半衰期。

$$t_{1/2} = 0.301/（\log Y_1 - \log Y_2）/t$$

式中，Y_1 为给药后 30min 测得的血浆浓度，Y_2 为第一次测得血浆浓度后经 t 时间第二次测得的药物血浆浓度。

实验对象

家兔。

实验器材和药品

分光光度计、离心机、兔手术台、手术刀、止血钳、小镊子、丝线、离心管、大试管、小试管、试管架、可调定量加接瓶、吸管；20% 磺胺嘧啶、6% 三氯醋酸、0.5% 亚硝酸钠、0.5% 麝香草酚、20% 氢氧化钠、0.5% 肝素、1% 普鲁卡因。

实验步骤及观察项目

1. SD 标准液配制　取 0.2ml 0.02%SD 加入 6% 三氯醋酸 7.8ml 中摇匀待用。

2. 血标本采集与处理　取家兔 1 只，称重，耳缘静脉注射 0.5% 肝素 1ml/kg，给药 5min 后，从耳缘静脉取血 0.5ml，并立即从耳缘静脉注射 20%SD，剂量为 0.4g/kg，分别由耳缘静脉手机给药后 10min、20min、30min、40min、60min、80min 血液（每次约 0.5ml）。

准确吸取各血标本 0.2ml，分别加入好 6% 三氯醋酸 7.8ml 的离心管中，用玻璃棒分别搅拌均匀，离心 5min（2500 转 / 分），使血浆蛋白沉淀，取离心血上清液标记待用。

3. 实验结果填入表 9-43。

表 9-43　磺胺类药物光密度测定结果

步　骤	空白管	标准管	待测管
血滤液	—	—	3ml
蒸馏水	3ml	—	—
0.5%NaNO$_3$	1ml	1ml	1ml
0.5% 麝香草酚	2ml	2ml	2ml
光密度			

4. 结果分析

（1）用分光光度计 520nm 波长，使用空白管调零，读出标准管以及测定管光密度，用所得数据算出各待测管中磺胺药的浓度。计算公式为：

$$血中 SD 浓度 = \frac{标准管 SD 浓度 \times 标准管光密度}{测定管光密度}$$

（2）根据所得数据绘出对数时量曲线。

（3）计算 SD 血浆半衰期。

注意事项

1. 每次取样容积要准，加试剂前应充分摇匀，所加试剂次序不得颠倒。

2. 本实验需选取耳缘静脉较粗的家兔，否则可采用颈静脉取血。耳缘静脉取血时，于耳缘注射部位去毛后可用灯照加热充分扩张耳缘静脉，9 号针头刺破血管取血。颈静脉取血时，先用 1% 普鲁卡因局部麻醉，剪开皮肤，在皮下找到颈静脉后，于颈静脉采用动脉夹夹闭，每次用注射器抽血后，夹闭动脉夹止血。

3. 采血时间若不能确定，则如实记录采血时间。

联系临床

磺胺类抗菌药为广谱抑菌药，抗菌机制与抑制细菌体内的二氢蝶酸合酶有关，因有严重的肾毒性，故在临床上限制使用，但是仍为流行性脑脊髓膜炎的预防首选药。

思考题

1.何谓药物血浆半衰期？何谓一级动力学和零及动力学？
2.测定药物血浆半衰期有何临床意义？

（长沙医学院 娄 峥）

第三十七节 药物半数有效量和半数致死量的测定

实验目的

学习半数有效量（ED_{50}）和半数致死量（LD_{50}）的测定和计算方法。

实验对象

小鼠（体重 19～22g），雌雄各半，给药前禁食 12h，不禁水。

实验器材和药品

电子秤、鼠笼、1ml 注射器、7 号针头、计算器。戊巴比妥钠（浓度分别为 0.21%、0.26%、0.32%、0.40%、0.50%、0.77%、0.96%、1.2%、1.5%、1.9% ）。

实验步骤及观察项目

1.戊巴比妥钠 ED_{50} 的测定：取小鼠 50 只，按体重、性别随机分为 5 组，每组为 10 只。各组给药剂量分别为 21mg/kg、26mg/kg、32mg/kg、40mg/kg、50mg/kg，则其相应浓度分别为 0.21%、0.26%、0.32%、0.40% 和 0.50%。给药途径为腹腔注射，给药容积均为 0.1ml/10g 体重。观察给药后 1h 内各组动物反应情况，以翻正反射消失为阳性观察指标，记录各组翻正反射消失的动物数。

2.戊巴比妥钠 LD_{50} 的测定 取小鼠 50 只，按体重、性别随机分为 5 组，每组 10 只。各组别给药剂量分别为 77mg/kg、96mg/kg、120mg/kg、150mg/kg、190mg/kg。则其相应浓度分别为 0.77%、0.96%、1.2%、1.5% 和 1.9%。给药途径为腹腔注射，给药容积均为 0.1ml/10g 体重。观察给药后 24h 内各组动物毒性反应，并且记录各组死亡动物数。

将 ED_{50} 和 LD_{50} 测定结果分别填入下表 9-44。

表 9-44 戊巴比妥钠 ED_{50} 和 LD_{50} 测定结果

分组	动物数（N）	剂量（mg/kg）	对数剂量（X）	翻正反射消失的动物数（n）	有效率（$P=n/N$）
1	10	21			
2	10	26			
3	10	32			
4	10	40			
5	10	50			

分组	动物数（N）	剂量（mg/kg）	对数剂量（X）	死亡动物数（n）	有效率（$P=n/N$）
1	10	77			
2	10	96			
3	10	120			
4	10	150			
5	10	190			

数据整理：按该公式计算：LD_{50} 或 $ED_{50}=\lg^{-1}[Xm-i(\sum P-0.5)]$

$$LD_{50} \text{ 或 } ED_{50}=\lg^{-1}[Xm-i(\sum P-0.5)]$$

式中，Xm 为最大剂量的对数；i 为计量比的对数，即相邻两对数剂量之差；$\sum P$ 为各组反应（即有效率和死亡率）的总和，以小数表示。

根据计算出的 ED_{50} 和 LD_{50} 值，可计算出该药物的治疗指数，计算公式如下：$TI=LD_{50}/ED_{50}$。

注意事项

1.动物分组时，应严格按照随机方法进行，按性别、体重分组，不能"随意"抓取动物进行分组。

2.给药方法熟练，给药剂量要准确。

3.腹腔注射的部位和进针角度要正确，避免药物误入肠腔、膀胱或者注射进皮下等。

联系临床

除了检测 LD_{50} 和 ED_{50} 计算 TI 以外，还可以检测 LD_5 和 ED_{95} 计算其比值来衡量药物的治疗强度和安全性。

思考题

ED_{50} 和 TI 的含义是什么？有何意义？

（长沙医学院 娄 峥）

第三十八节 乙酰化酶的活性测定及乙酰化类型的分析

实验目的

1. 了解乙酰化酶活性对药物代谢的影响。
2. 测定全班同学快、慢乙酰化酶类型的分布。

实验原理

1. 某些药物如磺胺类和异烟肼等，在人体内主要受乙酰化酶催化而形成乙酰化物，从尿中排出，故尿中乙酰化物的多少可用来反映体内乙酰化酶活性高低。

2. 磺胺类（乙酰化磺胺水解后）经重氮化后与麝香草酚形成橙红色的偶氮化合物，可用偶氮化合物颜色对乙酰化物进行定量测定。

实验对象

健康成年人。

实验器材和药品

分光光度计、塑料桶、水杯、试管架、水浴锅、漏斗、滤纸、100ml 容量瓶、5ml 刻度吸管、大试管、试管塞、记号笔、洗耳球、酒精灯；磺胺甲噁唑片（SMZ）、1Eq 盐酸（滴瓶）、0.5% 亚硝酸钠溶液、0.5% 麝香草酚（溶于 20% 氢氧化钠溶液中）溶液、1Eq 氢氧化钠溶液。

实验步骤及观察项目

1. 受试者（无磺胺药过敏史）在服药前排空尿液收集服药前尿液样本。然后口服 SMZ 2g，服药后 1h 时排空尿液，弃去尿液，再饮水 150ml，然后收集服药后 1~3h 的尿液（合并）。

2. 取 3 支分别标号为 A、B、C 的试管，取给药前尿液各 5ml，分别置于 100ml 容量瓶中，加 1ml 氢氧化钠溶液，用蒸馏水稀释至 100ml，摇振数分钟后过滤（以除去磷酸盐），取给药前滤液 5ml 置于试管 A 中；取给药后滤液 5ml 置于试管 B 和试管 C 中。

3. 向 A、B、C 标号的每支试管中加入 2ml 盐酸，其中 C 试管加盐酸后于沸水中煮沸 1h，然后取出冷却。

4. 于 A、B、C 标号试管中加入 0.5% 亚硝酸钠溶液 1ml，摇匀，再加 0.5% 麝香草酚溶液 2ml，可见呈红色反应，并以给药前 A 管为对照，应用分光光度计在波长为 525nm 处测定 B、C 两管的吸光度，读出和记录密光度 OD 值，B 管测定的为总 SMZ 含量，C 管测定的为游离型 SMZ 含量。

乙酰化酶活性 =（总测定管 OD- 游离型测定管 OD ）÷ 总测定管 OD×100%

=（总 SMZ- 游离 SMZ ）÷ 总 SMZ

（活性值＞40％ 为快乙酰化型，活性值＜40％ 为慢乙酰化型）

4.记录每个同学总测定管和游离型测定管的 OD 值，汇总全班的结果并登记至表 9-45。

表 9-45　全班同学乙酰化酶活性测定结果

编号	姓名	性别	年龄	籍贯	肝功能	血型	总测定管 OD 值	游离型测定管 OD 值	乙酰化酶活性
1									
2									
3									
4									
5									
…									

注意事项

1.有磺胺药过敏史同学不参加本次实验。

2.注意服药后留尿时间。

3.测定乙酰化酶活性时所加试剂次序不得颠倒。

联系临床

乙酰化酶的活性有个体差异，在服用某些经乙酰化酶代谢的药物需要考虑到其乙酰化酶的活性对于药物疗效以及毒性的影响。

思 考 题

1.本班乙酰化酶活性的分布情况如何？试分析出性别、年龄、籍贯、肝功能和血型与乙酰化酶活性间的关系？

2.乙酰化类型对药物的作用（包括治疗作用和不良反应的发生）有何影响？

（长沙医学院　娄　峥）

第三十九节　中枢抑制药的抗惊厥作用

实验目的

1.掌握癫痫强直 - 阵挛发作（大发作）动物模型的制备方法。

2.观察苯巴比妥对电惊厥的保护作用。

实验原理

以一强电流刺激小鼠脑部可引起全身强直性惊厥，药物预防强直性惊厥的发生可初步推测该药有抗癫痫强直 - 阵挛发作的作用。

实验对象

小鼠。

实验器材和药品

注射器、RM6240 系统、0.5% 苯巴比妥溶液、生理氯化钠溶液。

实验步骤及观察项目

1. 将 RM6240 系统前面板上的刺激方式旋钮置于"单次"位置，"A"频率置于"8Hz"；后面板上的"交流输出"开关拨向"工作"一边，用"强度"旋钮调节电压至最大（约160mV）。将输出线插入"交流输出"插口，输出线前端的两鳄鱼夹用生理氯化钠溶液浸湿，分别夹在小鼠两耳上。接通电源，按下前面板上的"启动"按钮，即可使小鼠产生前肢屈曲，后肢伸直的强直性惊厥。（如未产生强直惊厥，可将"频率"旋钮拨到"4Hz"试之，否则另换小鼠）。

2. 每实验小组选择 2 只典型强直性惊厥小鼠，称重，标记。分别腹腔注射苯巴比妥0.75mg/10g（0.5% 溶液 0.15ml/10g）及生理氯化钠溶液 0.15ml/10g。给药后 40min，再以原电流强度给予刺激，观察并记录各鼠是否出现挣扎反应或强直性惊厥。

3. 将实验结果填入表 9-46 中。

表 9-46 苯巴比妥钠抗电惊厥作用

鼠号	体重（g）	药物及剂量（g/kg）	致惊厥电流	通电后反应	
				给药前	给药后
甲					
乙					

注意事项

1. 夹住两鼠的鳄鱼夹严防短路，以免损坏仪器。

2. 引起惊厥的刺激电流参数因动物的个体而异，本实验中设定 8Hz 和 4Hz 两档，不宜过大，以免引起动物死亡。

3. 动物惊厥可分为潜伏期、僵直屈曲期、后肢伸直期、阵挛期以及恢复期五个期，注意观察每一时期的特征。

联系临床

临床上抑制中枢兴奋的药物主要有 3 类：①镇静催眠药，苯二氮䓬类药物、巴比妥类药物；②抗癫痫药，苯妥英钠、卡马西平等药物；③精神障碍治疗药，抗精神病药、抗焦虑药、抗抑郁药、抗躁狂药等。临床上应用这些药物均是通过抑制中枢兴奋来治疗相应的症状的。

思考题

1. 为什么尼可刹米过量易引起惊厥？
2. 苯巴比妥钠和硫喷妥钠同属巴比妥类药物，药效为什么有作用快慢之分？

（长沙医学院　黄晓珊）

第四十节　学习记忆能力的测定

实验目的

1. 了解测定学习、记忆能力的实验方法及所使用的仪器设备的方法。
2. 掌握一种实验方法及其操作过程。

实验原理

学习和记忆属于脑的高级功能。学习（learning）是获取新信息和新知识的神经过程，而记忆（memory）是对所获信息的保存和读出的神经活动。个体所经历的感觉刺激，通过不断地重复（即学习），或依据以往的经验（即记忆），不停地改变着大脑的活动，从而影响行为。人们可以从对某些刺激的反应来推测其脑内发生的过程。让动物学习或执行某项任务，经多次重复后，或间隔一定时间后，再测量它们执行相同任务的成绩，依此来衡量动物的学习记忆能力。学习记忆实验方法的基础是条件反射，有关研究学习记忆的各种实验方法，均由此衍化而来。

实验对象

大鼠或小鼠。

实验器材和药品

Morris 水迷宫、Y 型迷宫、跳台箱、避暗箱、秒表、灌胃针、20%～40%乙醇、生理氯化钠溶液。

实验步骤及观察项目

1. Y型迷宫法　Y型迷宫（Y maze）是一种最简单的测定空间学习记忆能力的装置。它由3个相同的臂组成，分别称为I区、II区、III区（图9-16）。通常当把I臂定为起步区时，左侧（II臂）为安全区，右侧（III臂）为电击区，三臂相交处为隔离区（0区），通过控制器的调控，起步区、安全区和电击区可以依次轮换。有时在各臂的顶端装有一盏15W的刺激信号灯，必要时把灯光作为电击的信号。

（1）将两只动物（大鼠或小鼠）分别放入I臂起步区，适应2~3min。

（2）适应结束取出，分别用20%~40%乙醇或生理氯化钠溶液0.1ml/10g灌胃，0.5h后分别在I臂给予电击，动物便逃至左侧II臂安全区躲避，为正确反应；反之，如果逃入右侧III臂电击区，为错误反应。

（3）按照上一步方法训练，重复10次，记录正确反应和错误反应的次数，衡量动物的学习记忆能力。随着训练次数的增加，正常动物出现正确反应的次数也增加。如果在连续10次训练中，出现正确反应9次或以上（正确反应率≥90%），表示有良好的学习记忆能力。

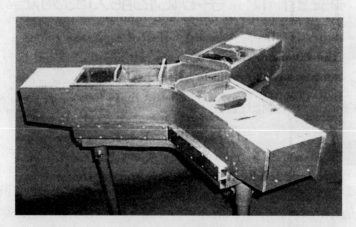

图9-16　Y型迷宫

（4）将所得结果记入表9-47中，并进行讨论和作出结论。

表9-47　乙醇对大鼠学习记忆的影响

观察项目	灌胃前		灌胃后	
	正常次数	错误次数	正常次数	错误次数
生理氯化钠溶液				
乙醇				

2. 跳台法　跳台法（step down test）是用来观察动物的回避反应。实验装置为一长方形反应箱，底面铺以铜栅，可以通电，箱内置一高为4.5cm的橡胶平台，也可将几个反应箱连在一起（图9-17），便于观察几只动物的行为改变。

（1）将两只动物（大鼠或小鼠）放入反应箱内，让其适应环境3min。

（2）适应结束取出，分别用20%～40%乙醇或生理氯化钠溶液（0.1ml/10g）灌胃，0.5h后放回检测箱，随即通电（AC，36V）。动物受到电击时的正常反应是跳上平台以躲避电击。在开始时动物会再次跳下平台，但在受到电击后又会跳回平台，连续观察5min。记录动物第1次在平台上停留的时间（即从第1次跳上平台到跳下平台的时间，称为潜伏期）和5min内动物跳下平台受到电击的总次数，即为错误次数，以此作为学习成绩。

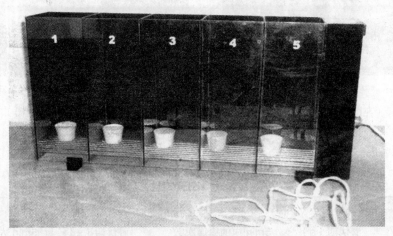

图9-17　跳台反应箱
（箱内白色圆柱为平台）

（3）将结果填入（表9-48中），并进行讨论和作出结论。

表9-48　乙醇对小鼠学习记忆的影响

	灌胃前		灌胃后	
	潜伏期（s）	5min内的错误次数	潜伏期（s）	5min内的错误次数
生理氯化钠溶液				
乙醇				

3. 避暗法　避暗法（step through test）是利用鼠类的嗜暗习性而设计的。实验装置为一只避暗箱，分隔成一明一暗两室，两室之间有一直径为3cm大小的圆洞，两室底部均铺以铜栅，暗室内底栅带电（AC，36V），明室内底栅不带电（图9-18）。

（1）将两只动物（大鼠或小鼠）分别头朝室壁放入明室，两室之间的门洞敞开，让动物在两室内自由活动2～3min。

（2）适应结束取出，分别用20%～40%乙醇或生理氯化钠溶液（0.1ml/10g）灌胃，0.5h后放入明室，动物会进入暗室。这时通电，动物受到电击后便逃出暗室。记录动物从放入明室至进入暗室所需的时间，即为潜伏期，同时记录5min内受到电击的次数（错误次数）。

（3）将实验结果记入表9-49中，并进行讨论和作出结论。

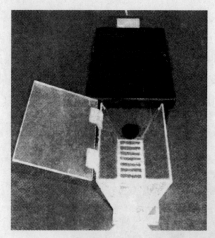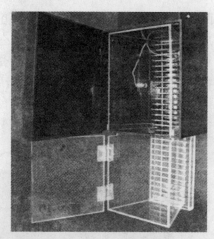

图 9-18 避暗箱

（左图明室打开，可见两室间的圆洞；右图暗室也打开，可见底部的铜栅）

表 9-49 乙醇对小鼠学习记忆的影响

	灌胃前		灌胃后	
	潜伏期（s）	5min 内的错误次数	潜伏期（s）	5min 内的错误次数
生理氯化钠溶液				
乙醇				

4. Morris 水迷宫法　Morris 水迷宫（Morris water maze）是 20 世纪 80 年代建立起来的判断动物空间学习记忆能力的一种重要的实验方法。Morris 水迷宫由恒温游泳池（大鼠，直径 1.8m、高 0.5m；小鼠，直径 1.5m、高 0.5m）和站台（大鼠直径 12cm、高度在 20~35cm 之间；小鼠直径 8cm，高度在 20~35cm 之间）构成，站台处于水下 1cm。池水中加入适量的牛奶，使水不透明，动物在水中无法辨认浸没在水下的平台。动物一旦摸索到平台，便会爬上平台，逃避水淹。

（1）训练时，将动物头朝池壁放入水中，放入位置随机取东、西、南、北四个起始位置之一。由于池水不透明，动物看不到平台，所以未经训练的大鼠会在水池中没有方向地到处游动（图 9-19a），偶然碰到了隐藏在水面下的平台就会爬上平台。记录动物找到水下平台的时间（s），或称逃避潜伏期，以及动物在水池游向平台的路程（m）。在前几次训练中，如果这个时间超过 120s，则引导动物到平台，让动物在平台上停留 20s，两次训练之间间隔为 15~20min。

（2）经过多次训练后，动物会以周围环境的情景标记作为参考，记住平台的空间位置，能很快地直接游向平台（图 9-19b）而爬上。记录动物找到水下平台的时间（s）和游泳路程（m）。

近年来采用最新的计算机技术，研制出 Morris 水迷宫实验系统。它由水池、摄像机、计算机和监视器组成（图 9-20）。实验时通过摄像机采集大鼠在水池中的游泳图像（模拟信号），输入到计算机中的图像采集卡，进行模 / 数转换存于硬盘，再进行图像分析。

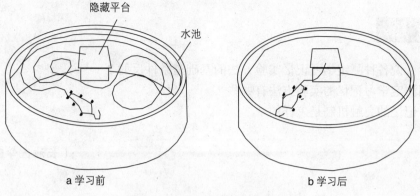

图 9-19 Morris 水迷宫实验
（a.学习前大鼠游泳的路线；b.学习后大鼠游泳的路线）

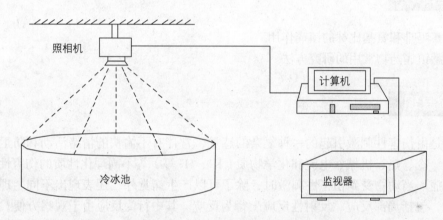

图 9-20 Morris 水迷宫实验系统

注意事项

1. 进行 Morris 水迷宫实验时，水池外围的物体要保持位置不变，因为大鼠主要以水池周围环境的情景进行空间定向。

2. 为了用摄像机记录动物的游泳轨迹，在乳白色的水池中，动物头部要标记黑色。

3. 进行 Y 型迷宫、跳台法、避暗法的实验时要注意，动物在安全区停留的时间不能太短暂，否则实验结果会不稳定；实验室环境保持安静；在干燥季节，必要时用生理氯化钠溶液或自来水浸湿动物四爪，以增加导电性能。

联系临床

基于以上实验原理，临床上设计了测定学习记忆能力的量表。目前应用较广的临床记忆量表分甲、乙两套，每套均包括指向记忆、联想学习、图像自由回忆、无意义图形再认和人像特点联系回忆五项分测验。如联想学习测验就广泛用于临床上有近事记忆障碍或学习新事物困难的患者，并可求出被试者的记忆商数，以作为诊断指标。

思 考 题

1. 为什么说各种测定学习记忆实验方法的基础是条件反射？
2. 常用测定学习记忆的实验方法有哪些？
3. 学习记忆的突触机制是怎样的？

（长沙医学院   韩   丽）

第四十一节   药物的镇痛作用

实验目的

1. 观察吗啡和氨基比林的镇痛作用。
2. 熟悉镇痛药物常用的研究方法

实验原理

　　疼痛是由伤害性刺激引起的一种复杂的感觉，常伴有不愉快的情绪活动和防卫反应。在实验室中，冷、热、机械、电流和化学物质（K^+、H^+ 等）等不同理化性质的伤害性刺激都可以引起疼痛。当动物受到伤害性刺激时，除了可以产生痛觉外，还表现出不同生理活动的痛反应变化，包括局部反应、反射性反应、行为反应。其中行为反应由于观察方便，常被用作研究疼痛和镇痛的客观指标。通常以引起这些疼痛反应的最小刺激强度作为疼痛的阈值，简称痛阈。但这指标并不具有特异性，因此在疼痛机制和镇痛药物的研究中，需要采用多项指标进行综合评定。本实验采用扭体法、热板法测定镇痛药的镇痛作用。

实验对象

　　小鼠。

实验器材和药品

　　智能热板仪、秒表、生理氯化钠溶液、0.6％醋酸溶液、苦味酸溶液，0.04％盐酸吗啡、1.5％氨基比林溶液。

实验步骤及观察项目

　　1. 小鼠扭体法
　　（1）取 3 只体重相近的小鼠，称重后，将其分成 3 组，即 A 组、B 组和对照组，做好标记。

（2）观察每组小鼠的活动情况，然后注射给药（采用单盲法：由准备室配制 0.04% 盐酸吗啡及 1.5% 氨基比林溶液，并随机设定为 A 药或 B 药）。A 组小鼠腹腔注射 A 药 0.1ml/10g，B 组小鼠腹腔注射 B 药 0.1ml/10g，对照组小鼠腹腔注射生理氯化钠溶液 0.1ml/10g。

（3）给药后 30min，各组小鼠均腹腔注射 0.6% 醋酸溶液 0.1ml/10g，注射醋酸后出现"扭体反应"（醋酸溶液注入小鼠腹腔可刺激腹膜引起持久的疼痛，会出现腹部收缩内凹，同时躯体扭曲，后肢伸展的反应），观察和记录 10min 内各鼠的扭体次数。

（4）实验结束后，汇总实验结果，自行设计表格，将各组小鼠的平均扭体反应次数记入表格，并计算疼痛抑制率。

$$疼痛抑制率 = \frac{\bar{x}对照组 - \bar{x}给药组}{\bar{x}对照组} \times 100\%$$

（5）根据实验结果判定 A 药和 B 药何者为吗啡？何者为氨基比林？

2. 小鼠热板法

（1）将小鼠放在加温到 56℃±1℃ 的金属板（铜板）上，仪器开始记时，直到小鼠舔后足为止，结束计时，立即将小鼠取出。这段时间称为潜伏期（latency，latent period），也就是痛阈。

（2）休息片刻（约 5min），可再重复，测 3 次，取平均值。潜伏期的长短代表了痛阈的高低。潜伏期短表示对痛敏感，潜伏期长表示对痛的敏感性较差。

（3）取 3 只体重相近的小鼠，称重后，做好标记。然后分别给予以下药物：第 1 只鼠腹腔注射 0.04% 吗啡 0.1ml/10g（吗啡组），第 2 只鼠腹腔注射 1.5% 氨基比林 0.1ml/10g（氨基比林组），第 3 只鼠腹腔注射生理氯化钠溶液 0.1ml/10g（对照组）。

（4）给药后 15min、30min、45min、60min、75min、90min 同前测定痛阈 1 次。如 60s 后仍无反应，即将小鼠取出，按 60s 计算。

（5）实验完毕后，综合实验结果，取其平均值按下列公式计算痛阈提高百分率：

$$痛阈提高百分率 = \frac{用药后反应时间 - 用药前平均反应时间}{用药前平均反应时间} \times 100\%$$

如用药后平均反应时间减去用药前平均反应时间得到负数，则以零计算。按图 9-21 和表 9-50 记录实验结果。

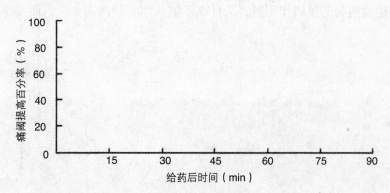

图 9-21　吗啡和氨基比林的痛阈提高百分率坐标图

表 9-50 吗啡和氨基比林镇痛作用比较

组别	体重（g）	剂量	热板痛反应时间（s）								
			给药前（次数）			给药后（min）					
			1	2	平均	15	30	45	60	75	90
吗啡组											
氨基比林组											
空白对照组											

注意事项

1. 测痛时保持室内安静，室温以 15～20℃为宜。

2. 醋酸溶液容易挥发，因此要现用现配。

3. 热板法实验不能使用雄性小鼠，雄性小鼠因实验后阴囊下坠，阴囊皮肤对痛敏感。

4. 正常小鼠放到热板 10～15s 内一般出现不安、举前肢、舔前足、踢后肢、跳跃等现象，这些动作均不作为疼痛指标，只有舔后足才作为疼痛的指标。

5. 若小鼠在热板上 60s 内仍未出现疼痛反应，亦要将其从热板上移开，以免烫伤。

联系临床

临床上，在治疗疾病和创伤救护中，适当使用镇痛药以缓解剧痛并预防休克是必要的。但在疾病未确诊前不宜轻易使用镇痛药，以免掩盖病情，反而延误疾病的诊断与治疗。不同类型的镇痛药能够选择性抑制和缓解不同疼痛，镇痛同时不影响其他感觉如知觉、听觉，并且能保持意识清醒。但有些镇痛药如果反复使用，易产生成瘾性。对这类型的镇痛药，国家对其生产、供应和使用都有严格管理。

思考题

1. 讨论吗啡和氨基比林的镇痛实验结果，说明两类镇痛药的作用和应用。

2. 在正式检验药物的镇痛作用时，为什么不能只用一种测痛方法，而要将几种测痛方法结合起来？

（长沙医学院　徐　倩）

第四篇

设计创新性实验

第十章　设计创新性实验的设计

第一节　设计创新性实验的目的和意义

大学生设计创新性实验计划是高等学校本科教学改革的一项重要举措，其实质是以学生为主体，以学生自主选题、自主研究为基础，以问题和课题为核心的新型教学模式。设计性实验是指给定实验目的要求和条件，由学生自行设计实验方案并加以实现的实验；创新性实验是指在选题、实验方法等方面有所改进，有所创新。通过设计创新性实验的训练，调动学生的主动性、积极性和创造性，培养学生的创新思维和实践能力，全面提升学生的综合能力。

（中南大学　秦晓群）

第二节　设计创新性实验的基本原则

一、实验设计的基本原则

实验设计（experimental design）的科学性、准确性除了对受试对象选择、处理因素和效应指标做出合理安排以外，还必须遵循实验设计的三大原则。

（一）对照原则

设立对照的目的是为了比较和鉴别，除了需要比较的因素（如新疗法、新药物）外，其他对照条件基本相同，常设的对照有：

1. 空白对照　又称正常对照，是指对受试对象不做任何处理或使用安慰剂进行观察对照。如观察某降压药物的作用时，对照组受试对象不服用降压药物或服用形状、颜色和气味均与该药物相同但不含该药物成分的安慰剂对照品。

2. 自身对照　指对照与处理均在同一受试对象上进行，例如服药前后的对照、手术前后的对照等。

3. 标准对照　指不设立对照组、实验结果与标准值或正常值进行对照。如药物疗效观察与典型药物具有的疗效有何差异。

4. 实验对照　又称假手术组对照，指对照组不施加处理因素，仅施加某种与处理因素相关的实验手术因素进行对照。例如研究切断迷走神经对胃酸分泌的影响，除设立空白对照组外还需要设立假手术组（即经过同样麻醉、切开、分离但不切断迷走神经）作为手术对照，已排除手术本身对实验结果的影响。

5. 相互对照 亦称组间对照。指几个实验或处理方法之间对照。例如用几个不同计量的药物治疗同一种疾病，进行的量效和时效的比较，给药组间互为对照。

（二）随机原则

随机是指对实验对象的实验顺序和分组进行随机处理，使每个实验对象在接受分组处理时具有均等的机会。因此，遵循随机原则是提高组间均衡性的一个重要手段。通过随机化处理，一方面可使抽取的样本能够代表总体，减少抽样误差；另一方面使各组样本的条件尽量一致，消除或减少组间差异，从而使处理因素产生的效应更加客观，便于得出正确的实验结果与结论。随机化的方法很多，如抽签法、随机排列表、随机数字表等。

（三）重复原则

重复是指可靠的实验结果应在相同的条件下能重复出来。由于实验对象个体差异等因素，一次实验一个动物或几个动物的实验结果往往不够可靠，需要足够多的动物标本，多次重复实验，才能获得可靠的结果。因此，重复是保证科研结果稳定、科研结论可靠的重要措施。

二、实验创新的原则

（一）科学性

科学性是指实验创新必须是科学的，必须建立在国内外已有的研究工作基础上，不是随意想当然；正确处理继承与发展关系。创新不能与已确证的科学规律和理论相矛盾。

（二）可行性

实验创新应在现实中可行，现有的主客观条件可以满足，所开展的实验能够有效地进行。

（三）新颖性

实验创新必须新颖。选题必须是他人未研究过的题目；或者是对他人已研究过的题目进行发展；或者是将国内外科技新成果与我国实际结合进行创新性研究，填补国内空白。

（中南大学 秦晓群）

第三节 设计创新性实验的主要内容

一、实验对象的选择（受试对象包括人和动物）

（一）实验动物的选择

选择实验动物时，要注意动物种属的适用性、健康状况，必要时还要制造或选用人类疾病的动物模型，一般选择接近于人类又经济易得的动物。

小白鼠是实验室最常用的一种动物。适用于研究疟疾、马锥虫、血吸虫、流行性感冒、脑炎和其他多种细菌感染性疾病，也常用于癌、肉瘤以及其他恶性肿瘤的研究。因其繁殖能力强，亦用于避孕药研究和药物 LD_{50} 测定。大白鼠的用途与小白鼠相近，因体形较大，可用于记录血压、胆管插管收集胆汁、胸导管采集淋巴和抗关节炎药物的研究。豚鼠对组胺和结核杆菌敏感，常用于平喘药、抗组胺药和结核病防治研究。家兔用于观察各种处置对血压、呼吸、体温及瞳孔的影响，也用于观察药物对哺乳类动物心脏的直接作用。成年雌兔还可以用于避孕药试验和热源检查。猫适用于中枢神经系统、循环系统的动物实验。狗经过训练可适用于慢性试验，特别适用于需要训练的实验，如条件反射、高血压的实验治疗，做成胃瘘、肠瘘等观察处置方法对胃肠蠕动及分泌的影响。临床前药理长期毒性试验也常用狗。猴在生物学上接近于人，高级神经比较发达，适用于观察各种处置对行为的影响。家鸽适用于遗传学、营养学、心理学和药理学的许多研究。

健康方面要选用毛色光滑、行为活泼、体重适宜的动物。小白鼠的体重一般要求在 $16 \sim 20g$；大白鼠的体重一般在 $160 \sim 240g$；豚鼠在 $200 \sim 300g$；家兔在 $1.5 \sim 2.5kg$；狗在 $10 \sim 15kg$。

现在已经培育出一定品种的致癌系小白鼠、高血压大白鼠等。研究室还可根据需要制造各种人类疾病的动物模型。有时为减少个体差异，在科研中常采用封闭群动物（远交群动物）甚至近交系动物（纯系动物）。

选择年龄、体重、性别一致的动物可减少个体差异对实验结果的影响。

（二）人体受试者的选择

在生理试验中尽量采取一些无创伤试验，如呼吸、心律和血压等测定。

在临床药理研究中，要求按我国《药品临床实验管理规范（Good Clinical Practice；GCP）》进行，掌握好入选和拒绝标准，切实做到既要有代表性又要保证受试者的权益。

Ⅰ期临床药理试验和生物利用度试验的受试者应为健康志愿者，年龄为 $18 \sim 40$ 岁，男女（未孕）各半。除了确认健康无疾病并在事先已经了解了实验目的、方法、可能出现的不良反应及防治措施外，还要求：①年内未发生过任何重病；3 个月以内未使用过对脏器有害的任何药物；4 周内未作为受试者参加过任何药品试验；当前未使用任何药品；②无药物过敏史；③无烟酒嗜好等可能影响药物代谢的因素存在。

Ⅱ期、Ⅲ期临床药理试验采用双盲法，受试者为住院患者，除了特别要求外，年龄一般在 $18 \sim 65$ 岁，女性患者应未孕，肝、肾功能无异常（试药所治疗的疾病表现除外），最好未经过药物治疗。疾病的诊断必须正确可靠，要有客观资料，如病理报告等。此外，有些药物还要根据其药理作用对受试者的入选标准提出特别要求，如 β 受体组织剂的临床药理试验就不能选用心力衰竭和（或）哮喘患者。

二、设组与分组

（一）设组

试验设组一般设处理组和对照组。处理组和对照组的研究对象的种属、年龄、体重、性别、病情等各种状况及处理的程序、时间、环境要尽量保持一致，做到"齐同对比"。这是科学研究的灵魂所在。

处理组设置可根据处理的方法或程度分为若干组。如欲研究对某种肿瘤的治疗方法，可设手术组、手术加化疗组、化疗加放疗组、手术加放疗组等。研究某要得治疗效果，一般要求至少设 3 个计量组以观察量效关系。

设立对照组就是给处理组设置可供比较的参照物。其目的在于排除难以排除的各种混杂因素对处理结果的影响，展现处理方法的真正价值。在实验室和临床研究中常用的有阴性对照和阳性对照，一般不用历史对照和利用他人的资料进行对照。

阴性对照又称空白对照，指未给研究对象任何实质性的处理。如在动物实验中，给其注射或灌胃不含所研究药物、与处理组等容积的该药物的溶剂。临床研究的阴性对照是安慰剂对照。安慰剂由淀粉、乳糖等无药理活性的成分制成，其大小、形状、颜色、味道均应与相应的活性药一致。在实践中要注意的是，含有活性药的白色片剂上市半年后可能变色，而安慰剂的颜色则保持不变，会使受试者发觉。口服药的安慰剂也可用胶囊。注射剂的安慰剂一般为生理氯化钠溶液。

阳性对照一般用公认的、可靠的处理方法与所研究的处理方法做比较，有时亦称标准对照。研究饲料中维生素 E 缺乏对动物肝中维生素 D 含量的影响，就用正常饲料组动物肝中的维生素 D 含量作为标准进行对照。临床上，研究某新药的治疗作用，常选用疗效肯定的已知药物做对照。使用阳性对照的意义在于，它可以判断出新的处理方法与经典方法，比较孰优孰劣，又无继续研究或开发价值。当研究对象是患者时，阳性对照的处理方法更符合医疗道德。有时，阳性对照还可以发现实验过程中可能存在的问题，用了阳性对照处理而不发生反应有可能是实验标本失去反应性能。

对于何种情况选用阴性对照，何种情况选用阳性对照的看法不一。可供参考的意见是：研究新的处理办法有无作用时用阴性对照，比较新的处理办法作用大小时用阳性对照。临床上，评价处理办法对慢性、功能性疾病的疗效使用阴性对照，在急症、器质性病时用阳性对照。实际工作中，这两种对照方法常常同时并用。

（二）分组

要实现"齐同对比"就必须运用随机的方法，使每个研究对象都有相同的机会，被分配到处理组或对照组。

常用的随机化分组法有：

1. 查表法　通常在研究对象的数量确定后，将其编号（患者可用入院号），然后查随机表把它（他）们分配到各个对比组中去。

例 1　设有同性别的动物 20 头，按其体重依次编号为 1、2、3、……20 号，按随机化的方法将其分到处理组（T）和对照组（C）中去。

先规定，奇数随机数分到处理组（T），偶数随机数分到对照组（C）。查结果如下（表10-1）。

故处理组的动物编号是：1，3，7，8，10，11，12，19，20（共 9 头）。对照组的动物物编号是：2，4，5，6，9，13，14，15，16，17，18（共 11 头）。

若要求两组的动物数相等，应从对照组中抽出 1 头到处理组中去，方法是：将原随机数字向后延查一个，为 56，除以 11（对照组有 11 头动物，每头都有被抽出的可能）得余数为 1，所以应把对照组的第一头（即编号为 2）的动物调整到处理组。

2. 抽签法　临床上可以根据拟分组的组数把不同颜色的彩球放入袋中，规定出代表处理组和对照组的颜色，每入院一个患者便从袋中抽出一个彩球，决定分组情况。

表 10-1　随机数字表

动物编号	1	2	3	4	5	6	7	8	9	10	11	12	13	14	15	16	17	18	19	20
随机数字	91	76	21	64	64	44	91	13	32	97	75	31	62	66	54	84	80	32	75	77
分组	T	C	T	C	C	C	T	T	C	T	T	T	C	C	C	C	C	C	T	T

3. 分层随机分组（配对随机区组）　由于患者有男女之分，病情有轻重之别，按上述的随机方法很难做到"齐同对比"。分层随机法可以较好地解决这一问题。具体做法是：将多方面相近的实验对象配成一组，也叫一个层（Stratification），或一个组区（Block）。如研究针刺疗法的退热作用，发热有高低的分别，成人与儿童对调节体温的因素的反应性也不同，就至少分为四个组区：成人高热组、成人低热组、儿童高热组、儿童低热组。然后，根据随机化的方法把患者分到相应的组区中。

三、样本数的确定

确定实验对象样本数有 3 种方法：①根据有关规定；②估算；③查表。

（一）遵守规定

有些试验的样本数国家或有关部门有具体规定，设计时必须遵守。如我国新药审批办法中规定，Ⅰ期临床药理实验的健康志愿者人数为 20～30 人，主要研究对新药的耐受性；Ⅱ期实验的患者人数，相对于每种适应证病例，实验组和对照组均不少于 100 人，以实验药品的疗效；Ⅲ期实验为扩大的多中心实验，实验组的患者人数不少于 300 人，尚需另设立对照组；Ⅳ期实验为药物上市后的检测，目的是继续考察新药的疗效和不良反应，要求患者人数大于 2000。而在生物等效性试验中，生物利用度测试需健康志愿者 18～24 人；随机对照实验所需患者不少于 60 人。

（二）估算法

在估算样本含量时，应先知道如下 5 个数字：①标准处理时的结果（均数或成功率）和标准差，可根据以往经验或从有关文献中得到。②有价值的处理差别，即试验的主持者认为新的处理要比标准处理好多少才有开发或推广的价值。可根据预试的结果或以往的经验而定。③试验主持人希望控制的第一类误差的发生率 α，即本无差别而出现"有差别"的概率。α 越小所需的样本量就会越大。一般取 $\alpha =0.05$。④把握度（$1-\beta$）。这里，β 是假阴性（即第二类误差）发生的概率。$1-\beta=0.90$ 的意思是，如果处理方法间确实有差别，则在 10 次试验中可有 9 次的把握发现这一差别。把握度越大，所需的样本量越大。⑤权重。根据"α"和"$1-\beta$"可在表 10-2 种查出。

表 10-2　常见的第一类误差和不同把握度的权重

把握度（1−β）	第一类误差发生率 α	
	0.05	0.01
0.5	3.9	6.7
0.8	7.9	11.7
0.9	10.5	14.9
0.95	13.0	17.8
0.99	18.4	24.1

1. 计量资料样本数的估算

每组的样本数 $n = 2 \times (SD)^2 / (有价值的处理差)^2 \times 权重$ 　　　　　（公式 10-1）

【例 1】为比较一种早产婴儿喂养处方与库存人奶对早产儿成长状况的影响，临床上常取早产儿每天体重增加量为指标。经查知：用库存人奶，早产儿的体重增加 14±4g/d，儿科专家认为，新处方对体重的增加量只有在库存人奶体重增加超过 3g/d 才有价值。

取：$\alpha = 0.05$，$1-\beta = 0.80$

查表得：权重为 7.9

$\therefore n = 2 \times 4^2 / 3^2 \times 7.9 = 28$

答：每组需早产儿 8 人

2. 计数资料样本数的估算

每组的样本数 $n = \dfrac{（成功率1 \times 失败率1）+（成功率2 \times 失败率2）}{（成功率1-失败率2）^2} \times 权重$ 　（公式 10-2）

由例 1 可知，常规的抗溃疡病药物愈合率为 70%。临床医生认为新开发的抗溃疡病药物愈合率为 90% 以上才有价值。请计算每组所需的病例数。

取：$\alpha = 0.05$，$1-\beta = 0.80$

查表得：权重为 7.9

$\therefore n = [（90 \times 10）+（70 \times 30）]/（90-70）^2 \times 7.9 = 59$

答：每组的病例数为 59 人以上才可能检查出新药与常规药的差异。

上述的方法仅为估算，实际工作中常有实验对象因各种原因退出或被剔除出试验，因此，实际的样本量一般是估算量的 1.2 倍，即：

实际样本量 $N = n \times （1+20\%）$

（三）查表法

统计学书记常附有计数资料、计量资料所需样本含量表，可根据确定的"α"和"1−β"值及有关要求查表求出样本数。

（中南大学　秦晓群）

第四节　设计创新性实验的常用设计方法

一、平行对照设计

平行对照设计（parallel controlled design）为标准的随机分组对照设计，是国际上最流行的基本设计方法。其特点是：对照组和处理组同时开始，一起结束。如图 10-1。

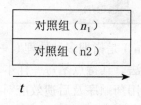

图 10-1　平行设计

设计要求：①两组的代表性、均匀性和试验环境要一致或近似；②必须随机分组，必要时可分层随机分组；③n_1 最好与 n_2 相等；④临床试验必须双盲。

优点：简单易行，临床上适用于疗程较长但一个两个疗程能治愈的疾病。

缺点：所需样本量较大，可比性不如交叉设计高。

二、交叉设计

交叉设计（cross-over design）可在同一个体进行对照，也可在不同个体中进行组间对照实验。其特点是，基本排除了处理组和对照组间的个体差异，如图 10-2 示。

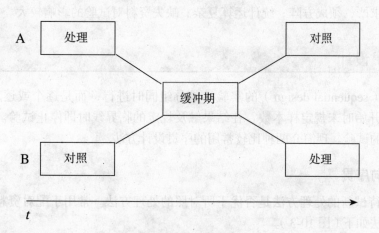

图 10-2　交叉设计

设计要求：

（1）要有缓冲期，其长短依处理的影响而定。如为临床药理试验，缓冲期至少为实验药物的 5 个半衰期，保证后一处理不受前者影响。

（2）处理方法对疾病的基本过程影响不大，只临时减轻症状。适用于病况稳定，随时间变化不大的疾病。

优点：所用受试者少，个体差异小。

缺点：试验所需要的时间较长，结果容易受时间、病情变化的影响，不适用于急性或病情变化快的疾病。

三、拉丁方设计

拉丁方设计（Latin square design）是指把多种处理（一般 3 ~ 5 种）与处理顺序排成纵行、横行均无重复字母的方阵的设计方法。其特点是每一样本可接受多种处理，前后衔接各不相同，排除了实验对象的个体差异和用药顺序及后遗效应对实验结果的干扰。现以比较某降压药的三种剂量（A、B、C）和安慰剂（P）之间的抗高血压药效果为例加以说明。所排的拉丁方阵见表 10-3。

表 10-3　拉丁方设计方阵

组别	处理顺序			
I	A	B	C	P
II	B	C	P	A
III	C	P	A	B
IV	P	A	B	C

设计要求：①方阵中的处理数 = 行数 = 列数；②观察指标应是定量或半定量的；③中途停止实验的对象要尽快补齐。

优点：省人、省时、省工，信息量大。

缺点：要求严，须成方阵；统计运算复杂；缺失资料对试验的影响较大。

四、序贯设计

序贯设计（sequential design）的实验不是分组同时进行，而是逐个或逐对地序贯进行。其特点是实验开始时未规定样本数，在结果触及规定的临界线时即停止试验。它适用于只有一个观察指标的试验。现简介两种比较常用的序贯设计方法。

（一）单向序贯

用于回答待试新的处理方法是否优于所对照的处理方法。常用于配对资料或者个体前后对照。具体做法如下（图 10-3）。

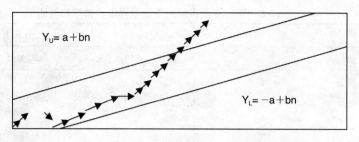

图 10-3 单向序贯实验设计

（1）现确定所需的假阳性率 α ，一般取 $\alpha = 0.05$ ；假阴性率 β 亦取 $\beta = 0.05$ 。新方法优于对照法（SF）与对照法优于（FS）的比值 γ ，可根据实际要求而定。

（2）查表求接受界限（上限，U）和拒绝界限（下限，L）的斜率 b 和截距 a，见表 10-4。

表 10-4 单向序贯实验的上下线的斜率（b）和截距（a）

γ	$\alpha = \beta = 0.05$		$\alpha = \beta = 0.01$	
	a	b	a	B
1.5	7.3	0.55	11.3	0.55
2.0	4.2	0.59	6.6	0.59
2.5	3.0	0.62	5.0	0.62
3.0	2.7	0.63	4.2	0.63
⋮	⋮	⋮	⋮	⋮
18.0	1.0	0.78	1.7	0.78
20.0	1.0	0.79	1.5	0.79

（3）根据方程 $Y_U = a + bn$ 和 $Y_L = -a + bn$ 在方格纸上划出接受限 U 和拒绝限 L。

（4）试验结果若为 SF 则向 U 的方向画 45° 的斜线；若为 FS 则向 L 的方向画 45° 的斜线；若两者无差异则舍弃不用。当线触及 U 时，表明新法优于对照法，停止试验，反之亦然。

（二）双向序贯

与单向序贯有许多相似之处。所不同的事，它不仅要回答新的处理是否优于对照处理，而且要回答对照是否优于新的处理或二者无差别的问题。因此，除了有 U、L 线外，还另有两条中界限 M、M' 。它们的方程分别为 $Y_M = a_2 + bn$ 和 $Y_{M'} = a_2 - bn$ 。当连线触及 M、M' 时，说明二者无差别（表 10-5，图 10-4）。

表 10-5　双向序贯实验上下及中界限的斜率和截距

γ	$2\alpha = \beta = 0.05$			$2\alpha = \beta = 0.01$		
	a_1	a_2	b	a_1	a_1	B
1.5	17.9	16.5	0.10	26.1	22.7	0.10
2.0	10.5	8.6	0.16	15.3	13.3	0.16
2.5	7.9	6.5	0.22	11.5	10.0	0.22
3.0	6.6	5.4	0.26	9.6	8.4	0.26
⋮	⋮	⋮	⋮	⋮	⋮	⋮
18.0	2.5	2.1	0.56	3.7	3.2	0.56
20.0	2.4	2.0	0.57	3.5	3.1	0.57

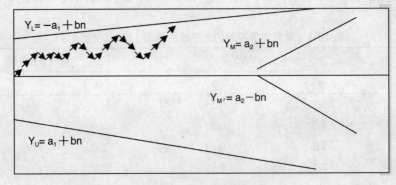

图 10-4　双向序贯设计

（中南大学　秦晓群）

第五节　设计创新性实验结果处理

一、实验结果的统计处理

实验数据的处理是要从带有偶然性的关系中用数理统计方法导出规律性的结论。因观测样本（少量动物或人）带有偶然性，根据样本的数据用数理统计方法判断其对总体（所有动物或人）的效果，以及各组间（样本间）的资料差异是否有本质上的不同，以使所得结论具有科学的依据。生理学实验中常用显著性检验（亦称假设检验）法，显著性检验的目的是检验两组实验结果差别的客观性，即检验两组的差异是客观原因影响的结果还是抽样误差的结果。在统计学上有没有显著意义。通常用 P 表示无效假设可以成立的概率，P 越小，表示无效假设成立的可能性越小。此时，两组差异的统计学意义越大。一般 $P \geq 0.05$，认为无效假设不能推翻，差异无显著意义；$P \leq 0.05$，认为差异有显著意义；$P \leq 0.01$ 差异有非常显著意义。

需要特别指出，统计检验的假设是关于总体特征的假设，用于检验的方法是以检验统计量的抽样分布为理论根据的，做出的结论是概率性的，不是绝对的肯定或否定。此外，在概念上，统计学意义和医学意义并不相同，不能将两者等同或混淆。统计学上有非常显著的意义，不等于医学上有非常显著的意义。对于实验结果，应该将医学理论和统计检验结合起来，综合分析，最后推断其医学意义。

（一）χ^2（卡方）检验——技术资料的统计分析

按每个个体的某一属性来进行分类计数的资料，每个个体间只有质的不同，没有量的差别。例如，动物实验的生存与死亡，化验结果的阴性和阳性，临床治疗的有效与无效，麻醉与不麻醉，惊厥或不惊厥。技术资料的指标一般以"率"表示，推断两个或两个以上总体率（或构成比）之间有无差别，两变量间有无相关关系。通常以 χ^2（卡方）法进行显著性检验。

1.两组质反映资料的显著性检验——四格表法

也称 2×2 表法，即两行格及两列格的四个方格，其形式见表 10-6。

表 10-6　四格表的形式

组别	结果		Σ
	+	−	
甲	a	b	$a+b$
乙	c	d	$c+d$
Σ	$a+c$	$b+d$	$a+b+c+d=N$

四格表法 χ^2 的公式：

$$\chi^2 = \frac{(\,|ab-bc|-0.5N\,)^2 \times N}{(a+b)(c+b)(a+c)(b+d)} \qquad （公式 10-3）$$

例如，甲药治疗组 50 人，有效 40 人；乙药治疗组 50 人，有效 25 人，检验两组有无显著性差异。见表 10-7。

表 10-7　甲药和乙药疗效的比较

	有效	无效	总计
甲组	40	10	50
乙组	25	25	50
总计	65	35	100

代入公式 10-3：$\chi^2 = \dfrac{(\,|40 \times 25 - 10 \times 25|-0.5 \times 100\,)^2 \times 100}{50 \times 50 \times 65 \times 35} = 8.61$

查" χ^2 "界值表（见统计学附表），四格表的自由度（f）恒等于 1，查表得 0.01 的概率点为 6.61，本例 $\chi^2 = 8.61$，则 $P < 0.01$，差别非常显著。

2. 多组质反应资料的显著性检验选用二列多格表或行 × 列表（本文不作介绍，请参考统计学图书）。

（二）t 检验——量反应资料的统计分析

以测量所得的纪录，按数值大小来表示的资料，例如身长（cm）、体重（kg）、脉搏（次/分）、血压（kPa）等。配对或非配对两组间实验数据差异的显著性检验常用 t 检验。

t 检验适用于小样本例数 n 的研究，如果样本例数 n 较大或 n 虽小但总体标准差已知，宜用 u 检验（本文不作介绍，请参考统计学图书）。

1. 量反应资料的指标

（1）均数（mean）是算术平均数的简称，它反映一组观察值在数量上的平均水平。样本均数用 $\bar{x}$ 表示。

$\bar{x}$ 的计算：$\bar{x} = \dfrac{\sum x}{n}$　　　　（公式 10-4）

（2）标准差（standard deviation, SD, 样本标准差），他表示数据间的变异程度，如果 SD 越大，说明个体差异越大，则均数的代表性越小。样本标准差用 s 表示。

SD 的计算：

$$S = \sqrt{\frac{\sum (x - \bar{x})^2}{n-1}} = \sqrt{\frac{\sum x^2 - \dfrac{(\sum x)^2}{n}}{n-1}}　　　　（公式 10-5）$$

（3）标准误（standard error，SE，均数的标准误），表示样本均数间的变异程度，也可用 $S_{\bar{x}}$ 表示。

$S_{\bar{x}}$ 的计算：

$$S_{\bar{x}} = \frac{S}{\sqrt{n}}　　　　（公式 10-6）$$

（4）变异系数（coefficient of variation，CV），亦称离散系数，是标准差 s 与均数 $\bar{x}$ 之比值的百分数。

CV 的计算：

$$CV = \frac{s}{\bar{x}} \times 100\%　　　　（公式 10-7）$$

2.配对的测量资料的显著性检验——配对 t 值法

$$t = \frac{\overline{x}}{s} \times \sqrt{n} \qquad （公式 10-8）$$

$$f = n - 1$$

式中，$\overline{x}$ 为差值均数，s 为差值标准差。

例：高血压动物模型，测量用药前及用药 7 天后的血压（kPa）数据见表 10-8。

表 10-8　某降压药对某种动物血压的影响

动物号	1	2	3	4	5	6	7	8	$\overline{x} \pm s$
用药前血压（kPa）	21.6	21.3	24.5	21.4	22.9	28.9	21.7	21.8	23.0 ± 2.6
用药后血压（kPa）	18.1	19.1	20.3	19.5	21.3	26.8	18.7	20.3	20.5 ± 2.7
血压降低值（kPa）	3.5	2.2	4.2	1.9	1.6	2.1	3.0	1.5	2.5 ± 0.97

代入公式 10-8：$t = \frac{2.5}{0.97} \times \sqrt{8} = 7.29$

查表得 $t_{0.01} = 3.499$，本例 $t = 7.29 > 3.499$，故 $P < 0.01$，用药后血压降低值有非常显著性意义。

3.两组均数的显著性检验——两组 t 值法

$$t = \frac{\overline{x_1} - \overline{x_2}}{S_{\overline{x_1} - \overline{x_2}}} \qquad （公式 10-9）$$

$S_{\overline{x_1} - \overline{x_2}}$ 为两样本均数差的标准误，计算公式：

$$S_{\overline{x_1} - \overline{x_2}} = \sqrt{s_{C^2}\left(\frac{n_1 + n_2}{n_1 n_2}\right)} \qquad （公式 10-10）$$

S_{C^2} 为合并样本方差，计算公式：

$$S_{C^2} = \frac{S_1^2(n_1 - 1) + S_2^2(n_2 - 1)}{n_1 - n_2 - 2} \qquad （公式 10-11）$$

例如，测量 A 药组和 B 药组用药后动物血压降低值（kPa）数据如表 10-9，检验两药药效有无显著性差异。

表 10-9　某两种药物对某种动物的降血压作用

	动物							
	1	2	3	4	5	6	7	8
A 药组降压值（kPa）	3.5	2.3	4.3	2.0	1.6	2.1	3.1	2.8
B 药组降压值（kPa）	3.5	4.9	2.4	4.0	5.1	5.5	4.1	4.3

两组例数均为 $n = 8$

经公式 10-4 和公式 10-5 计算：

A 药组：$\bar{x} \pm s = 2.71 \pm 0.89$

B 药组：$\bar{x} \pm s = 4.23 \pm 0.98$

代入公式 10-11：$S_{C^2} = \dfrac{0.89^2 \times (8-1) + 0.98^2 \times (8-1)}{8+8-2} = 0.876$

代入公式 10-10：$S_{\bar{x}_1 - \bar{x}_2} = \sqrt{0.876(\dfrac{8+8}{8 \times 8})} = 0.4679$

代入公式 10-9：$t = \dfrac{4.23 - 2.71}{0.4679} = 3.25$

$$f = 8 + 8 - 2 = 14$$

查 t 界值表，$t_{0.01} = 2.98$（见附录 5）。

本例 $t = 3.25 > 2.98$，故 $P < 0.01$，说明 A 组和 B 组差异有非常显著性意义。

4. 多组（3 组或 3 组以上）量反应资料的显著性检验——方差分析（本文不作介绍，请参考有关统计学图书）。

二、实验结果的收集、整理与小结

在严谨合理的科研实际基础上进行实验研究，随后对试验资料进行收集、核对、整理、分类和归纳，然后对经统计处理所得的结果进行分析讨论，最后即可做出结论。

（一）实验资料的收集和整理

1. 实验资料的收集　在收集实验资料前，应根据实验设计，编制记录实验资料的项目、表格，以便以后的识别、归类、处理和分析。实验数据应及时用实验专用记录本或计算机记录存储。记录时要书写清楚，应有必需的精确度，避免缺项、误抄、难辨认，以致日后无法采用。

2. 实验数据的核查　对原始实验资料必须认真进行核对检查，发现实验数据缺项或缺少对统计分析的关键数据必须尽可能地补充试验或剔除。

3. 实验数据的整理

（1）试验数据的分类整理 对原始实验资料和数据检查完成后，应进一步将杂乱无章的数据进行整理分类。首先应区别原始数据是数量性资料（包括计量资料和计数资料）还是质量性资料。

①计数资料：研究中有些资料无法定量，只有质的区别，数据通常是通过计数而取得。如存活与死亡、有效与无效、阴性或阳性等。此类资料在整理时，需对全部观察对象进行计数，故称为计数资料、定性资料或质反应资料。这类资料可进行率的计数，如有效率、治愈率和死亡率等。

②计量资料：观察指标是连续的变量或是通过度量衡等计量工具直接测定的数据（如身高、体重、血象、血压、肺活量、尿量等）均属于计量资料。计量资料可用均数和标准差表示，标准差通常不应大于均数的 1/3。

（2）实验数据的分组整理 当实验数据所含的变数较多时（多于 30 个变数以上的大样本）需要将变数分为若干组，以利于统计分析。对不同类型的数据有不同的分组方法。

①连续性数据的分组：采用组距分组法。在分组前先确定全距、组数、组距和组限等，然后将每个变数纳入组内。a. 全距：计量数据中最大值减最小值。b. 组数：根据样本观测数的多少来确定。c. 组距：组距 = 全距 / 组数。组距可以相等，也可以不等。当数据变动比较均匀时可采用等距分组，等距分组的优点是各数的频数不受组距大小的影响。如数据过分集中于一端，且相距太远，也可采用不等距分组。d. 组限：是指每个组变量的起始点（下限值）和终止点（上限值），组内最大值为组上限，组内最小值为组下限，组上限 = 组下限 + 组距。

②间断性数据的分组：常采用单项分组法，以样本变数的自然值进行分组，每组用一个变数值。然后可用画"正"计数法制成次数分布表，还可依据次数分布表制成次数分布图（折线图、矩形图、条形图、圆形图）及计算平均数、标准差等统计指标。

（二）实验资料的统计分析

实验数据的统计分析包裹统计描述和统计推断两部分内容。统计描述试用统计指标描述资料的数据特征；统计推断包括参数估计和假设检验。参数估计是在统计描述的基础上由样本统计指标推论总体，假设检验是推断比较的两组统计指标间的差别是本质不同还是由于抽样误差所致。

1. 计量资料 常用均数 $\bar{x}$ ± 标准差 s，用 t 检验。

2. 计数资料 常用相对数作为指标，如率、构成比、相对比等，常用卡方（χ^2）检验。

（三）实验报告的书写

实验报告本的封面须注明姓名、专业、年级、班次、组别。应将每次试验报告当做一次科研小论文书写。实验报告书写的格式和具体要求如下：

1. 实验报告的一般情况介绍 一般情况介绍包括试验序号和题目、试验的日期与时间过程、实验室的温度和湿度。

2. 实验目的 开宗明义说明为什么要进行该项试验，解决什么问题，具有什么意义。

3. 实验原理 简要叙述设计本实验所依据的基本原理。

4. 实验对象 若观察人的生命指标，须注明性别、年龄、职业、健康状况；若进行动物试验，须注明动物来源、种属、性别、年（周）龄、健康状况。

5.实验器材与药品

（1）实验器材　所有的实验仪器、器械、辅料应介绍齐全，包括名称、型号、规格、数量。

（2）实验药品　注明中英文及缩写、来源、批号、计量、施加途径与手段。

6.实验方法和试验步骤　按顺序用序号列出每一步操作，说明实验过程中的具体步骤，并描述实验过程中的具体操作方法。

7.实验结果　实验结果是实验过程中观察到的现象和原始记录的资料（如曲线）、数据及经过。在实验完成之后，应对试验过程中观察到的现象和原始记录的资料（如曲线）和数据认真核对、系统分析，对数据进行统计学处理，形成实验结果。实验结果可选用适当的表格、图表、曲线的方式，加上必要的简明、扼要的文字叙述。依顺序用序号将实验过程中的每一观察项目观察到的现象记录下来，将图或曲线剪贴在实验报告本上。

8.讨论　实验结果的讨论是根据已知的理论知识对本实验结果进行实事求是、符合逻辑的分析推理，从而推导出恰如其分的结论，最好能提出实验结果的理论意义和应用价值。如果实验出现非预期结果，绝对不能舍弃或随意修改。要对非预期结果进行分析研究，探讨非预期结果的原因。有时正是从某种非预期结果中发现新的有价值的东西，从而实现新理论的建立或者实验技术的改进等。

9.结论　结论应与本次实验的目的相呼应。结论是从实验结果和讨论中归纳出的概括性的判断，即是本次实验所能验证的理论的简明总结。实验结论不是实验结果的简单重复，不应罗列具体的结果，也不能随意推断和引申。如果实验结果未能说明问题，不要勉强下结论。

（中南大学　秦晓群）

第六节　学生实验设计步骤

一、实验设计书的书写

（一）选题

1.选题原则

（1）目的性　目标明确，有的放矢。提出有明确理论和实践意义的想解决的具体科学问题。

（2）创新性　指有新的发现、新的理论或实践的突破，建立新的技术方法，或用旧的技术解决新的问题。

（3）科学性　要有充分的科学理论依据和技术设备，不幻想。

（4）可行性　要充分考虑主、客观条件，能实现实验设计，切实可行。

2.选题依据　为什么要研究这个问题？有何意义？提出该课题的理论和实验依据是什么？目前对该问题的研究现状如何？还存在什么问题？该问题别人做了什么？没做什么？我该做什么？

3.选题内容

（1）以学生实验小组为单位，在带教老师的指导下，学生根据自己掌握的理论与实践知识，将前阶段做过的实验作一回顾，把其中感兴趣的问题提出来；或者创建一个新的实验；

或者修改、补充、完善已有的实验；或者要解决一个理论问题等。先写出实验设计书。

（2）由老师提出一些参考课题，在带教老师指导下，学生自己设计实验，写出实验设计书。参考课题如下：

①神经干动作电位的产生与 Na^+ 的关系。

②影响骨骼肌兴奋 - 收缩耦联的因素。

③某些离子对心肌生理特性的影响。

④降压反射的传出神经及其效应分析。

⑤交感神经影响动脉血压的机制。

⑥迷走神经在肺牵张反射中的作用。

⑦十二指肠自律性收缩与 Ca^{2+} 的关系。

⑧迷走神经对胆汁排放的作用。

⑨ ADH 对血压和尿生成的影响。

⑩请设计一离体回肠实验。证明某个药物通过阻断 M 受体而抑制回肠的运动。

（二）实验对象、器材及药品

列出本实验所需动物种类、数量，主要仪器设备及所需器材和药品等。

（三）实验方法与步骤

1. 实验前的准备　动物的麻醉、固定，手术操作程序，术中给药方式及实验仪器装置的连接及参数设置等。

2. 实验具体步骤。

（四）观察项目及指标

提出本实验所要观察的项目及具体指标。

（五）实验结果与统计处理

设计哪些表格记录结果，采用哪种统计处理，如何在论文中展示结果等。

（六）实验注意事项

实验中可能遇到的影响课题成败的因素及解决办法。

（七）论文或报告写作

（八）参考文献

二、设计方案答辩

（一）答辩目的

1. 全面检查各组的选题、资料搜集及设计方案。发挥全体学生的集体智慧和教师的指导作用，对方案进行把关修改，使之更趋完善，容易实施，有利于实验成功。

2.学生通过答辩，可澄清思路，修正错误，做到头脑清晰，对自己将要做的实验心中有数，目的明确。

3.通过答辩有利于提高学生的科学思维能力和表达能力，有利于提高论文或报告的写作水平。

（二）答辩方式

利用一次实验课进行答辩。以每组提出的设计方案为答辩对象，由本实验室全体学生及技术人员、老师对答辩进行评价。程序如下：

1.先由一组学生代表报告设计方案，报告内容包括题目、选题原则、选题依据、选题内容及意义；实验对象、器材、药品和实验用品清单；实验方法与步骤；观察项目和指标；预期结果及解释；本实验方案的可行性论证等。

2.本室全体学生、技术人员及老师对方案提出问题及评价。设计组学生做出解答。

3.最后对该设计方案作出肯定或否定的结论，或者对某些环节进行修改。

（三）答辩内容

1.选题是否符合要求？目的是否明确？是否有理论或实际意义？

2.选题依据是否充分？科学性、先进性、可行性怎样？

3.本方案的可行性论证，包括仪器设备、试剂、动物、完成时间、技术难度等。

4.实验方法是否恰当？步骤是否合理？

5.观察内容和指标能否满足设计目标？

6.设计组对方案是否思路清晰？表达时逻辑性是否强？答辩时反应是否敏捷？答辩是否准确？

三、完成实验并写出实验论文或报告

无论是实验论文还是实验报告，要求每一个学生写一份，必须附有原始数据和资料，按正规科研论文要求写作。让学生得到一次系统的科研锻炼。

四、教师点评

带教老师根据科研论文或报告进行点评，特别是实验结果与分析是否真实、是否实事求是，图表表达是否科学、合理。指出实验设计中存在的问题和可取之处，结合实验设计方案和答辩情况计总分，纳入总成绩。

（长沙医学院　罗怀青）

第十一章 医学论文的撰写

医学论文的撰写是科研工作的重要内容。一篇高质量的科研论文应能充分体现作者工作的新发现、新方法、新观点及其研究价值。科学价值和表达形式是构成科研论文的两个重要因素，科研设计和实验结果决定科学价值，表达形式则通过资料整理和写作来反映。可见，严密的科研设计和真实、有效的实验结果是高水平科研论文的基础，而准确、完美的表达形式则能充分体现科研水平与意义。因此，如何撰写出高质量的科研论文，除了需要有深厚的科研功底外，还要有较强的逻辑思维和表达能力，注重科学性、创新性与可读性，做到多读、多思、多问、多写、多改。下面就科研论文的撰写进行简单介绍。

第一节 撰写论文的程序

一、拟订提纲、整理资料

（一）拟订提纲

医学科研论文一般包括文题、作者、摘要、关键词、引言、材料与方法、结果、讨论和参考文献9个部分。其中引言、材料与方法、结果、讨论和结论是主要内容。拟订提纲有利于从文献及结果中理清思路，分析实验结果是否能充分说明问题，必要时应及时补充实验，尽量避免在审稿中发现重大缺陷造成退稿。

（二）合理组织材料

包括实验结果与文献资料的整理。对实验结果的表述一般有图、表格和文字概括等形式。图应简单明了，便于表示连续的、直观的结果；表格能展示较精确或较复杂（如多因素、多指标）的结果；用文字对实验条件进行说明、对结果加以概括；通过统计学处理表明差异的显著性，对重复性不够好的结果不予收载。同时收集、整理相关文献资料，为说明某种观点或论证某一结果，常引用文献作依据。

二、论文格式

科研论文的撰写应按一定的格式。准备正式发表的学术论文写作前应先确定论文拟投哪一家学术期刊，然后按该刊对稿件的格式要求撰写文章。一般期刊可分为以下两类。

（一）外文期刊

1978 年 1 月，一批国际知名医学期刊的编辑在加拿大发表了著名的温哥华宣言（Vancouver Declaration），对生物医学期刊稿件的格式提出了统一的要求，称为《生物医学期刊稿约的统一要求》（*Uniform Requirements for Manuscripts submitted to Biomedical Journals*）。目前已修订到第 5 版（见 *JAMA*，1997，277：927-934）。该统一要求已被世界上大多数生物医学期刊采用，并定期由"国际医学期刊编辑委员会"（International Committee of Medical Journal Editors，ICMJE）进行修订。因此，向外文期刊投稿前须充分阅读要求及各期刊具体的来稿须知（Instructions for Authors 或 Information for Contributors），也可参阅欲投稿期刊刊登的论文格式。

（二）中文期刊

随着中国加入世界贸易组织（WTO），中文期刊的稿约要求将与国际通用的"统一要求"全面接轨。此外，在向中文医学期刊投稿时应采用最新版的《中华人民共和国药典》中的标准药名；采用全国科学技术名词审定委员会公布的标准医学名词；中文期刊常需标注中图（中国图书馆的简称）分类号、资助基金的来源及作者简介，其他见各期刊的"来稿须知"。

三、写作要点

（一）注重科学性

应把握实验设计的三大原则，即对照、重复与随机。具体有：①处理因素应符合自然科学的基本规律，搭配合理并标准化或固定化。②受试对象应标准化。③观察指标应合理、可行与先进。④反映重复性的样本达到所需例数。⑤设立随机、合理的对照。

（二）观点鲜明、创新性强

创新是科学研究的生命，全文应紧扣主题，突出创新性，充分展示实验中的新发现，归纳出新的观点。

（三）把握尺度，推理严谨

应在充分阅读文献的基础上对实验结果进行周密思考，充分论证后再下结论。避免以简单的或不全面的结果推导出绝对的结论。

（四）注重可读性

科研论文的目的是让人能清楚其中的科学意义，因此，论文应客观、朴实，层次分明，逻辑性强。少用长句和生僻字、词，少用第一人称，不滥用非标准的缩略语，做到用词通俗、准确与规范。

（长沙医学院　何月光）

第二节 论文的书写格式

一、题目

题目（title）应包括处理因素、受试对象、实验效应及变化特点等。题目应力求准确概括论文的性质、内容以及创新之处，关键性词汇使用要恰当。题目字数一般为 20～30 个字或 100 个英文印刷符号以内。

二、摘要与关键词

摘要（abstract）可置于论文的开始，构成科研论文的一部分，也可与题目一起独立出现于各种检索系统。要求紧扣主题、观点鲜明、简单扼要、重点突出，充分体现本研究的创新之处，一般为 100～300 字。科研论文摘要的写作多采用结构式，包括目的（objective 或 aim）、方法（methods）、结果（results）与结论（conclusions），即 OMRC。其中结论必须是本文实验结果的直接推理，而其他作者的支持性工作和本研究的外延推理部分不应列入摘要中。关键词（keywords）也称主题词或索引词，可以是单词或短语，列出关键词便于图书索引与读者检索。关键词应能充分体现论文中重要的主题并能吸引读者。除主要从 Index Medicus 的 MeSH（Medical subject Headings）词表查找外，还可以从《汉语主题词表》《医学主题词注释字顺表》以及《中医药主题词表》中得到补充。个别查不出相应词的，可选择直接相关的几个词组搭配。关键词可选用 3～10 个，一般为 3～5 个。

三、引言

引言（introduction）常采用从宽到窄的"漏斗式"（funnel shape）结构，从叙述与主题相关的已知的一般知识开始，进入该主题特定领域研究现状，然后提出本论文要解决的问题，即围绕提出问题的依据、解决问题的关键、本文在解决该问题中的地位以及可能的创新点进行简单扼要的说明。应该注意的是引言中所提出的问题即研究目的，应能在实验结果中加以证实。在引言中可适当引用参考文献，引言的字数为 300～600 字，约占全文的 1/10。引言不同于摘要，本文的结论不列在引言中。

四、材料与方法

这部分主要叙述实验的方法学内容，包括材料、方法和研究的基本过程，并利于其他人重复与借鉴。

（一）受试对象

如果受试对象是人，应说明受试者的选择标准、年龄、性别、病情诊断依据、病程长短、并发症、用药及疗程、观察指标等，选择志愿者时应注明对照的合理性。如果受试对象是动物，则应说明来源、性别、年龄、体重、饲养条件、健康情况、麻醉（药品、剂量、途径）

及手术方法。有动物模型时要简介其复制方法。

（二）实验材料

实验中采用的化学药品、试验仪器应说明其名称、来源、规格、批号等。生物材料（器官、组织、细胞等）应说明其名称、来源、采样时间、保存或运输方法等。

（三）处理因素

应描述处理因素与受试对象的组合原则，对照设置、处理因素作用的方法、时间与强度等。

（四）观察指标与实验步骤

具体说明观察指标的种类、特点、处理过程和测定方法等，并按实验过程的先后顺序逐一介绍。

（五）统计学数据处理

说明统计量的表示方法如平均值 ± 标准差（$\bar{x} \pm s$）；差异显著性的检验方法及其评定标准。必要时写明计算手段与统计软件名称。

五、结果

实验结果叙述研究中所发现的重要现象，由此判断实验研究的成败，导出相应的结论和推论。表述结果有文字和图表两种方式。表达实验结果时一般不用原始数据，而用统计量，并应有统计学结论。

（一）文字描述

一般用于结果的概况和要点。叙述顺序按重要性大小排列，分别为主要实验结果、次要实验结果和对照组结果。对主要实验结果要重点描述；对有显著性变化的结果，需指出其变化的特点与规律及差异的显著性；必要时重复一些关键的数据或变化百分率。

（二）以图表提供具体数据

表格或图的设计应正确合理，简单明了，读者从表格或图就能对实验内容（如药物、途径、指标与单位、结果等）有大致的了解。

1. 表格的制作　一般采用"三线表"，即顶线、标目线和底线3条横线构成栏头、表身。一般行头标示组别，栏头标示反应指标。表格应有序号与表题。表底下方可加必要的表注。

2. 图的绘制　一般常以柱形图高度表达非连续性资料的大小，以线图、直方图或散点图表达连续性或计量资料的变化，以点图表示双变量之间的关系。有时为说明两个或多个指标变化，可设立双坐标。图序号与图题置于图的下方。一般纵坐标与横坐标长度之比为3∶4较合适。

六、讨论

讨论（discussion）是对实验结果进行论证、分析，透过现象看本质，以达到理论上的升华，因此，讨论部分可反映出论文的学术水平。讨论应包括：

（一）对引言中所提问题的回答、论证与解释

应针对引言中提出的问题给予回答，指明答案与问题的对应关系及答案适用的范畴；通过恰当陈述结果和引用文献等全方位论证答案；用已知知识解释答案的合理性以及与以往观点的一致性，并为自己的答案辩护。

（二）突出创新点

引言中所提出的未知问题实际是本研究工作的创新点，可列举本文实验结果从哪几方面支持该创新点。推导出创新的重要性，即具有何重要理论意义与应用价值，但切忌推理过分外延。

（三）客观评价研究方法或结果的局限性与不一致性

应注意到任何研究在时间、空间和条件上的局限性，指出与本文密切相关的未解决问题及可能的解决途径。对意外结果或与假设不完全一致的结果应予以解释。

七、参考文献

参考文献（reference）是指作者在科研工作中亲自看过并用作参考的主要文献目录。参考文献一般用顺序编码，即按论文中出现先后，依序引用。所列参考文献序号必须与科研论文中角码序号一致，不能搞乱，而且每篇参考文献要求准确完整，不能搞错。特别是作者、刊名、年份、卷数、期号与起止页码要求准确无误。科研论文引用的参考文献以 10 条左右为宜，最多不超过 20 条（10～20 条），尽可能引用近 5 年内自己阅读过的新文献，绝不可从他人论著或综述中转引文献，一则文献不新，二则转引易误。引用参考文献的格式如下：

1. 期刊、杂志　作者姓名、题目名称［J］、期刊或杂志名称、年、卷（期）：起页－止页。（3 个作者以内全列出，3 个作者以上则列前三位，后加"等"字。英文加"et al"。）

[1] 张玉芹, 丁报春. 头端延髓腹外侧区在躯体传入冲动抑制诱发压力感受性反射的作用[J]. 中国现代医学杂志, 1994, 4(2): 8-11.

[2] 何月光, 陈耀先, 李祖祥, 等. 阿尼帕米与尼群地平治疗高血压性左心室肥厚的疗效观察[J]. 中国新药杂志, 2004, 13(12): 1403-1406.

[3] 何月光, 王朝生, 林静, 等. 老年教师高血压病患病率的调查研究[J]. 中国动脉硬化杂志, 2003, 11(7): 656-658.

[4] 张志荣. 药剂学新技术及其在改善药物功效中的作用[J]. 中国药学杂志, 2009, 44(20): 1525-1532.

[5] Huanjie Yang, Di Chen, Qiuzhi Cindy Cui, et al. Celastrol, a Triterpene Extracted from the Chinese "Thunder of God Vine," Is a Potent Proteasome Inhibitor and suppresses Human Prostate Cancer Growth in Nude Mice[J]. Cancer Res, 2006, 66: 4758-4765.

[6] Ding Baochun, Gao Zhiyuan, Wu Mei, et al.Comparison of effects of magnesium valproate and ssodium

valproate on the action potential of isolated papillary muscle from guinea pigs and dogs［J］.Tongji University，1990，10（4）：248-252.

2. 书籍　主编姓名、书名 [M]、版次（首版不写）、出版地：出版社、年．

如果引用章节的作者与主编不同，则为作者姓名、章节名称，见：某某主编、书名、版次（首版不写）、出版地：出版社、年、起页 - 止页．作者署名同上要求。例如：

[1] 秦晓群，邓汉武，邓恭华等．机能实验学[M]．北京：世界图书出版公司，2000.
[2] 胡还忠．医学机能学实验教程[M]，北京：科学出出版社，2007年.
[3] 丁报春，尤家骔，马建中．生理科学实验教程[M]．北京：人民卫生出版社，2007.
[4] 何月光．药理学实验教程及习题集[M]．北京：人民卫生出版社，2006.
[5] 何月光.护理药理学实验实训教程[M]．北京：北京科技出版社，2009.
[6] Ganong WF.Review of medical physiology[M]，20th ed，New York: McGraw Hill Companies，2001.
[7] 何月光，罗怀青，马宁．医学机能实验学[M]．北京：人民卫生出版社，2013.

八、致谢

通常在结论与参考文献之间应写几句致谢词，主要是对完成论文作出过贡献或有过帮助而又没有在论文中署名的人表示感谢。例如对论文审阅人或提出过宝贵意见的老师、同事、部分操作者、赠送药品或试剂的单位或个人、标本提供者、基金项目资助人等致以谢忱。

（长沙医学院　何月光）

第十二章 医学文献综述的撰写

撰写医学文献综述前必须学会如何查找医学文献，因为学习查找医学文献是培养独立工作能力和培养解决实际问题的基本功之一。培养刻苦的读书钻研精神，掌握查找、阅读、累积并运用医学文献写出合格的医学文献综述也是培养高等医学院校教师迅速成长、提高师资质量和教学水平的重要手段之一。医学科研工作者在着手实验研究之前，必须完成两件事：一是查阅大量的医学文献并作出必要的记录和建卡；二是写出有关问题的文献综述。专家们认为：可以把写文献综述工作看作科研工作的第一步，医学文献综述在促进医学科学发展及生产发展上的价值与科研论文有同等的意义。

本文重点介绍四个问题：第一，什么是医学文献？什么是医学文献综述？第二，为什么要查阅医学文献和写医学文献综述？第三，怎样查找、累积医学文献？第四，怎样写医学文献综述。

第一节 医学文献与医学文献综述概述

医学文献（medical literature）是医学知识和思想借以保存、记录、交流和传播的一切著作的统称。医学文献汇聚着世世代代先辈医学家们艰苦奋斗所取得的劳动结晶，记录和积累着无数珍贵的事实、理论、意见、定义、启示、科学构思和假说，介绍成功或失败的经验教训和方法。它报道科研工作的情况，是医学科研时必不可少的情报的最主要的来源。医学文献主要包括：

1. 图书 例如教科书、百科全书、字（词）典、手册、专著、论文集、会议录、丛书、进展等书籍。

2. 期刊 例如杂志、学报、通报、通讯、会讯、评论、年鉴、文摘、索引等。

3. 其他 例如未出版的学位论文、会议文件资料，甚至说明书、专利等也都属于文献。

医学文献综述（literature review）是作者在阅读有关问题的大量的医学文献后，将各种资料进行分析、归纳、整理后所写成的文章。一旦发表于上述文献中，则成为医学文献。"综述"的英文名"Review"有复习、评论之意，故文献综述又叫文献复习或评论文章。

（长沙医学院 何月光）

第二节 查医学文献和撰写医学文献综述目的

科研计划应建立在坚实的文献复习基础上，文献复习也就是对所研究问题进行初步的调查。一般说，医学科研工作者在着手实验研究之前，必须完成两件事：一是查阅大量的医学文献并作出必要的记录和建卡。二是写出有关问题的文献综述。可以把写文献综述工作看作科研工作的第一步。

查医学文献和写医学文献综述，对科研人员来说，首先，可以了解有关问题的发展历史、现状和动向，这有助于选择和确定自己的研究方向。其次，可以了解在有关问题上别人做了什么，没做什么，该做什么。第三，可以了解别人的科学构思，从中得到启发；了解别人成功的经验和方法，从中充分利用别人的经验；了解别人失败的经验，从中吸取教训，避免或减少走弯路。"失败为成功之母"，失败的经验可能是成功的先导。王志均教授说过："创新而失败远胜于模仿而成功"。第四，科研中碰到的未预见的事实，要查阅文献进行判断；碰到困难要查阅文献解决；科研告一段落也要查文献，以便检查自己的研究结果正确与否，并与他人工作进行比较，从中得出自己的结论。第五，查阅文献还可以对旧的理论和事实材料进行新的评价和加工。

查阅医学文献和写医学文献综述，对教师来说，是培养、锻炼自己积累、理解、组织资料和表达思维能力的极好方法，也是教师提高讲课能力和水平的重要组成部分。教师讲课不能单靠一本教科书，照本宣读，摘录抄写，必须博览群书，掌握丰富的资料，了解不同学派的观点或论点，学习不同作者对同一个问题的逻辑思维和表达技巧，融会贯通以后，再用自己精炼的语言文字写成讲稿或制成 Power Point（PPT），这样才能讲得生动、深入浅出，讲出水平。

查阅医学文献和写医学文献综述，对大学生来说也很重要。中学生是以教为主的学，而大学生则是以学为主的教。大学生必须逐渐学会通过查阅科学文献来补充课堂、实验室讲授的不足，逐步掌握通过图书馆查阅医学文献解决疑难问题的本领。通过查阅医学文献使自己的知识更加丰富，更加深入，眼界更加开阔，在知识的海洋里深知许多问题的复杂性，从而激发求知的欲望。通过写医学文献综述培养与锻炼自己查阅、摘录、搜集资料、分析筛选资料、综合归类资料、最后表达成文的能力，培养自己独立解决问题的能力。因此，学习查阅医学文献、积累资料、及时综合，掌握世界先进医学技术发展的动态，是培养独立工作能力和培养解决实际问题能力的基本功之一。培养刻苦的读书钻研精神，掌握查找、阅读、积累、运用医学文献的基本功也是培养高等医学院校教师迅速成长、提高师资质量和教学水平的重要手段之一。许多期刊对于文献综述工作十分重视，专门邀请有经验的专家定期对某专题写出综述在期刊杂志上发表，借以反映某些重要课题的发展趋势。专家认为医学文献综述在促进医学科学发展及生产发展上的价值与科研论文有同等的意义。

（长沙医学院　何月光）

第三节 如何查找医学文献

世界医学文献浩如烟海，仅生物医学论文全世界每年发表的就有 300 多万篇，怎样利用这些文献为教学、科研服务，是一门学问。查找医学文献的方法有两种：一是手工查找法，二是网上电脑查找法。两种方法各有千秋，不是一切问题都适用于电脑检索，电脑检索快捷，但常把需要和不需要的文献一起提供，有时遗漏你所需要的而提供你不需要的文献。手工检索缓慢，但如果经常到图书馆阅读、熟悉医学文献的话，手工检索能更快、更准确地查到所需要的医学文献。因此，手工检索与电脑检索相辅相成。作为培养独立工作能力的基本功训练，必须首先学会手工查找医学文献的方法。

一、利用综述性资料追踪文献

医学文献综述是医学专业人员搜集大量文献资料经过分析综合、归纳、分类、再结合自己的工作和体会整理后写成的文章，对某一课题或新进展作出总结，指明发展方向，有较大的参考价值。最好先找一篇或几篇英文综述性文章阅读并翻译成中文，再根据综述后面引用的有关文献追踪查阅，从文献找文献是一种多快好省的查阅方法。怎样去找英文的医学文献综述？因各专业学科不同而异。一般专业综述常见于以下图书、杂志：

（一）评论性杂志（Review Journal）

也叫综述性杂志或述评杂志。由有关专家或专业人员阅读大量近代文献后，对某一专题进行概括性综合、论述或评述。例如《生理学评论》（*Physiological Review*）、《药理学评论》（*Pharmacological Review*）、《微生物学评论》（*Microbiological Review*）、《化学评论》（*Chemical Review*）、《外科评论》（*Review of Surgery*）等。该类杂志对教师及研究工作人员特别重要，是必不可少的检索工具书和重要的参考书，它有助于读者在短时间内了解进展情况，还可提供大量有意义的医学文献。大多数是理论性、专业性很强的文章，一本生理学评论（*Physiological Review*）杂志只刊登一篇综述文章，文章很长，文末引用参考文献一般都是几百篇至千余篇，得此一篇综述即可追踪很多文献。

（二）年度评论（Annual Review）

每年出一本，多由有研究成果的专家执笔，对近年某些方面进展加以综述。例如《生理学年度评论》（*Annual Review of Physiology*），文章短，每篇 3～8 页，也有不少参考文献。此外，还有生物化学、内科、微生物学、药理学、毒理学等方面的多种年度评论综述。查阅时可先看目录，每年 20～30 篇文章。也可以从书后的主题索引中找关键词（key words），查找近几年内需要的文献资料。

（三）进展（Progress，Advances）

它是专门汇集某学科在一定时期内（一般是数年内）的进展和成就的论文，有助于教学人员在短时间内了解有关学科的进展情况；对确定科研题目有帮助；还有助于了解相关学科的现状，扩大眼界。有两种出版方式：

1. 期刊形式　英文的如美国《心血管疾病进展》（*Progress in Cardiovascular Disease*）。中文的如中国生理学会编辑出版的《生理科学进展》（*Progress in Physiological Sciences*）。它们都代表国家级的水平。

2. 丛书形式　英文的有《癌症研究进展》（*Advances in Cancer Research*）、《免疫学进展》（*Advances in Immunology*）、《生化药理学进展》（*Progress in Biochemical Pharmacology*）、《药物研究进展》（*Progress in Drug Research*）、《激素研究最新进展》（*Recent Progress in Hormone Research*）等。中文的如湖南医学院潘世宬教授主编的《病理生理学进展》（*Progress in Pathophysiology*）。从上述《进展》引用的参考文献可追踪到你所需要的许多文献。

（四）专著（Monograph）

是以书籍形式出版的专门著作。查阅文献时，首先应考虑查找专著，因为得到一本专著可以得到许多集中的文献，收到事半功倍之效。英文的有《休克——临床与实验》（*Shock · Clinical and Experimental Aspects*）、《白细胞》（*The White Cell*）等。中文的如湖南医科大学罗正曜教授主编的《休克》巨型专著。

（五）会议文集（录）（Symposium）

它是某学术团体专题学术讨论会（一般是数年举行一次）上报告和讨论的论文汇编。每篇论文后常附有别的学者的评语或补充发言以及作者的答辩。从这些论文和讨论中可以看到在教科书中看来是肯定而简单的东西，实际上还远未肯定，远没那么简单。会议文集适合研究工作者阅读。如《联合会会录》（*Federation Proceeding*）是美国实验生物学学会联合会的会议录，常以专刊或文摘形式出版，内容涉及医学基础学科各方面，是很有参考价值的期刊。

二、利用检索工具书刊查找文献

上述从综述、专著中追踪文献是常用的好方法，但受综述作者和题目的局限，使文献不够完全，且有时根本找不到有关的综述或专著时，就应利用检索工具书刊来查找文献。查找检索工具书刊比上述追踪更全面，很少遗漏。常用的检索工具书刊如索引、文摘、目录、书目等。

（一）索引（Index）

常用的有《医学索引》（*Index Medicus*），是美国国家医学图书馆用电子计算机（医学文献分析与检索系统）编制和贮存的大型医学索引，每月出一厚本，每年为一卷，分为主题部分（Subject Section）、作者部分（Author Section）和医学综述书目（Bibliography of Medical Review）。这是人们经常查找的一种工具书。例如想查找治疗风湿性二尖瓣狭窄的文献，如果你不知道英文名词，可先从《汉英医学词汇》中的中文名词分类索引中找到风湿的、二尖瓣、狭窄、治疗的英文，然后在主题部分按字母顺序（像查英汉字典一样）找到：Subject Index（主题索引）Rheumatic heart disease（风湿性心脏病）See also Mitral Valave Stenosis（也见二尖瓣狭窄）然后再查 Mitral Valve Stenosis（二尖瓣狭窄）这个主题，在 therapy（治疗）小标题下，有治疗二尖瓣狭窄的文献：

Selzer A，et al .Mitral Valve Stenosis Therapy Management of asymptomatic mitral Valve stenosis.Clinical evaluation. Chest, 1978,73（3）：406-408.

如果你不知道主题，但知道作者，也可从 Index Medicus 中作者部分（Author Section）查找到作者本年的全部文章。中文的索引有：医学文献分类索引、中华医学会总会杂志索引、中国医学期刊论文索引、医学论文汇编文献索引等。

（二）文摘（Abstract）

是专门摘要刊载期刊或重要图书文献内容的杂志，可作为详细书目，也是寻找参考文献的重要工具。比较有名的 5 种大型文摘为：荷兰的医学文摘、美国的生物学文摘、美国的化学文摘、日本的医学中央杂志和前苏联的医学文摘杂志。此外，还有一些专业性文摘期刊，如英国医学文摘、国际药学文摘、国际外科文摘等。

1.荷兰的《医学文摘》（*Excerpta Medica*） 该文摘搜集了 3500 种期刊的论文写成文摘，有 65 个分册，是目前世界上最大的医学文摘，主要分册如下：1.解剖学、人类学、组织胚胎学，2.生理学，3.内分泌学，4.微生物学，5.普通病理学与病理解剖学，6.内科，7.儿科，8.神经病学与神经外科，9.外科，10.妇产科，11…65 等，序号是固定的。查法与医学索引大同小异。

2.美国的《生物学文摘》（*Biological Abstract*，简称 B.A.） 包括许多医学基础学科，如生理学、生化学、病理学、药理学、微生物学、免疫学、遗传学、营养学等。每年从全世界 8000 种期刊中摘录约 14 万篇文摘。每月出两厚本，每本前有主题目录，每本后有主题索引，非常醒目，容易查找。该文摘每半年还有一本累积索引（Sem-Annual Cumulative Index），便于一次查找半年的文摘。

3.美国的《化学文摘》（*Chemical Abstract*，简称 C.A.） 和 B.A.类似，是大型综合性文摘，包括了许多医学基础学科，如生理学、生物化学、病理学、药理学、微生物学等。每周出版 50 万篇文摘。每本前有目录，后有索引，查找方法与前述类似。

（三）生命科学（Life Science）——"手工电脑"

分为基础部分（Basic Section）与临床部分（Clinic Section），查找十分方便，只要查找书末两个关键词索引就可像电脑一样，多快好省的获得所需要的文献。非常容易查找，而且查出的文献中适用的较多，还可直接看文献内容。人们称它是多快好省的手工"电脑"。

三、利用几种主要期刊查找文献

用综述和检索工具所得文献都难包括最新的医学文献，因为它们都比期刊登载的原著晚 1~2 年，为了找到最新文献资料和研究动态，还应系统查阅最近几年有关的主要期刊。例如要查找心肌梗死的诊断与治疗近况，应查阅近两三年的 *Circulation Research*、*Circulation*、*Am Heart J*、*British Heart J*、*Am J Cardiology*、*Cardiology*、*Heart*、*Jap J Circulation* 等外文期刊和中华医学杂志、中华心血管杂志、中华内科杂志、中国心血管病研究、中国循环杂志等中文期刊。查找方法是应用每卷后面的主题索引查阅，如果该卷未到齐，则逐本查阅。

以上一至三查找文献的方法是相辅相成的，可根据需要选用。如果是备课，一般看几篇文献综述即可；如果是写医学文献综述或科研设计，则三种方法都要使用。

四、利用标准参考书查找文献

标准参考书是指统编教材、百科全书、手册、字典、数据资料书等。这些参考书对计数、计量单位等都有严格规定和要求，比较标准、规范化，值得参考。但其内容简单、陈旧，参考文献少且不新、太慢。

五、利用网上电脑检索查找文献

这是目前最快、最好的检索文献的方法，只要将关键词输入电脑，几分钟内就可在终端显示大量文献，并可打印出来。只是有些资料不一定符合需要，有些还不一定能在电脑上查到。因此，几种方法同时使用，互补不足，从而达到快而不漏、齐全适用、高效理想的检索文献。

（长沙医学院 何月光）

第四节 医学文献综述的撰写

前已述及医学文献综述是作者在阅读大量有关的医学文献后，将各种资料进行分析整理后写成的文章。怎样才能写出一篇好的、质量高的医学文献综述？笔者谈点意见，纯属一孔之见，希望能起抛砖引玉之效。

一、撰写步骤

根据平时查阅、累积、编写的医学文献卡，又根据平时教学、科研中的问题，第一步是定题，即选定所要综述的题目。第二步是建专题卡，按照前述怎样查找医学文献的方法，更广泛地搜集和阅读有关医学文献，并写出文摘卡片。文献搜集越多越好，越新越好。第三步是将查阅摘录的医学文献卡片分析、综合、筛选、归类。第四步是写出医学文献综述提纲。然后把搜集到的文摘卡片按提纲的框架分类整理归档，再从这些资料中选出新近有代表性的、科学可靠的、有理论实践意义的资料按提纲进行写作。对于极为重要的医学文献要尽力弄到全文并译成自己可以读懂的文字。资料不足时，继续寻找资料补充。每写完一个分题要反复阅读修改，全文完成后更要反复修改。

二、撰写要求

写医学文献综述不能只是或繁或简地把有关文献的主要内容机械地排列组合。应该把某一问题的突破性新进展，包括理论性或实验性的新进展向读者介绍。总的要求是突出重点，开门见山。要体现医学文献综述的先进性、科学性、逻辑性和可读性。如果综述内容陈旧，引用的文献是大量的二手资料，就没有先进性，要求引用的文献越新越好，一篇好的医学文献综述末尾的参考文献中近3年的英文医学文献至少要占1/3～1/2。例如引用10篇参考文献，至少要有3～5篇是近3年的英文文献。绝不能从别人写的中文综述中转引内容和文献，一则自己未看过原文转引容易出错误，二则转引的文献陈旧，不能反映最新进展。如果文章语句不通，词不达意，外国式中文表达，这就谈不上可读性。

通常医学文献综述的写作形式有三种：长篇综述、中篇综述和短篇综述。长篇综述如 *Physiological Review* 杂志只有一篇综述，文章很长，参考文献几百至千余篇。中篇综述例如生理学前辈丁报春教授写的：①《促红细胞生成素生理学的进展》(生理学科进展，1966，8（2）：138 - 146)，约1万字，参考文献54篇；②肾素 - 血管紧张素系统(生理科学进展，1979，10（4）：318 - 329)，约16800字，77篇参考文献。短篇综述，例如我写的延髓腹外侧区在降压反射中的作用(生理学科进展，1998，29（3）：271-274)，约5600字，10篇参考文献。从趋势看，医学文献综述昔宜长，今宜短，一般以5000～8000字为宜，要求少而精。参考文献10～20篇。

三、撰写内容

医学文献综述的写作内容大致包括前言、主体部分、展望、总结和参考文献等项。也有人把展望写在总结中。

1. 前言 说明写作综述的目的，有关概念的定义，综述的范围，扼要说明有关问题的现状和争论的焦点。要求内容简明，文字精炼，让读者读完前言后有一个初步的轮廓，且迫不及待地想欣赏主体部分。前言应起导言、导游的作用，有引人入胜、开门见山、眼界开阔、急于赏景之感。

2. 主体部分 主体部分是综述的核心。要求突出重点，把握重心。通过提出问题、分析问题和解决问题，比较各家学说及其论据，来阐明有关问题的来龙去脉，包括历史背景、现状、发展方向等。写提纲可参考专著或教材，也可参照已出版的医学文献综述拟定，还可按自己评论的重点来制订。叙述方式可按问题的发展历史依年份顺序介绍，也可只按问题的现状和进展加以阐述，还可就一个小问题进行评论。写作过程中，引用资料的选择有以下要求：

（1）引用资料要求能反映该问题的理论发展阶段，反映阶段性成果。多引用有创造性工作的文献。用新的实验技术做前人没有做过的研究是创造性工作，用新的实验技术重复前人的研究和用旧的实验技术解决新的问题也都是创造性工作。

（2）引用资料应是能说明问题的有较大理论与实践意义的文献。所谓理论意义是指该项工作对阐明某一事物的理论问题有较大的贡献；所谓实践意义是指该项工作对解决实际问题有较大的贡献。

（3）引用资料应是成熟可靠的、较新而又有权威性的文献。如何才能知道某作者是某问题的权威呢？一是看他是否在该专题上发表了较多的质量较高的论文，二是看文章发表在哪一级刊物上，三是他发表的文章是否被很多作者引用。

（4）引用的资料不能只是一种观点，不同观点的资料也应引用。

（5）引用资料不可马虎笔误，要认真核对；不可歪曲原意，要认真领悟；不可用了别人的文章内容后不加脚注或不写进参考文献中，化为己有，要尊重别人的劳动，禁止侵权；不可转抄别人的引用文献，要引用自己看过的文献。

3. 总结 几千字的医学文献综述要浓缩在一段小小的总结中是很难的，总结的好坏也涉及综述的质量。总结部分应高度概括综述主体部分的主要内容，最好能提出自己的见解，赞成什么，反对什么。最后应展望今后发展的前景方向。

4. 致谢　对于在查文献、写综述过程中有过帮助的人，对综述的完成有一定贡献的人，也可署名，若未署名，则应在正文之后，参考文献之前，表示感谢。

5. 参考文献　医学文献综述末尾的参考文献是作者写综述过程中亲自看过并用作参考的主要文献目录。所列参考文献序号必须与综述中脚注序号完全一致，不能搞乱，而且每篇参考文献要求准确、完整，不能搞错。特别是作者、刊名、年份、卷数、期号与起止页码不能搞错，应仔细核对。考文献的排列顺序，一般有 5 种排法：①按综述文章中引用先后顺序排列；②按每篇参考文献的作者姓氏字母顺序排列；③按文献发表年代顺序排列；④按主题分类排列；⑤按参考文献内容主次排列。最常使用的是第一种排法。参考文献的格式见第十一章。

（长沙医学院　何月光）

第十三章 设计创新性实验的应用

第一节 大鼠失血性休克及抢救

实验目的

1. 通过实验，复制大鼠失血性休克模型。
2. 观察失血性休克时血流动力学的改变以及微循环的变化，并探讨其发病机制。

实验对象

大鼠（体重 200~230g）。

实验器材和药品

RM6240 系统、压力换能器、大鼠手术器械 1 套、动脉插管、注射器、三通管、生理氯化钠溶液、2.5% 酚妥拉明、去甲肾上腺素、乌拉坦、肝素。

实验步骤和观察指标

1. 麻醉大鼠、颈动脉插管并连接 RM6240 系统，打开循环实验动脉血压调节模块，记录正常时的血压和心率，观察压力反射。
2. 股动脉插管，以备放血用。打开腹腔以备观察小肠肠袢微循环。
3. 将小肠肠袢微循环置于微循环观察盒内，自行设计表格观察并记录放血前后各项指标的变化。压力反射可通过拉紧颈总动脉引线，阻断血流，观察其血压变化。
4. 静脉输入（可通过输液装置进行）去甲肾上腺素 0.2ml/kg，观察血压及心率等的改变。同上分别输入 2.5% 酚妥拉明 0.2ml/kg 观察。

注意事项

1. 麻醉深浅要适度，插管所用的塑料管均应肝素化，以防止凝血。
2. 微循环观察，要注意调整光源使之汇聚在平台上，以利显微镜观察。

实验报告要点

1. 记录血压、心率的数值变化，并进行比较分析。
2. 比较注射不同抢救药物后，血压及心率数值的变化及效果的比较。
3. 对本次实验结果进行分析及总结。

（长沙医学院　彭　岚）

第二节　家兔心脏缺血 - 再灌注损伤及预防

实验目的

1. 学习复制家兔心脏缺血 - 再灌注损伤的动物模型。
2. 观察心脏缺血 - 再灌注损伤时心功能变化。
3. 探讨缺血预适应、缺血后处理及药物对缺血 - 再灌注损伤的影响。

实验原理

　　心脏缺血 - 再灌注损伤在临床上比较多见。在缺血 - 再灌注损伤中由于自由基生成过多，引起膜脂质过氧化、不同大分子间发生交联，使其膜损伤、结构发生变化并损伤核酸及染色体，给心肌带来不可逆的损伤。细胞内钙超载使心肌细胞能量代谢障碍，心肌细胞变性坏死。白细胞聚集引起血管损伤甚至再灌注时无复流现象等。怎样防治心肌再灌注损伤的发生或减轻损伤程度，可根据影响再灌注损伤的因素以及再灌注损伤发生的机制，设计不同的实验内容（自行设计不同实验组）系统观察缺血预适应、缺血后处理、不同的再灌注条件及不同药物干预等对心肌缺血 - 再灌注损伤的影响，初步探讨缺血 - 再灌注损伤的发生机制及治疗措施，实现实验教学与临床研究的有机结合。

实验对象

　　家兔。

实验器材和药品

　　RM6240 系统、计算机、兔手术台、婴儿秤、动物手术器、防治再灌注损伤药物、心导管、动脉夹、小动物呼吸机、医用无损伤缝合针、纱布、单丝尼龙线、小硅胶管、气管插管、注射器、3% 戊巴比妥钠、0.3% 肝素生理氯化钠溶液。

实验步骤

1. 家兔称重、麻醉后，仰卧固定于兔手术台。

2. 将针形电极向心脏方向插入家兔四肢皮下，安放好电极（右上肢，红色；左上肢，黄色；左下肢，蓝色；右下肢，黑色），适当调节增益，即可连接检测标准肢体 Ⅱ 导联心电图，测量心率和心电图的参数，作为缺血前对照。

3. 颈部手术，行气管插管，呼气末正压通气，频率 55～60 次/分，潮气量 3～4ml/100g 体重。

4. 分离右颈总动脉，在生物信号记录分析系统的监视下，沿着右颈总动脉插管放开动脉夹，向心脏方向插入预先充满 0.9% 肝素生理氯化钠溶液的心导管进入左心室，当压力波形由正常血压波变成下沿达 0 kPa 附近且具有明显舒张期，并出现峰顶平坦时，即示插管成功。用线将插管与动脉扎紧固定，以防插管滑脱。适当调节放大增益，即可记录心室各功能参数。

5. 暴露心脏，以左冠状动脉主干为标志，在左心耳根部下方 2mm 处用 5 号无创伤缝合针穿过左冠状动脉前降支下方的心肌表层，在肺动脉圆锥旁出针，将心脏放回原处。

6. 学生根据实验目的自行设计实验，治疗组（在缺血-再灌注过程中注射一定剂量的药物 X，余同模型组）；缺血预适应组（具体操作自行设计）；缺血后处理组（具体操作自行设计），不同条件再灌注组（具体操作自行设计）。

7. 学生自行设计观察指标。

注意事项

1. 实验组的影响因素同学们可自行设计，但应查阅一些相关资料，有科学根据。

2. 每组设计都要有对照组（仅穿线不结扎）；模型组（缺血-再灌注损伤）。

3. 左心室插管时不能刺破主动脉壁和心室壁，心导管应预先充满 0.9% 肝素生理氯化钠溶液，不能含有气泡，在实验中应始终保持通畅。

4. 冠状动脉结扎部位要准确，各组家兔结扎冠状动脉的部位、深浅及用力要一致。

5. 把握心肌缺血的时间，过长过短都不易诱发再灌注损伤性心律失常。

6. 冠状动脉穿线用无创伤小圆缝合针，位置准确，进针宜浅，否则易导致传导阻滞而死亡。

7. 学生可根据自己实验兴趣选择一项内容进行设计观察。

思考题

1. 心肌再灌注时心肌功能常出现哪些异常变化？

2. 心肌缺血-再灌注损伤的发生机制有哪些？

3. 对心肌缺血-再灌注损伤可有哪些预防治疗措施？

（长沙医学院 夏 妍）

第三节　利用豚鼠回肠制备鉴别未知药物

实验目的

1. 学习哺乳动物离体器官的灌流方法。
2. 通过实验观察回肠平滑肌的正常生理特性以及某些药物对于回肠平滑肌收缩的影响。

实验原理

消化道平滑肌具有肌肉的共同特点，如兴奋性、传导性和收缩性。而消化道平滑肌在离体以后，置于适宜的离体环境中仍能具有节律性的收缩。消化道平滑肌分布有 M 胆碱受体和 H_1 组胺受体，前者被乙酰胆碱激动，后者被组胺激动，两者都能产生兴奋效应，使消化道运动加强。而两者效应均能被其阻断剂所拮抗。利用这一特性，本实验采取离体回肠实验方法，利用已知激动药作为工具，来鉴别组胺、苯海拉明、阿托品等药物。

实验对象

豚鼠，雌雄不限（体重 250～300g）。

实验器材和药品

实验器材：RM6240 生物机能实验系统、恒温水浴锅、灌流槽、手术剪、止血钳、棉线、滴管、烧杯、100ml 量筒、培养皿、注射器、温度计。

已知药物：5×10^{-6} mol/L 乙酰胆碱溶液。

未知药物：生理氯化钠溶液、3×10^{-6} mol/L 硫酸阿托品溶液、3×10^{-6} mol/L 磷酸组胺溶液、3×10^{-5} mol/L 盐酸苯海拉明溶液，分别用 A、B、C、D 表示。

设计要求

1. 提前 1 周由学生分组设计如何区分未知药物 A、B、C、D 的设计步骤。
2. 试验完成后要求初步分析几类药物的对于胃肠道收缩、舒张原理及作用机制。

设计提示

可通过滴加 1～2 次已知药物和未知药物，观察滴加药物对于离体回肠收缩情况，判断药物对于离体回肠的影响，以及第二次滴加对于第一次滴加是否有拮抗作用。

操作指导

1. 制备标本。

2. 取禁食 24h 豚鼠一只，击头处死，立即剖腹，在其左下腹找到盲肠，在离回盲瓣 2～3cm 处将肠管剪断，取长 7～8cm 的回肠一段，迅速放入盛有冷台式液的培养皿中，将肠系膜及脂肪组织分离掉，用镊子夹住肠缘，用 5cm 注射器吸取台式液冲洗肠腔内食糜及残渣。然后将肠管剪成 1.5～2cm 长数段，放入盛有新鲜台式液的培养皿中备用。

取肠管一段，将一端固定于标本板的小钩上，另一端连接在肌力传感器的应变梁上，置于还有 10ml 的台式液的水浴槽内，通入 95%O_2 和 5%CO_2 混合气体，浴槽内温度恒定在 37±1℃，pH 为 7.3～7.5。使标本负荷 1g，平衡时间为 30min，整个过程中需更换台式液 1～2 次。

3. 调试 RM6240 系统。

4. 打开离体消化道实验。

5. 参数设置为：G → 100，T → DC，F → 30Hz。

6. 观察指标。

7. 观察给药前后标本收缩变化。

注意事项

1. 制备标本时，动作需轻柔，勿用手拉扯。冲洗肠管时用力切勿过大，以免影响肠管正常生理功能。

2. 悬挂肠段不宜长时间在空气中暴露，以免影响其活性。

3. 肠段一端缝线时，只穿过一侧肠壁，切勿将肠腔封住。

思考题

如何利用本实验区分胆碱药、抗胆碱药以及组胺、抗组胺药？并说明理由。

（长沙医学院　娄　峥）

第四节　小鼠腹腔化学性炎症的实验性治疗

实验目的

1. 了解常用实验性炎症模型。

2. 观察甾体类和非甾体类抗炎药对腹腔渗出液的影响，分析比较两类药物的抗炎作用及机制。

实验原理

炎症是临床常见症状。感染因子、缺血、抗原 - 抗体相互作用、化学物质作用、热或机械损伤等均能诱发炎症。本实验系在使用化学物质醋酸诱导大鼠腹腔炎症模型基础上，静脉注射伊文斯兰偶氮染料作为标志物，观察动物处死后腹腔内渗出液的颜色及光密度，以此作为炎症病灶中血管通透性的指标。应用该模型观察甾体类和非甾体类抗炎药对腹腔渗出液的影响，以此判断两类药物的抗炎效果。

实验对象

小鼠。

实验器材和药品

水平离心机、止血钳、组织剪、722 分光光度计、电子秤、试管、吸管、量筒、注射器（1ml）、刻度离心管、0.5% 醋酸溶液、地塞米松溶液、保泰松溶液、0.9% 氯化钠溶液、伊文斯兰偶氮染料。

设计要求

1. 提前一周由学生分组设计甾体类和非甾体类抗炎药抗炎作用的实验方案与步骤。
2. 试验完成后要求初步分析和比较甾体类和非甾体类抗炎药的抗炎原理及作用机制。

设计提示

1. 可通过观察药物对腹腔渗出液的影响，分析甾体类和非甾体类抗炎药的抗炎作用及机制。
2. 在实验过程中要明确确保实验成功的关键性问题。

操作指导

1. 动物实验性腹膜炎模型：取小鼠 1 只，从其尾静脉注射伊文斯兰偶氮染料，几分钟后从腹腔注射 0.5% 醋酸溶液 0.3ml，此步目的为诱导化学性炎症。待致炎后处死动物，收集渗出液，比较渗出液颜色深浅，离心渗出液，测光密度值。
2. 地塞米松溶液（5mg/kg）和保泰松溶液（20mg/kg）可通过腹腔注射给药。

注意事项

1. 注射伊文斯兰偶氮染料时剂量要准确。
2. 处死动物的时间要把握准确，要在给予醋酸后一定时间内，时间过长或过短均会影响结果。

实验报告要点

1. 记录不同处理组之间渗出液光密度和颜色的差异，并作统计学计算及 t 检验。
2. 比较甾体类和非甾体类抗炎药处理组渗出液颜色深浅有何不同，并分析原因。
3. 归纳出实验结论。

思考题

比较甾体类和非甾体类抗炎药的作用机制。

（长沙医学院　黄晓珊）

第五节　未知溶液对蟾蜍心脏活动的影响

实验目的

1. 经蟾蜍腹静脉注入未知溶液 x，观察其心率、心律的变化。
2. 探讨此心率、心律变化的主要机制，并解释。如果无法解释，请重新设计新的实验以证明。

实验对象

蟾蜍。

实验器材和药品

蛙手术器械 1 套、蟾蜍固定装置、蟾蜍离体灌流装置、注射器（多种规格）、BL-420 生物实验系统、天平、林格液，溶液 x。

实验步骤

1. 将蟾蜍固定于蟾蜍固定装置上。
2. 经蟾蜍腹静脉注入未知溶液 x 后，观察此心率、心律的变化。
3. 分析此心率、心律变化的可能机制，并由各组提出实验设计方案。
4. 实施所设计实验，根据结果分析腹静脉注入未知溶液 x 引起的心率及心律变化的只要机制。

注意事项

1. 不要捣毁蟾蜍脑和脊髓。

2. 将溶液 x 准确注入腹静脉。

思 考 题

1. 未知溶液 x 对蟾蜍心脏活动影响的主要机制可能有哪些?
2. 如何设计对照实验, 应注意哪些原则?

(长沙医学院　罗怀青)

第六节　作用于传出神经系统四个未知药的初步鉴别分析

实验目的

通过设计实验方法, 验证四个未知药的名称。并了解 4 个传出神经系统药对血压的影响与特点。

实验对象

家兔。

实验器材和药品

四种未知药 A、B、C、D (肾上腺素、去甲肾上腺素、麻黄碱、异丙肾上腺素。但不知各自是哪一种), 四种药物每次按 0.5ml/kg 静脉给药。

已知工具药酚妥拉明和普萘洛尔 (酚妥拉明按 2mg/kg 静脉注射, 普萘洛尔按 1.5ml/kg 静脉注射)。

实验步骤

1. 作用于传出神经系统药物的血压实验方法, 自行设计给药顺序, 并根据药物效应适当调整给药剂量, 已取得较好的实验结果。

2. 根据各药的给药顺序, 做好详细记录, 分析结果, 通过各小组讨论后, 写出实验结果并适当加以讨论。

(长沙医学院　罗怀青)

第五篇

机能虚拟仿真实验

第十四章 生物系统的虚拟仿真概述

虚拟仿真实验是以计算机为控制中心，借助多媒体、仿真和虚拟现实等技术构建的系统的逻辑结构模型，通过协调相关硬件设备技术形成的虚拟实验系统，并通过计算机网络形成虚拟实验系统网络化。实验者通过计算机操作，如同在真实的环境中完成各种预定的实验项目，所取得的效果等价于甚至优于在真实环境中所取得的效果。虚拟仿真实验一般通过虚拟实验室进行，虚拟实验室是一类适于进行虚拟实验的实验系统，包括相应的实验室环境、相关的实验仪器设备、实验对象以及实验信息资源等，可以是现实实验室的真实体现，也可以是虚拟构想的实验室。

一、虚拟仿真实验的特征

1. 交互性 交互性是指实验者可以利用计算机键盘、鼠标或其他传感设备对虚拟实验环境中的对象进行操作，并从环境中得到反馈。通过人与虚拟实验环境的交互作用，实验者可以在虚拟实验室中进行实验项目的操作并得到实验结果。

2. 沉浸性 沉浸性是指实验者在虚拟实验环境中进行操作时，犹如身临其境。这主要是由于虚拟仿真环境是利用计算机、多媒体与仿真技术等现代科学技术，营造了与客观世界高度类似的虚拟环境，它是建立在现实数据模型的基础上，采用三维图形来表现，以获得在平面显示器上无法得到的物体深度、距离信息，并通过观察不同的图像，产生观察视差，达到身临其境的效果。

3. 想象性 虚拟仿真实验的设计需要强大的想象力和创造力，实验者在使用时可以从设计好的环境中得到感性和理性上的认识，进而深化概念，产生新意和想象。

4. 虚拟性 虚拟仿真实验构造的是一个无形的环境，它通过文字、图形、声音等形式表现，实验者在虚拟环境中对实验项目可以反复进行操作，无需担心实验条件是否苛刻、实验经费等现实问题。

5. 灵活性 灵活性是指虚拟仿真实验可以灵活地进行多种实验条件的不同组合。因为往往一个观测指标会受到很多因素的影响，而各因素之间可以相互影响，利用虚拟仿真实验，则可以方便地对不同的因素进行组合，探讨这些影响因素中，哪些是主要的，哪些是次要的，以及这些因素之间的相互影响。

二、虚拟仿真实验的作用

1. 弥补真实实验条件的不足 在真实实验中经常会遇到实验设备、实验场地或实验经费等问题，使真实实验无法开展，虚拟仿真实验就弥补了这一缺陷。另外，虚拟仿真实验还避免了真实实验可能存在的各种危险，使实验者能够获得在真实实验条件下难以获得甚至根本无法得到的实验结果。

2. 解除空间与时间的约束　虚拟实验可以彻底打破空间的界限，大到整个机体，小至细胞，甚至是生物大分子，学生都可以进入这些物体的内部进行观察。虚拟实验还可以打破时间的界限，对于一些周期长的实验，通过虚拟仿真实验，在很短的时间内，学生就可以观察到结果。

三、虚拟仿真实验的意义

1. 使实验教学信息化　随着虚拟实验技术的不断提高，虚拟实验软件和实际的实验设备可以和互联网连接，实现远程实验，使实验教学信息化。

2. 实现实验教学手段多样化　通过网络虚拟实验教学，学生可以不受实验场地和实验时间的限制，灵活地选择学习时间和实验项目。利用虚拟实验远程系统，可以将实验设备、教学内容、教师辅导和学生思考、实验操作等融为一体，克服了实验教学长期受到课堂、课时限制的因素。

3. 实验内容与时俱进　传统的实验项目多为验证性实验，总是滞后于学科的发展。通过虚拟实验技术的发展，可以根据学科的发展，有效的营造一个同步的实验环境，还可以有适当的超前性。

4. 有利于培养学习兴趣与能力　由于虚拟实验是利用多媒体技术来模拟真实的实验环境，使得整个实验过程具有游戏的特点，可以激发学生的学习兴趣。其次，在虚拟实验中，学生可以很方便地通过改变实验参数分析不同的实验结果。这有利于培养学生的科学意识和创新精神。

目前虚拟实验技术还处在起步阶段，但在实验教学过程中已经发挥了巨大的作用。它不仅弥补了真实实验条件的不足，而且极大提高了学生对知识探索的积极性，提高了实验教学效果。虚拟实验教学还可以节约成本，突破实验教学在时间和空间上的限制，提高学生的自主性和创新性。另外，充分发挥计算机技术和网络的优势，对传统的教学方式是一种有力补充。利用计算机图形技术、虚拟现实技术、网络技术等可以仿真出可视化的实验环境，引入多种多样先进、昂贵的实验仪器设备，同时降低因失误操作带来的危害与损失，为实验者提供实用的知识与技能。

（长沙医学院　董　俊）

第十五章 医学机能虚拟实验

第一节 VBL-100 医学机能虚拟实验系统介绍

一、VBL-100 医学机能虚拟实验系统简介

VBL-100 医学机能虚拟实验系统是采用了真实的实验数据，利用计算机多媒体技术研制的动物和人体实验模拟系统，涵盖了生理学实验、病理生理学实验、药理学实验、人体实验和综合实验共计 70 个实验项目。另外还有常用仪器模块、常用资料模块、常用动物模块以及模拟考试模块，内容丰富，结构完整。

二、软件使用

1.在 Windows 桌面上双击快捷键 进入程序启动窗口（图 15-1 ）。

2.用鼠标左键点击启动窗口内的箭头或右下角的 Enter 按钮，进入虚拟实验室，包含资料室、动物房、实验准备室、模拟实验室和考场 5 个部分（图 15-2 ）。

（1）资料室　主要放置了常用资料的电子书以及常用动物操作的视频。电子书包括药理学实验、信号采集与处理技术、药代动力学、机能学实验概述、医学实验动物学、实验动物伦理学、病理生理学实验原理、传感器技术、生理学实验、机能学实验常用技术，用鼠标点击相应书籍或视频即可查看相关资料（图 15-3 ）。

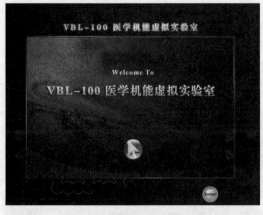

图 15-1　VBL-100 医学机能虚拟实验室程序启动窗口

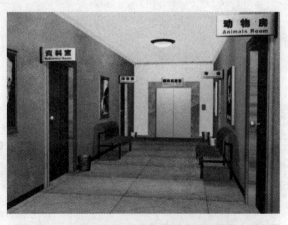

图 15-2　VBL-100 医学机能虚拟实验室整体结构图

（2）动物房　主要介绍了常用动物的生理特性、生理常数和应用。介绍的动物包括蟾蜍、大鼠、小鼠、豚鼠、裸鼠、金黄地鼠、家兔、猫、犬、猕猴，用鼠标点击相应动物头像即可进入查看（图15-4）。

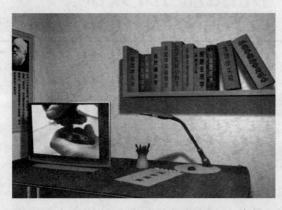

图15-3　VBL-100医学机能虚拟实验室——资料室

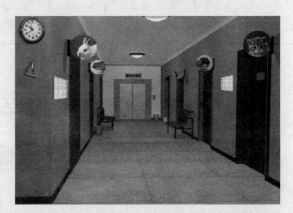

图15-4　VBL-100医学机能虚拟实验室——动物房

（3）实验准备室　主要介绍了常用仪器的操作原理，使用方法及用途等。介绍的实验仪器包括：BL-420生物信号采集系统、ME-200微电极放大器、DW-2000脑定位仪、MP-200微拉制器、MC-5微操作器、BI-2000医学图像分析系统、HW-400S恒温浴槽、HX-300动物呼吸机、PL-200热刺痛仪、RB-200智能热板仪、PH-200双足平衡测试仪、SW-200光尾刺痛测试仪、YT-100电子压痛仪、PV-200足趾容积测试仪、MT-200 Morris水迷宫行为分析仪、DT-200小鼠跳台仪、BA-200小鼠避暗仪、RM-200八臂迷宫分析测试仪、PM-200大小鼠高架十字迷宫跟踪系统、TS-200悬尾测试仪、ZZ-6小鼠自主活动测试仪、CPP-100条件位置偏爱仪、BP-6无创血压测量系统、GL-2离体心脏灌流系统、HV-4离体组织器官恒温灌流、FT-200动物跑步机、ZB-200疲劳转棒仪。用鼠标点击相应的仪器即可查看相关仪器的信息（图15-5）。

（4）考场　鼠标点击考场，进入考场后，用鼠标点击桌面考卷即可进入模拟考试（图15-6）。

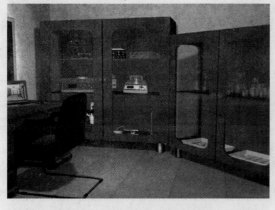

图15-5　VBL-100医学机能虚拟实验室——实验准备室

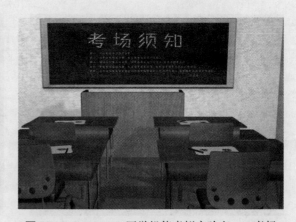

图15-6　VBL-100医学机能虚拟实验室——考场

（5）模拟实验室　包括生理实验室、药理实验室、病理生理实验室、人体实验室和综合实验室5个实验室，用鼠标点击相应的实验室即可进入（图15-7），其中包含的实验项目共计70个。

①生理实验项目：包括刺激强度与肌肉收缩的反应关系、刺激频率与肌肉收缩之间的关系、神经干动作电位的引导实验、神经兴奋传输速度的测定、神经干不应期的测定、减压神经放电、膈神经放电、大脑皮质诱发点位、离体蛙心灌流、期前收缩与代偿间歇、心肌细胞动作电位、家兔血压调节、家兔呼吸运动调节、尿生成的影响因素、消化道平滑肌生理特性。

②药理实验项目：包括药物对动物学习记忆的影响、酸枣对小鼠的镇定作用、地西泮（安定）的抗惊厥作用、哌替啶（杜冷丁）的镇痛作用、地塞米松对实验大鼠脚趾肿胀的抗炎作用、苯海拉明药效实验、神经体液因素及药物对心血管活动的影响、药物急性毒性实验、药物半衰期的测定、给药剂量对药物血浓度的影响、给药途径对药物血浓度的影响、药物在体内的分布、肝肾功能状态对药物血浓度的影响、多次给药对药物血浓度的影响。

③病理生理实验项目：包括急性心力衰竭、心律失常、急性缺氧、急性失血性休克、急性高钾血症。

④人体实验项目：包括人体指脉信号的测定、人体全导联心电信号的测定、ABO血型的测定、人体前臂肌电的测定、人体握力的测定、人体心音图的记录和测定简介。

⑤综合实验项目：包括家兔呼吸运动调节、影响尿生成的因素及利尿药物、神经体液因素及药物对心血管活动的影响。

3. 选择进入某一实验室后，模拟实验项目位于窗口的右侧（图15-8），点击实验项目可进入模拟实验，在每个模拟实验窗口的右下角有该实验项目的简介、原理、录像、模拟、结果等部分（图15-9）。

（1）简介　用鼠标点击"简介"图标，可显示该实验的目的、实验对象和实验器材和药品等信息（图15-9）。

（2）原理　用鼠标点击"原理"图标，可出现有文字、图片、动画介绍该实验原理（图15-10）。

（3）录像　用鼠标点击"录像"图标，可观看该实验的所有操作视频（图15-11）。

（4）模拟　用鼠标点击"模拟"图标，可进入模拟实验窗口（图15-12）。在窗口左侧为模

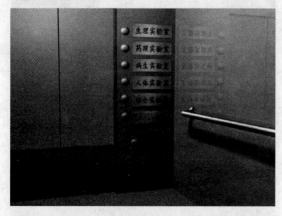

图15-7　VBL-100医学机能虚拟实验室——模拟实验室

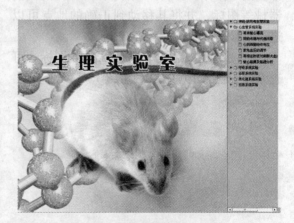

图15-8　生理实验项目目录窗口

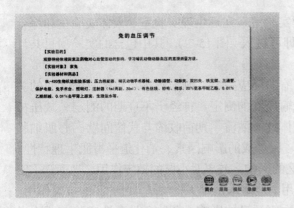

图 15-9 兔血压调节模拟实验窗口

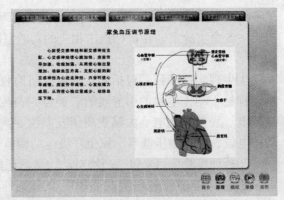

图 15-10 兔兔血压调节模拟实验原理窗口

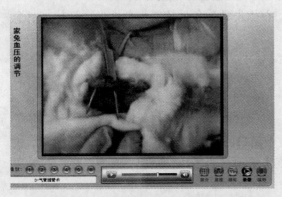

图 15-11 兔血压调节模拟实验录像窗口

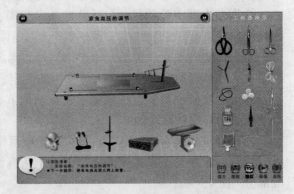

图 15-12 兔血压调节模拟实验模拟窗口

拟演示区，右侧为工具选择区，点击左下角的"！"，在窗口的下方显示该实验的操作步骤。按照操作步骤，用鼠标点击所需的动物、器械等图标，并将其移动到正确的地点可以进行实验模拟操作。

（5）结果 用鼠标点击"结果"图标，可查看该实验的正确结果（图 15-13）。

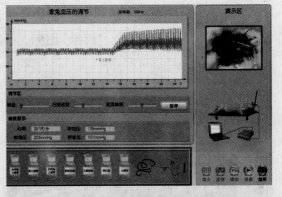

图 15-13 兔血压调节模拟实验结果窗口

（长沙医学院 董 俊）

第二节　医学机能模拟实验

模拟实验一　神经干动作电位的引导

实验目的、要求、原理、材料

参见第八章第一节。

模拟实验操作方法

1.进入生理实验室，在右侧模拟实验项目菜单中依次点击"神经 - 肌肉电生理实验"→"神经干动作电位的引导"，进入该实验窗口（图15-14）。

2.进入本实验模拟窗口后，用鼠标点击右下角"简介"和"原理"图标可以分别查看本实验的原理和简介。点击"模拟"图标可以对本实验进行模拟操作（图15-15）。点击左下角的"！"，显示操作步骤，按照提示完成整个模拟操作。点击右下角的"录像"图标，可以观看"蛙坐骨神经干标本"的制作的视频。

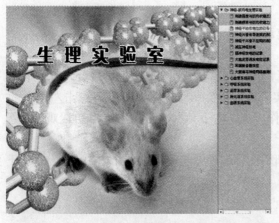

图 15-14　神经干动作电位的引导模拟实验进入窗口

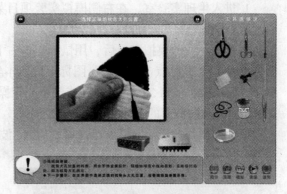

图 15-15　神经干动作电位的引导模拟操作窗口

3.模拟操作完成后，点击右下角的"波形"图标，观看实验结果（图15-16）。点击"开始刺激"按钮，显示神经干动作电位，点击"单相动作电位"按钮，显示神经干单相动作电位波形，点击"双相动作电位"按钮，显示神经干双相动作电位波形，在调节区，可以调节波形的增益、扫描速度和基线的位置。在信息显示区可以显示波形的波幅和波宽。在刺激信息区可以改变刺激强度，从0mV开始逐渐增加刺激强度，测出神经干的阈值和最大刺激强度。

1. 观察神经干动作电位的双相动作电位波形和单相动作电位波形，记录其波幅和波宽。

2. 记录神经干动作电位的阈值和最大刺激强度。

参见第八章第一节。

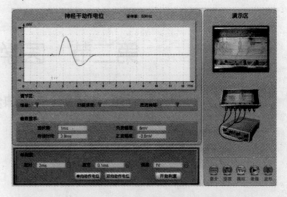

图 15-16 神经干动作电位的引导的实验结果

（长沙医学院 董 俊）

模拟实验二 离体蛙心灌流

实验目的、要求、原理、材料

参见第八章第五节。

模拟实验操作方法

1. 进入生理实验室，在右侧模拟实验项目菜单中依次点击"心血管系统实验"→"离体蛙心灌流"，进入该实验窗口（图 15-17）。

2. 进入本实验模拟窗口后，用鼠标点击右下角"简介"和"原理"图标可以分别查看本实验的原理和简介。点击"模拟"图标可以对本实验进行模拟操作（图 15-18）。点击左下角的"！"，显示操作步骤，按照提示完成整个模拟操作。点击右下角的"录像"图标，可以观看"离体蛙心标本"的制作的视频。

3. 模拟操作完成后，可以点击右下角的"波形"图标，观看实验结果（图 15-19）。点击"开

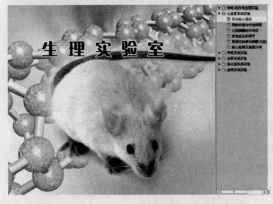

图 15-17 离体蛙心灌流模拟实验进入窗口

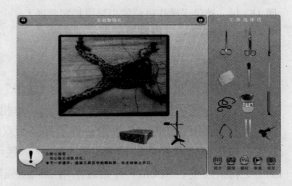

图 15-18 离体蛙心灌流模拟操作窗口

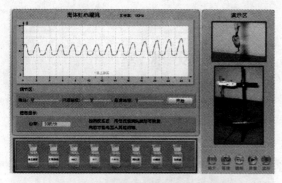

图 15-19　离体蛙心灌流的实验结果

始"按钮，显示正常的心搏曲线，然后依次点击下方的药品，可以显示在不同药物的作用下心脏的活动变化，如心肌收缩力（心搏曲线的幅度）、心率（心搏曲线的疏密程度）、心律（心搏曲线的规律性）和心肌舒张程度（心搏曲线的基线）。在调节区，可以调节波形的增益、扫描速度和基线的位置。在信息显示区可以显示心率。

观察项目

1. 点击"开始"按钮，描记正常的蛙心搏曲线，观察心率、心室收缩和舒张的程度。

2. 点击"肾上腺素"，观察心搏曲线的变化，待曲线出现变化后，点击"林格液"进行冲洗。

3. 待曲线恢复正常后，点击"乙酰胆碱"，观察心搏曲线的变化，待曲线出现变化后，点击"林格液"进行冲洗。

4. 待曲线恢复正常后，点击"NaCl"，观察心搏曲线的变化，待曲线出现变化后，点击"林格液"进行冲洗。

5. 待曲线恢复正常后，点击"KCl"，观察心搏曲线的变化，待曲线出现变化后，点击"林格液"进行冲洗。

6. 待曲线恢复正常后，点击"CaCl"，观察心搏曲线的变化，待曲线出现变化后，点击"林格液"进行冲洗。

7. 待曲线恢复正常后，点击"阿托品"，观察心搏曲线的变化，待曲线出现变化后，点击"林格液"进行冲洗。

8. 待曲线恢复正常后，点击"心得安"，观察心搏曲线的变化，待曲线出现变化后，点击"林格液"进行冲洗。

思 考 题

参见第八章第五节。

（长沙医学院　董　俊）

模拟实验三　家兔高钾血症及抢救

实验目的、要求、原理、材料

参见第九章第二十六节。

模拟实验操作方法

1. 进入病理生理实验室，在右侧模拟实验项目菜单中依次点击"心血管系统实验"→"家兔高钾血症及抢救",进入该实验窗口(图15-20)。

2. 进入本实验模拟窗口后,用鼠标点击右下角"简介"和"原理"图标可以分别查看本实验的原理和简介。点击"模拟"图标可以对本实验进行模拟操作(图15-21)。点击左下角的"!",显示操作步骤,按照提示完成整个模拟实验。点击右下角的"录像"图标,可以观看家兔手术操作的视频。

3. 模拟操作完成后,可以点击右下角的"波形"图标,观看实验结果(图15-22)。点击"开始"按钮,显示正常的心电图,然后点击"KCl",显示心电图的改变。在调节区,可以调节波形的增益、扫描速度和基线的位置。在信息显示区可以显示心率。在下方显示高钾血症时心律失常的典型心电图波形改变的文字说明。点击"恢复"按钮可以恢复正常心电图。

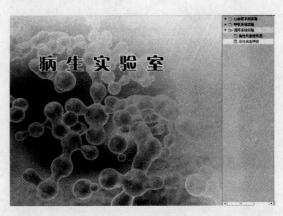

图15-20 家兔高钾血症及抢救模拟实验进入窗口

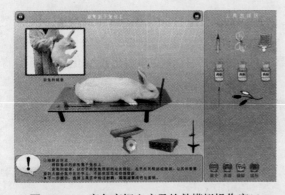

图15-21 家兔高钾血症及抢救模拟操作窗口

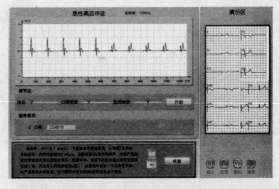

图15-22 家兔高钾血症及抢救的实验结果

观察项目

观察高钾血症时及抢救后心电图的变化。

思考题

参见第九章第二十六节。

（长沙医学院 董 俊）

模拟实验四　吗啡对呼吸的抑制及解救

实验目的、要求、原理、材料

参见第九章第三十二节。

模拟实验操作方法

1.进入药理实验室，在右侧模拟实验项目菜单中依次点击"呼吸系统药物实验"→"吗啡对呼吸的抑制及解救"，进入该实验模拟窗口（图15-23）。

2.进入本实验模拟窗口后，用鼠标点击右下角"简介"和"原理"图标可以分别查看本实验的原理和简介。点击"模拟"图标可以对本实验进行模拟操作（图15-24）。点击左下角的"！"，显示操作步骤，按照提示完成整个模拟实验。点击右下角的"录像"图标，可以观看家兔手术操作的视频。

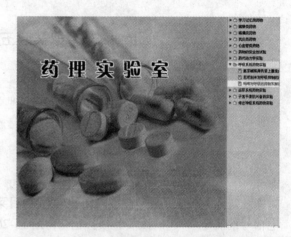

图 15-23　吗啡对呼吸的抑制及解救模拟实验进入窗口

3.模拟操作完成后，可以点击右下角的"波形"图标，观看实验结果（图15-25）。在波形显示区显示家兔呼吸波，在信息显示区可以读取家兔的呼吸频率和呼吸流量，在调节区，可以调节波形的增益、扫描速度和基线的位置。

观察项目

1.点击"开始"按钮，显示甲兔正常的呼吸波，点击"吗啡"，观察家兔呼吸波的变化，

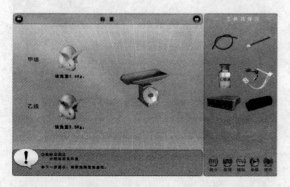

图 15-24　吗啡对呼吸的抑制及解救模拟操作窗口

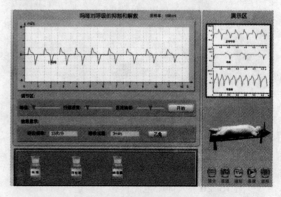

图 15-25　家兔高钾血症及抢救的实验结果

待呼吸波出现明显变化后，点击"尼可刹米"，观察其对家兔呼吸波的影响。

2.点击"乙兔"，显示一段乙兔正常呼吸波，点击"吗啡"，观察家兔呼吸波的变化，待呼吸波出现明显变化后，点击"纳洛酮"，观察其对家兔呼吸波的影响。

思 考 题

参见第九章第三十二节。

（长沙医学院　董　俊）

模拟实验五　人体心电图

实验目的、要求、原理、材料

参见第七章第五节。

模拟实验操作方法

1.进入人体实验室，在右侧模拟实验项目菜单中依次点击"人体信号"→"人体全导联心电信号的测定"，进入该实验模拟窗口（图15-26）。

2.进入本实验模拟窗口后，用鼠标点击右下角"简介"和"原理"图标可以分别查看本实验的原理和简介。点击"模拟"图标可以对本实验进行模拟操作（图15-27）。点击左下角的"！"，显示操作步骤，按照提示完成整个模拟实验。

3.模拟操作完成后，可以点击右下角的"波形"图标，观看实验结果（图15-28）。在波形显示区显示正常心电图，在信息显示区可以读取心率，在调节区，可以调节波形的增益、扫描速度和基线的位置。点击导联选择区的▼按钮，选择相应的导联，波形显示区即可显示相

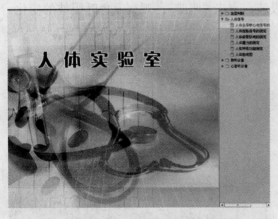

图15-26　人体心电图模拟实验进入窗口

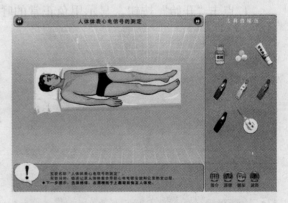

图15-27　人体心电图模拟实验操作窗口

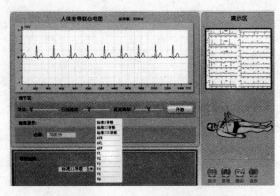

图 15-28　人体心电图模拟实验结果

应导联的心电图波形。

1. 记录　记录 12 种导联的心电图。

2. 波形的辨认和分析　在心电图上辨认出 P 波、QRS 波和 T 波，确认 P-R 间期和 Q-T 间期，测定它们的幅度和时间。波幅：纵坐标每一小格（1mm）代表 0.1mV。时间：心电图走纸的速度一般为 25mm/s，这时，心电图横坐标每一小格（1mm）代表 0.04s。

3. 测定心率　测定相邻两个心动周期中 P 波与 P 波或 R 波与 R 波的时间间隔，按公式计算出心率：心率（次 / 分)=60/P-P 或 R-R 间期（s）。

4. 心律分析　①主导节律的判定；②心律是否规律整齐；③有无期前收缩或异位节律。

思 考 题

参见第七章第五节。

（长沙医学院　董　俊）

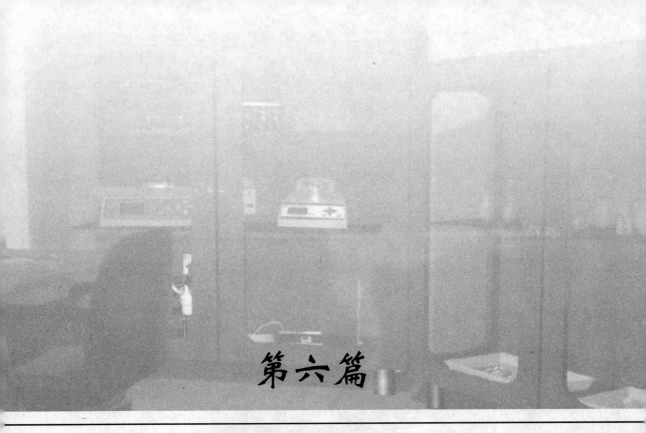

第六篇

病例讨论

第十六章　疾病诊断及药物的临床应用

病例一　羊水栓塞

患者,女性,因妊娠 39⁺ 周,伴下腹痛待产 3h 入院。该孕妇于妊娠 8 个月做产前检查时,被诊断为"轻度妊娠期高血压疾病"。体格检查:体温 36.8℃、呼吸 20 次/分、脉搏 88 次/分、血压 150/100 mmHg,皮肤无出血点,心、肺无异常。

分娩经过:进入第二产程不久,孕妇在用力分娩时觉有气促,随后不久分娩出一正常男婴。产妇即觉气促加重,呼吸 28 次/分,心悸明显,心率 130 次/分,产道发生大出血,约 1200ml 以上,且流出血不凝固。血压下降至 90/60 mmHg。产妇呻吟、头晕、烦躁不安,即予吸氧镇静、补液等处理。并行实验室检查,检验报告如下。血常规:红细胞(RBC)1.50×10^{12}/L,血红蛋白(Hb)50g/L,白细胞(WBC)11.0×10^9/L,分类正常,血小板(PLT)45×10^9/L。尿常规:蛋白(+++)、RBC(+)、WBC(+)、颗粒管型(+)。凝血象:凝血酶原时间(PT)25s(正常对照约 14s),凝血酶时间(TT)21s(正常对照约 12s),纤维蛋白原定量(Fg)0.98g/L。血浆鱼精蛋白副凝试验(3P 实验)阳性(+++)、外周血红细胞碎片 > 6%、D- 二聚体试验(乳胶法)阳性(++)。床边 B 超检查:宫内未见明显残留物。产后观察见注射部位有血肿、瘀斑。抽血化验病理活体检查报告:血中有羊水成分及胎盘组织细胞。

思考

1. 该患者发生弥散性血管内出血(DIC)的原因是什么?

2. 促使该患者发生 DIC 的因素有哪些?

3. 哪些是 DIC 的临床表现?

4. 为什么说该患者发生了 DIC?

病例二　有机磷酸酯类药物中毒

患者,女,34 岁。代述:自服"敌百虫"300ml,神志不清,口吐白沫 10h。

现病史:患者于 1999 年 5 月 2 日下午 4 时与家人争吵后,自服"敌百虫"约 300ml,具体浓度不详,于 5 时送至某医院,即予洗胃约 6000ml,但洗胃效果不佳,6 时再予洗胃约 4000ml,洗胃液中有强烈刺激性气味,于 7 时洗胃完毕予以补液,阿托品注射,患者出现躁动,于 10 时出现神志不清,呼之不应,于 5 月 3 日 3 时急送我院急研所 ICU 病房。既往史:既往体健,否认肝炎、结核等传染病史,否认外伤史,否认药物过敏史。

入院后体格检查:形体丰腴,仰卧位,颜面潮红,神志不清,二目紧闭,目睛呆滞,转动不灵,瞳孔呈针尖样,呼吸浅促,牙关紧闭,双手握固。呼吸气粗,张口抬肩,口中有大蒜味，喉中痰鸣。物理及辅助检查：体温 36℃，脉搏 117 次 / 分，呼吸 24 次 / 分，血压 17.0/10.6 kPa，双侧瞳孔等大、等圆，对光压眶反射存在。双肺听诊：可闻散在干、湿性啰音。

血毒物分析：血中查出 2，2- 二氯乙烯基二甲基磷酸酯（DDV）0.9293 mg ％，胆碱酯酶活力 20％。

诊断：①有机磷农药中毒；②吸入性肺炎。

医嘱如下：①氯解磷定 2.0 ～ 2.5g 肌内注射或静脉注射，以后 2h 给予 1g。②阿托品 10 ～ 20mg 静脉注射，同时配伍用胆碱酯酶复能剂。以后根据病情，重复多次给予 3.9 ～ 5.0mg（重度），直至毒蕈碱样症状消失，出现阿托品化（轻度阿托品药物反应，表现为口干、皮肤干燥、心率在 100 次 / 分左右、体温 37.3 ～ 37.5℃），或有小躁动、瞳孔扩大、颜面潮红、肺内啰音消失等指征作为参考。至血内胆碱酯酶活力恢复正常。③大量输液加利尿，用于排除那些大部分分布于细胞外液、与蛋白质结合少、主要经肾由尿排出的毒物和代谢产物。并能消除脑水肿、降低颅内压。一般选用 20％ 甘露醇或地西泮。

5 月 3 日晚 8 时二诊：患者神志转清，可自动睁眼，回答问题，眼球转动，大便已下，排出均为棕褐色液体，生命体征平稳，复查血毒物分析：DDV 0.072 mg％，治疗已见效果，原方再进。

5 月 7 日三诊：患者病情由危重转为平稳，神志清楚，眼睛转动灵活，呼吸调匀，活动自如。查血毒物分析：胆碱酯酶活力已达 60％，血液及胃液未查出 DDV，大承气汤续服。

5 月 11 日四诊：患者神清气爽，颜面红润，双目有神。复查血液示：胆碱酯酶活力达 80％，治愈出院。

思考

1. 分析本案例所用药物及选用依据。

2. 简述有机磷中毒的机制、临床表现、解救药物及治疗原则。

病例三　反复心前区疼痛

患者，女性，52 岁。3 年前，患者因家中有急事跑步回家时自觉胸骨后激烈疼痛，休息几分钟后缓解。以后干活或走路快时均可发生，一般疼痛发作持续 3 ～ 5 min，休息可以缓解，发病以来未引起注意，因此未曾就诊。此次于 1 天前早晨起床穿衣发病，表现胸骨后中上段疼痛，比以往疼痛剧烈而持续时间较长，2h 后才自行缓解。当晚 9 时又发生疼痛，持续 3h 不缓解，并恶心、呕吐一次，于当夜 11 时急诊入院。发病以来无咳嗽、咳痰及咯血，无发热、盗汗及消瘦，无气短及胸闷。4 年前一次体检时发现她的血清总胆固醇增高（280 mg/dl），尽管她用了每日 10 mg 的 HMGCOA 还原酶抑制剂普伐他汀进行治疗，但总胆固醇水平仍然很高。

经检查，该病例诊断为冠状动脉粥样硬化性心脏病（简称冠心病），急性前间壁心肌梗死。

医生下了如下医嘱：①一级护理；② 吸氧；③心电图、血压及呼吸监测；④低脂流食；⑤哌替啶 50mg，立即肌内注射；⑥ 10％ 葡萄糖溶液 500ml 加硝酸甘油 40mg，6 ～ 8 滴 / 分，24h 持续静脉滴注；⑦硝酸异山梨酯 10mg，每日 3 次口服；⑧阿司匹林 0.3g，每日一次口服。⑨一种 β 受体阻断剂（美托洛尔）。

入院后病情基本平稳，住院第 3 天清晨，突然疼痛加剧，立即含服硝酸异山梨酯 2 片，静脉滴注硝酸甘油后缓解。入院第 4 天晨起再次胸骨后剧烈疼痛，伴有大汗。当时患者神志清楚，血压 12.0/8.0 kPa（90/60 mmHg），心率 102 次 / 分，偶有室性期前收缩，心音无变化，双肺呼吸音清晰。心电图显示除可见 $V_1 \sim V_3$ 导联出现病理性 Q 波及 ST 段抬高外，$V_4 \sim V_5$ 及其上一肋间以及 I、aVL 导联均有 ST 段抬高及病理性 Q 波，提示侧壁及高侧壁又出现急性心肌梗死的改变，并出现室性心动过速，伴有心律不齐。

进一步治疗如下：①三唑仑（苯二氮䓬类镇静催眠药）；②哌替啶，镇痛；③患者特殊的溶栓禁忌证（如未控制住的高血压，脑卒中史或近期手术史），医生决定对其进行阿司匹林和肝素治疗，并开始应用"负荷"量战术，应用阿替普酶治疗；④患者开始使用利多卡因治疗室性心律失常；⑤应用钙通道阻滞药硝苯地平缓释片。

除上述治疗外，仍继续吸氧（40% 通过面罩给氧）。在随后的几小时里，该患者经适当处理后，疼痛缓解，血压 13.3/8.0kPa（100/60mmHg），心率 68 次 / 分。经过十余天的治疗后出院，由于出院后仍然有发生心绞痛的可能，医生又给她开了出院后用药如下：①抗血小板药（阿司匹林）；②钙通道阻滞药硝苯地平缓释片；③抗心绞痛的舒血管药（硝酸异山梨醇酯）；④降胆固醇药（普伐他汀）

思考：分析本案例中各药物选用依据。

案例四　夜里坐着睡觉的老太太

张淑兰，76 岁，女性，以'呼吸困难，喘促 14 天，加重伴尿少、意识模糊 2 天'为主诉入院。患者于 14 天前无明显诱因出现咳嗽，咳痰，呈白色泡沫样痰。伴喘促，呼吸困难，夜间时有憋醒，坐起后可略缓解。曾在家中静脉滴注红霉素四天，病情未见缓解。近 2 日患者轻度活动即自觉乏力，心悸。同时呼吸困难加重，出现尿少，周身水肿，意识模糊，为求进一步诊治来院。发病时患者无抽搐，无意识丧失，食欲及睡眠欠佳，尿量近日约 500ml，大便正常。高血压病史 20 年，最高可达 180/120 mmHg。既往口服硝苯地平（心痛定）片治疗，血压控制不理想。

经检查诊断为：高血压（中度）；心力衰竭，心功能三级；肾衰竭。

除了要求卧床休息和持续心电监护及其他身体功能监测外，医生又下了如下医嘱：

①持续低流量吸氧。

②低盐、低脂饮食。

③直接针对高血压的治疗措施：a. 一种钙通道阻滞药（硝苯地平）；b. 一种直接舒张血管药（硝普钠）；c. 一种血管紧张素转化酶抑制剂（卡托普利）；d. 利尿药（呋塞米、螺内酯）。

④直接针对心力衰竭的治疗措施：a. 一种强心苷类（地高辛）；b. 利尿药（呋塞米、螺内酯）；c. 扩血管药（卡托普利等）。⑤针对肾衰竭及其他辅助治疗措施：a. 补血药（硫酸亚铁叶酸、维生素 B_{12}）；b. 一种抗生素（头孢哌酮）。

患者住院期间应用上述药物治疗，呼吸困难明显减轻，夜间可平卧睡眠。第 10 天晨起自觉食欲缺乏、恶心，并未在意。下午在看报纸时突然出现视物模糊，告诉其儿子她所看到的东西都是黄色的。家属通知当班医生后，急检心电图示：心率 120 次 / 分，频发室性期前收缩，二联律。地高辛血药浓度：4.0 ng/ml。

医生立即停用地高辛，并给予氯化钾缓慢静脉滴注，苯妥英钠静脉注射。同时监测血钾，注意患者尿量。当天晚上患者上述症状消失。第二天医生将医嘱中的地高辛改为异波巴胺继续治疗。

患者经积极控制血压，纠正心力衰竭以及其他支持对症治疗，21 天后临床治愈出院。院外嘱其继续口服硝苯地平片和卡托普利片，同时定期监测血压，防治感染。

思考：分析本案例的药物使用依据。

案例五 结核死灰复燃？

患者，女，62 岁。近两周出现了类似感冒的症状，服用磺胺甲噁唑、甲氧苄啶及咳特灵后症状不见好转。星期二夜里以"发热两周、咳嗽及胸部不适一周"为主诉来我院急诊。体格检查如下：心率 92 次 / 分，呼吸频率 20 次 / 分，体温 38.3℃，血压 130/85 mmHg；双侧扁桃体肿大，双肺可闻及支气管呼吸音和细湿啰音，没有皮疹，浅表淋巴结无肿大。随即进行血常规检查，全血细胞计数结果显示如下：白细胞 16.3×10^9/L；中性粒细胞 77.9%；血红蛋白 13g/dl；血小板计数 110×10^9/L。

医嘱如下：静脉滴注青霉素 3 天。3 天后因体温未下降，换用左氧氟沙星静脉滴注 2 天，亦无效，并逐渐出现咳嗽、咳痰和咯血的症状，再次来到医院复查。X 线胸片示双上肺阴影，复查血常规 WBC 25.3×10^9/L 中性粒细胞 90%。考虑为"肺结核合并感染"给予异烟肼、利福平、吡嗪酰胺、链霉素四联抗结核治疗及红霉素、头孢呋辛抗感染，效果不佳。胸部 CT 示双肺中上部斑片状阴影，左下肺片状阴影，双侧少量胸腔积液。HIV（-），红细胞沉降率 42mm/h，丙氨酸氨基转移酶（ALT）47U/L，天门冬氨酸氨基转移酶（AST）40.8U/L，总胆红素（TBIL）33.3μmmol/L，白蛋白（ALB）23.8g/L，遂停用利福平和吡嗪酰胺。

3 月 5 日，患者因腹泻，并于当日下午突然出现呼吸困难，不能平卧，咳大量粉红色泡沫痰，再次来我院就诊。入院时心率 150~160 次 / 分，呼吸 35 次 / 分，体温 39.5℃，口唇发绀，双肺大量水泡音。考虑为急性右心衰竭，给予强心、利尿、气管插管、呼吸机辅助呼吸治疗后，患者病情逐渐平稳，并加用亚胺培南抗感染。3 月 8 日，拔除气管插管，为进一步诊治转入重症监护病房。

医生随即进行了一系列实验室检查，以查找病因。结果如下所示：血常规 WBC 45.6×10^9/L，中性粒细胞 90.3%，PLT 1.36×10^9/L。尿常规正常，24 h 尿蛋白定量 0.860g。尿 β- 微球蛋白 359.2 ng/L。大便常规加潜血阴性。ALT 47U/L，AST 44U/L，总蛋白（TP）50.9g/L。血气分析示 PO_2 68.4mmHg，PCO_2 34.2mmHg。红细胞沉降率 46mm/h，冷凝集试验、军团菌抗体、肥达试验均阴性。肺炎衣原体、支原体抗体 IgG（+）1：16，军团菌 Lp8 抗体（+）1:100。X 线胸片可见右肺和左上肺大片状致密影，两侧肋膈角钝。巨细胞病毒（CMV）IgG（+）1：16；单纯疱疹病毒（HSV）IgG（+）1：256；痰细菌涂片、普通培养、血需氧厌氧菌、骨髓需氧厌氧菌培养均阴性；痰军团菌培养（-）；骨髓涂片染色可见细胞内格兰阴性球菌，成对出现。胸腔积液检验为渗出液；抗酸染色、细菌培养阴性；细胞学病理检查可见大量高度增生的间皮细胞及急慢性炎性细胞。

实验室检查结果出来后，医生决定继续静脉滴注亚胺培南和加替沙星抗感染治疗，并给予静脉营养支持治疗。但患者体温无下降，而且气短明显。考虑患者应用亚胺培南已 6 天，遂停用亚胺培南。并在治疗方案中加用克拉霉素，同时加强保肝治疗。3 月 13 日复查 CMV-IgG（+）1：64，HSV-IgG（+）1：512，Lp8 抗体（+）1：400，静脉注射更昔洛韦，患者体温波动于 37～38℃，予鼻导管吸氧 2～3L/min，患者无气短，血气正常，血象逐渐下降，胸部 X 线片、肝功能均逐渐好转，遂停用克拉霉素和加替沙星，改口服斯帕沙星＋阿奇霉素治疗。3 月 16 日 X 线胸片示肺内阴影已有吸收，但尚有较多的斑片影。3 月 26 日双肺实变影已明显吸收，同时看到双上肺增粗的肺纹理，还有一些纤维索条影。又经过半个月的治疗，赵红女士完全恢复正常，重新回到了以前的健康生活。

　　思考

　　1.根据实验室检查结果，如何判断本案例中患者的病因？

　　2.本案例中药物选用的依据是什么？

（长沙医学院　鲍美华）

附　录

附录一　常用实验动物生理常数

动物种类	猴	狗	猫	兔	豚鼠	小鼠	大鼠	蛙，蟾蜍
寿命（年）	7～30	10～20	约10	7～8	4～8	1.5～2	2～2.5	2～8
成年时体重（kg）	3～15	12（6～15）	2（2～4）	1.5～3	0.3～0.6	0.02	0.2	
性成熟年龄	24～42个月	♀ 6个月 ♂ 6～8个月	7～8个月	8个月	30～45天	♀30～50天 ♂70天	60天	
生殖期限（年）	10	6	4	4	3	♀45～60天 1	1.5	
动情期	春秋	2～3周（春秋）	15～28天 春秋	15	12～18天	4～5天	4～5天	
交配期（天）		7～14	7～14	2～4	2～3	1	1	
孕期（天）	170	58～63	55～68	30～35	60～72	18～22	22～24	
每胎产子数	1	2～8	3～6	1～13	1～6	6～13	6～14	
哺乳期（天）	150	28～35	28～35	45	15	17～21	20～25	
体温（℃）	38.5	38.5	39	38.5～39.6	39～40	37	37～38	
呼吸（次／分）	31～52	11／37	20～42	38～60	69～104	84～230	66～114	
心率（次分）	165～240	100～240	180～220	215～330	256～287	300～657	260～460	40～50
血压（mmHg，收／舒）	159～105	120（95～140）/90（60～100）	120/75	110（95～136）/80（60～90）	75（70～111）	60～126	120（80～140）	31/21
每日排尿量（L）		0.2～1	0.2	0.1				
血量 ml/100g（体重）		9.0	9.0	7.2	5.8	7.18	6.3	
血红蛋白（g/L）	126	110～180	70～155	80～150	110～165	100～190	120～175	
红细胞（×10¹²/L）	5.2	4.5～8.0	6.5～9.5	4.5～7.0	4.5～7.0	7.7～12.5	7.2～11.0	
白细胞（×10⁹/L）	10.1	8～18	9～24	6～13	7～18	4～12	5～25	
淋巴细胞	0.47～0.75	0.10～0.28	0.15～0.44	0.30～0.52	0.37～0.64	0.54～0.85	0.65～0.84	
单核白细胞	0.001～0.015	0.03～0.09	0.005～0.070	0.00～0.12	0.03～0.13	0.00～0.15	0.00～0.05	
中性粒细胞	0.21～0.47	0.62～0.80	0.44～0.82	0.36～0.52	0.22～0.50	0.12～0.44	0.09～0.34	
嗜酸性粒细胞	0.00～0.06	0.02～0.14	0.02～0.11	0.005～0.035	0.00～0.12	0.00～0.05	0.00～0.06	
嗜碱性粒细胞	0.00～0.02	0.00～0.02	0.000～0.005	0.02～0.07	0.00～0.02	0.00～0.01	0.000～0.015	
血小板（×10⁹/L）	250～750	100～600	100～500	380～520	525～600	157～260	157～260	

附录二　体表面积折算方法

药物剂量一般按体重计算（mg/kg），有些资料证明药物在不同种属动物体内的血液浓度和作用与体表面积有平行关系。因此用体表面积来推算人和动物的剂量较恰当。现介绍几种体表面积折算法。

一、按身高、体重用特制的图、表换算成体表面积

此法简单、准确。

如：某人身高为 170cm，体重为 60kg，根据图表所示，其体表面积应为 $1.71m^2$。

药物用量 = 体表面积 × 药物量 / 平方米（mg/m^2）。

药物由 $mg/(kg \cdot m^2)$ 方法，根据身高、体重查得换算因子（附表 2-1）后，即可将 mg/kg 换算成 mg/m^2。

如某人身高为 170cm，体重为 60kg，从附表 2-1 中查得换算因子为 36；如某药用量为 3mg/kg，按体表面积的药物用量为 $3 × 36 = 108mg/m^2$。

二、根据公式计算体表面积

体表面积（m^2）$= 0.0061 ×$ 身高（cm）$+ 0.0128 ×$ 体重（kg）$- 0.1529$

得出体表面积，药物用量换算可参照方法一。

附表 2-1　身高体重换算因子表

| 体重 | 身高（cm） | | | | | | | | | | | | | | | |
（kg）	40	50	60	70	80	90	100	110	120	130	140	150	160	170	180	190
5	22	19	17	15	14											
10	28	26	24	23	21	19	18									
15				26	25	24	22	21	19	18						
20					29	28	26	25	24	22	21					
25							30	28	27	26	24	23	22			
30							33	31	30	29	27	26	25			
35								34	32	31	30	28	27	26		
40									35	33	32	31	30	28	27	
45									37	35	34	33	31	30	29	20
50										37	36	35	34	32	31	30
55										39	38	37	35	34	33	30
60										41	39	38	37	36	35	30
65											41	40	39	38	36	30
70											42	41	40	39	39	30
75											44	43	41	40	41	30
80											45	44	43	42	42	40

三、小儿体表面积

本法适合于任何年龄，且准确，但计算复杂。小儿体表面积可由体重推算，也可利用附表 2-2 查得。

$$\sqrt[3]{\text{体重（kg）}^2} \times 0.1 = m^2 \text{（体表面积平方米）}$$

小儿剂量；成人剂量 ×[小儿体表面积（m^2）/1.7（成人 70kg 体表面积）]

附表 2-2 小儿体表面积推算表

体重（kg）	2.0	2.3	5.0	8.0	10	15	20	30	40	50	60	70
体表面积（m^2）	0.15	0.2	0.25	0.35	0.45	0.60	0.8	1.05	1.3	1.5	1.65	1.75

四、用体表面积比值，推算人与动物的用药剂量，

见附表 2-3。

（一）由动物用量推算人的用量

例：已知某草药针剂给家兔静脉注射的最大用量为 4ml/kg，推算人的最大耐受量是多少？

由下表第 4 行最后一格，得知一个 70kg 的人的体表面积相当于 1.5kg 家兔的 14.2 倍，1.5kg 家兔的最大耐受量为 $1.5 \times 4 = 6.0$ml，那么人的最大用量为 $6 \times 14.2 = 85.2$ml（按体重计算为 $4 \times 70 = 280$ml，剂量过大）。

附表 2-3 常用动物与人的体表面积比值表

	20g 小鼠	200g 大鼠	400g 豚鼠	1.5kg 兔	2kg 猫	12kg 狗	70kg 人
20g 小鼠	1.0	7.0	12.25	27.8	29.7	124.2	387.9
200g 大鼠	0.14	1.0	1.74	3.9	4.2	17.8	56.0
400g 豚鼠	0.08	0.57	1.0	2.25	2.4	10.2	31.5
1.5kg 兔	0.04	0.25	0.44	1.0	1.08	4.5	14.2
2kg 猫	0.03	0.23	0.41	0.92	1.0	4.1	13.0
12kg 狗	0.008	0.06	0.10	0.22	0.24	1.0	3.1
70kg 人	0.0026	0.018	0.031	0.07	0.078	0.32	1.0

（二）以人的用量推算动物用量

例：已知某中药成人每次口服 10g 有效，如想用狗观察其作用，应用多少量？

查上表见 12kg 狗的体表面积相当于 70kg 人的 0.32 倍，那么狗的用量为 $10 \times 0.32 = 3.2$g（按体重推算为 1.7g，用量偏小）。

（三）不同种属动物间的推算

例：已知某中药对 20g 小鼠的最大耐受量为 0.5g，如用兔做实验，可用多大剂量？

查上表可见 1.5kg 兔的体表面积相当于 20g 小鼠的 27.8 倍，那么兔的用量为：$27.8 \times 0.5 = 13.9$g。

注：这种推算方法不是绝对的，人和动物的用量还取决于人和动物对药物的不同敏感性。

附录三　动物实验常用注射针头大小及注射药物容量

动物	项目	灌胃	皮下注射	肌内注射	腹腔注射	静脉注射
小鼠	针头号	9（钝头）	5.5	4	5	4
	最大注射量（ml）	1	0.5	0.4	1	0.8
大鼠	针头号	玻璃灌胃器	6	4	6	5
	最大注射量（ml）	2	1	0.4	2	4
豚鼠	针头号	细导尿管	6	5	6	5
	最大注射量（ml）	2~3	1	0.5	2~4	5
兔	针头号	9号导尿管	6	6	7	6
	最大注射量（ml）	20	2	2	5	10
猫	针头号	9号导尿管	7	6	7	6
	最大注射量（ml）	5~10	2	2	5	10

附录四　常用抗凝剂浓度及用法表

抗凝剂	体内抗凝剂量或浓度				体外抗凝用量	备注
	狗	兔	猫	鼠		
草酸钾	—	—	—	—	1~2mg/ml 血	常用2%~10%溶液
硫酸钠或硫酸镁	2.5%	20%	20%	20%	—	镁离子有中枢抑制作用
肝素	5~10mg/kg	10mg/kg	10mg/kg	10~12mg/10g	0.1~0.2mg/ml 血	1mg = 100U
枸橼酸钠	5%	5%	7%	6%	3~6mg/ml 血	碱性强，影响心脏用于较小动物

注：1. 试管抗凝：常用10%草酸钾或1%肝素0.1~0.2ml，置试管内转动，使溶液浸湿试管的内壁，然后置烘箱60℃烘干，每管能使10ml血液不凝，但草酸钾不宜过多，否则可引起溶血。

2. 体内抗凝：肝素最好，但价格较贵，硫酸钠或硫酸镁等中性盐抗凝不及枸橼酸钠，但枸橼酸钠碱性强，浓度超过5%时，尤其对兔、猫、鼠进行直接套管测压，血压下降时，影响心脏。因此，除以枸橼酸钠和硫酸钠各半量应用外，可用枸橼酸调节pH至接近7的A.C.D.抗凝剂，应用较广。

附录五　t 值表

t 值名称	$t_{0.2}$	$t_{0.1}$	$t_{0.05}$	$t_{0.02}$	$t_{0.01}$	t 值名称	$t_{0.2}$	$t_{0.1}$	$t_{0.05}$	$t_{0.02}$	$t_{0.01}$
自由度 F	概率（P）（双侧界限）					自由度 F	概率（P）（双侧界限）				
	0.2	0.1	0.05	0.02	0.01		0.2	0.1	0.05	0.02	0.01
1	3.0777	6.3138	12.7062	31.8205	63.6567	41	1.3025	1.6829	2.0195	2.4208	2.7012
2	1.8856	2.9200	4.3027	6.9646	9.9248	42	1.3020	1.6820	2.0181	2.4185	2.6981
3	1.6377	2.3534	3.1824	4.5407	5.8409	43	1.3016	1.6811	2.0167	2.4163	2.6951
4	1.5332	2.1318	2.7764	3.7469	4.6041	44	1.3011	1.6802	2.0154	2.4141	2.6923
5	1.4759	2.0150	2.5706	3.3649	4.0321	45	1.3006	1.6794	2.0141	2.4121	2.6896

续表

自由度 F	0.1	0.05	0.025	0.01	0.005	自由度 F	0.1	0.05	0.025	0.01	0.005
6	1.4398	1.9432	2.4469	3.1427	3.7074	46	1.3002	1.6787	2.0129	2.4102	2.6870
7	1.4149	1.8946	2.3646	2.9980	3.4995	47	1.2998	1.6779	2.0117	2.4083	2.6846
8	1.3968	1.8595	2.3060	2.8965	3.3554	48	1.2994	1.6772	2.0106	2.4066	2.6822
9	1.3830	1.8331	2.2622	2.8214	3.2498	49	1.2991	1.6766	2.0096	2.4049	2.6800
10	1.3722	1.8125	2.2281	2.7638	3.1693	50	1.2987	1.6759	2.0086	2.4033	2.6778
11	1.3634	1.7959	2.2010	2.7181	3.1058	52	1.2980	1.6747	2.0066	2.4002	2.6737
12	1.3562	1.7823	2.1788	2.6810	3.0545	54	1.2974	1.6736	2.0049	2.3974	2.6700
13	1.3502	1.7709	2.1604	2.6503	3.0123	56	1.2969	1.6725	2.0032	2.3948	2.6665
14	1.3450	1.7613	2.1448	2.6245	2.9768	58	1.2963	1.6716	2.0017	2.3924	2.6633
15	1.3406	1.7530	2.1314	2.6025	2.9467	60	1.2958	1.6706	2.0003	2.3901	2.6603
16	1.3368	1.7459	2.1199	2.5835	2.9208	62	1.2954	1.6698	1.9990	2.3880	2.6575
17	1.3334	1.7396	2.1098	2.5669	2.8982	64	1.2949	1.6690	1.9977	2.3860	2.6549
18	1.3304	1.7341	2.1009	2.5524	2.8784	66	1.2945	1.6683	1.9966	2.3842	2.6524
19	1.3277	1.7291	2.0930	2.5395	2.8609	68	1.2941	1.6676	1.9955	2.3824	2.6501
20	1.3253	1.7247	2.0860	2.5280	2.8453	70	1.2938	1.6669	1.9944	2.3808	2.6479
21	1.3232	1.7207	2.0796	2.5177	2.8314	72	1.2934	1.6663	1.9935	2.3793	2.6459
22	1.3212	1.7171	2.0739	2.5083	2.8188	74	1.2931	1.6657	1.9925	2.3778	2.6439
23	1.3195	1.7139	2.0687	2.4999	2.8073	76	1.2928	1.6652	1.9917	2.3764	2.6421
24	1.3178	1.7109	2.0639	2.4922	2.7969	78	1.2925	1.6646	1.9908	2.3751	2.6403
25	1.3163	1.7081	2.0595	2.4851	2.7874	80	1.2922	1.6641	1.9901	2.3739	2.6387
26	1.3150	1.7056	2.0555	2.4786	2.7787	85	1.2916	1.6630	1.9883	2.3710	2.6349
27	1.3137	1.7033	2.0518	2.4727	2.7707	90	1.2910	1.6620	1.9867	2.3685	2.6316
28	1.3125	1.7011	2.0484	2.4671	2.7633	95	1.2905	1.6611	1.9853	2.3662	2.6286
29	1.3114	1.6991	2.0452	2.4620	2.7564	100	1.2901	1.6602	1.9840	2.3642	2.6259
30	1.3104	1.6973	2.0423	2.4578	2.7500	110	1.2893	1.6588	1.9818	2.3607	2.6213
31	1.3095	1.6955	2.0395	2.4528	2.7440	120	1.2886	1.6577	1.9799	2.3578	2.6174
32	1.3086	1.6939	2.0369	2.4487	2.7385	130	1.2881	1.6567	1.9784	2.3554	2.6142
33	1.3077	1.6924	2.0345	2.4448	2.7333	140	1.2876	1.6558	1.9971	2.3533	2.6114
34	1.3070	1.6909	2.0322	2.4411	2.7284	150	1.2872	1.6551	1.9759	2.3515	2.6090
35	1.3062	1.6896	2.0301	2.4377	2.7238	200	1.2858	1.6525	1.9719	2.3451	2.6006
36	1.3055	1.6883	2.0281	2.4345	2.7195	300	1.2844	1.6499	1.9679	2.3388	2.5923
37	1.3049	1.6871	2.0262	2.4314	2.7154	400	1.2837	1.6487	1.9659	2.3357	2.5882
38	1.3042	1.6860	2.0244	2.4286	2.7116	500	1.2832	1.6479	1.9647	2.3338	2.5857
39	1.3036	1.6849	2.0227	2.4258	2.7079	1000	1.2824	1.6464	1.9623	2.3301	2.5808
40	1.3031	1.6839	2.0211	2.4233	2.7045	∞	1.2816	1.6449	1.9600	2.3263	2.5758
自由度 F	0.1	0.05	0.025	0.01	0.005	自由度 F	0.1	0.05	0.025	0.01	0.005
概率（P）（单侧界限）						概率（P）（单侧界限）					

附录六 χ² 值表

自由度 df	概率（P）（双侧界限）					自由度 df	概率（P）（双侧界限）				
	0.2	0.1	0.05	0.02	0.01		0.2	0.1	0.05	0.02	0.01
1	1.642	2.706	3.841	5.412	6.635	16	20.465	23.542	26.296	29.633	32.000
2	3.219	4.605	5.991	7.824	9.210	17	21.615	24.769	27.587	30.995	33.409
3	4.642	6.251	7.815	9.837	11.345	18	22.760	25.989	28.869	32.346	34.805
4	5.989	7.779	9.488	11.668	13.277	19	23.900	27.204	30.144	33.687	36.191
5	7.289	9.236	11.070	13.388	15.088	20	25.038	28.412	31.410	35.020	37.566
6	8.558	10.645	12.592	15.033	16.812	21	26.171	29.615	32.671	36.343	38.932
7	9.803	12.017	14.067	16.622	18.475	22	27.301	30.813	33.924	37.659	40.289
8	11.030	13.362	15.507	18.168	20.090	23	28.429	32.007	35.172	38.968	41.638
9	12.242	14.684	16.919	19.679	21.666	24	29.553	33.196	36.415	40.270	42.980
10	13.442	15.987	18.307	21.161	23.209	25	30.675	34.382	37.652	41.566	44.314
11	14.631	17.275	19.675	22.618	24.725	26	31.795	35.563	38.885	42.856	45.642
12	15.812	18.549	21.026	24.054	26.217	27	32.912	36.741	40.113	44.140	46.963
13	16.985	19.812	22.362	25.472	27.688	28	34.027	37.916	41.337	45.419	48.278
14	18.151	21.064	23.685	26.873	29.141	29	35.139	39.087	42.557	46.693	49.588
15	19.311	22.307	24.996	28.259	30.578	30	36.250	40.256	43.773	47.962	50.892

主要参考文献

[1] 丁报春,尤家骡,马建中.生理科学实验教程.北京:人民卫生出版社,2007.

[2] 尤家骡,朱新裘,马建中.机能实验学.长沙:湖南科技出版社,2004.

[3] 何月光,罗怀青,马宁.医学机能实验学.北京:人民卫生出版社,2013.

[4] 何月光,罗怀青,周启良.医学机能实验学.北京:人民卫生出版社,2015.

[5] 杨芳炬.机能实验学.北京:高等教育出版社,2011.

[6] 邹原.医学机能实验学.北京:科学出版社,2009.

[7] 李涛.医学机能实验学.北京:科学出版社,2011.

[8] 高兴亚.机能实验学.北京:科学出版社,2009.

[9] 王玉良.医学机能实验学.北京:科学出版社,2015.

[10] 朱启文,李亘松,赵润英,等.医学机能实验学.北京:科学出版社,2015.

[11] 李康,贺佳.医学统计学.北京:人民卫生出版社,2013.

[12] 罗自强,管茶香,陈小平.机能实验学.长沙:中南大学出版社,2008.

[13] 祝世功.医学机能学实验教程.北京:北京大学医学出版社,2008.

[14] 杨芳炬.机能学实验.成都:四川大学出版社,2004.

[15] 瞿树林.医学机能实验学.长沙,湖南师范大学出版社,2009.

[16] 陆源,夏强.生理科学实验教程.杭州:浙江大学出版社,2004.